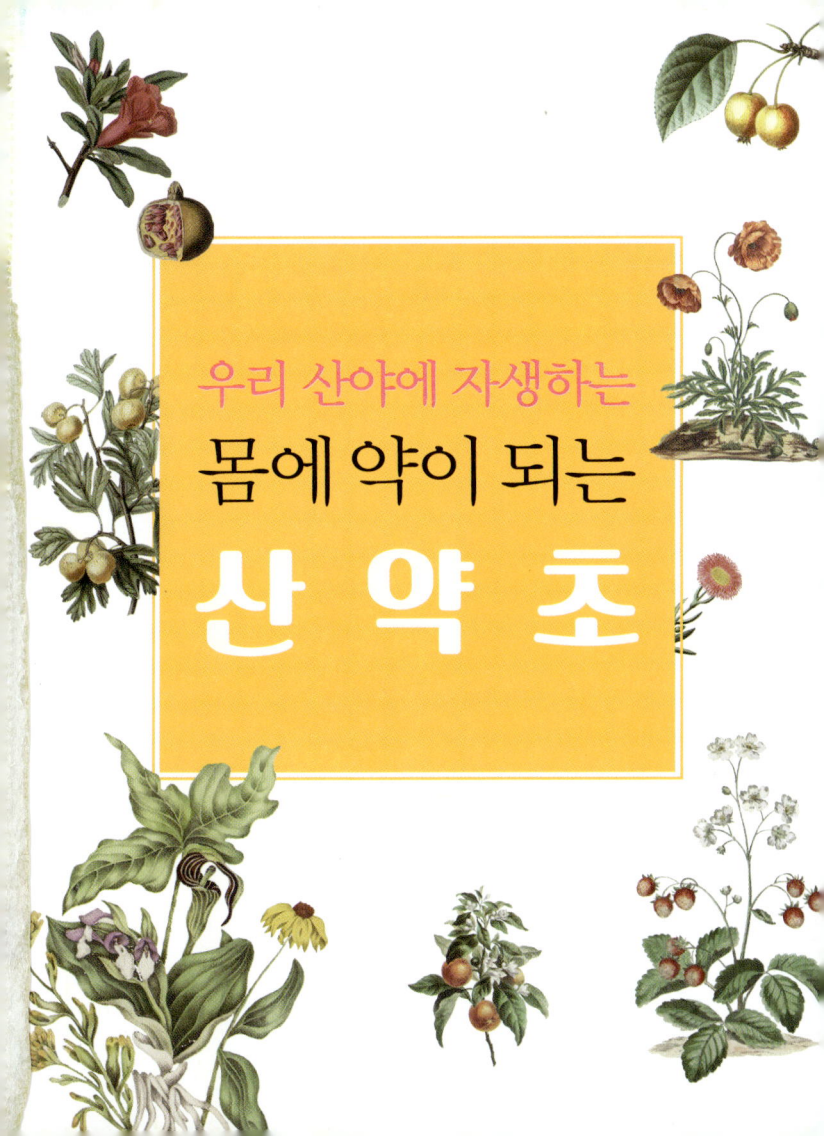

우리 산야에 자생하는
몸에 약이 되는
산 약 초

우리 산야에 자생하는
몸에 약이 되는 산약초

초판인쇄 : 2025년 11월 24일
초판발행 : 2025년 11월 28일

지 은 이 　ㅣ 약산
펴 낸 이 　ㅣ 고명흠
펴 낸 곳 　ㅣ 푸른행복

출판등록 　ㅣ 2010년 1월 22일 제312-2010-000007호
주　　소 　ㅣ 서울시 서대문구 세검정로1길 93,
　　　　　　　벽산아파트 상가 A동 304호
전　　화 　ㅣ (02)356-8402 / FAX (02)356-8404
E-MAIL 　ㅣ bhappylove@daum.net
홈페이지 ㅣ www.munyei.com

ISBN 979-11-5637-483-1 (10510)

※ 이 책의 내용을 저작권자의 허락 없이 복제, 복사, 인용, 무단전재하는
　 행위는 법으로 금지되어 있습니다.
※ 잘못된 책은 구입하신 곳에서 바꾸어 드립니다.

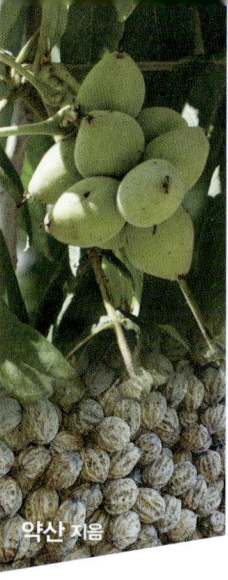
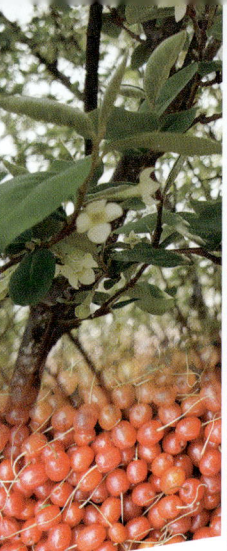
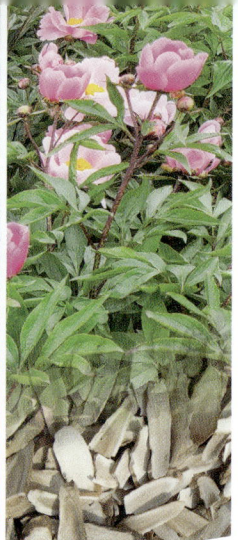

약산 지음

우리 산야에 자생하는

몸에 약이 되는

산 약 초

푸른행복

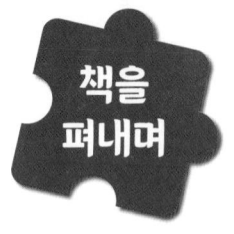

책을
펴내며

　우리나라는 사계절이 뚜렷하여 각 계절마다 다양한 식물들이 자라고, 이를 여러 가지로 활용하여 왔습니다. 예로부터 우리 조상들은 자연에서 얻을 수 있는 나물이나 약초들을 활용하여 질병을 예방하고 건강을 지켰습니다.

　이처럼 우리 주변에서 흔히 볼 수 있는 야생 풀, 나무 등은 우리의 먹을거리요, 생활을 영위할 수 있게 해 주는 귀중한 자산입니다.

　요즘 약들의 성분을 확인해 보면 생약 성분들이 많이 포함된 것을 볼 수 있습니다. 생약이란 우리 주변에서 볼 수 있는 식물 등에서 사람에게 유익한 성분을 추출해내어 약재로 만든 것입니다. 이렇듯 의학이 발달한 현대에도 우리의 몸에 좋은 것들은 우리 주변에서 쉽게 구할 수 있는 것들입니다.

　필자는 젊어서부터 여러 가지 질병을 가지고 살았습니다. 그러다 보니 몸에 좋은 약초에 대해 관심을 가지게 되었고, 약초 공부를 하고 활용하면서 질병이 근본적으로 치료가 되는 것을 느끼게 되었습니다.

　한의학에서 자주 사용하는 말 중에 '일침이구삼약(一鍼二灸三藥)'

4

이라는 말이 있습니다. 병을 지료하는 데에는 첫 번째가 침, 두 번째가 뜸, 세 번째가 약이라는 뜻입니다. 가벼운 병에 쉽고 빠르게 적용할 수 있는 것이 침 요법이고, 그보다 깊은 병에 할 수 있는 것이 뜸 요법이며, 더욱 깊은 병에는 약을 사용해야 한다는 의미입니다. 달리 말하면, 약은 치료의 핵심이며 질병의 마지막 단계에 이르기까지 사용할 수 있는 근본적인 치료법이라는 것입니다.

현대의학이 발달하여 이제 우리는 '100세 시대'를 넘어 '초고령 사회'로 진입했습니다. 대부분의 사람들은 몸이 조금이라도 아프면 병원에 가서 약을 처방받아 복용합니다. 현시대 사람들은 질병의 근본적인 원인을 치료하는 것이 아니라, 날마다 약을 복용하여 순간의 질병만을 치료하고 있는지도 모릅니다.

이 책은 제가 몸소 경험한 약초를 활용한 약용법을 수록하여, 그 이로움을 많은 사람들과 널리 공유하고자 쓴 것입니다. 이 책으로 인해 모든 사람들이 지금보다 더 건강하고 행복한 삶을 살기를 기대합니다.

끝으로 어려운 여건 속에서도 부족한 원고의 출간을 도와주신 푸른행복출판사 여러분께 깊은 감사의 말씀을 드립니다.

저자 씀

차례

🌳 책을 펴내며 • 4

ㄱ

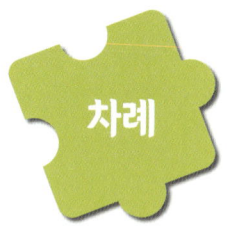

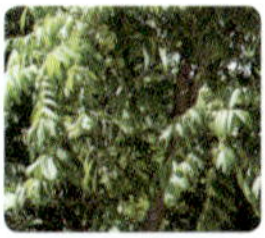

가래나무 • 12 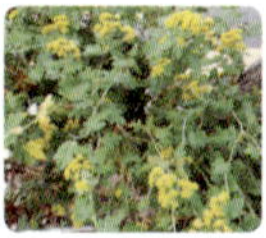   감국 • 16 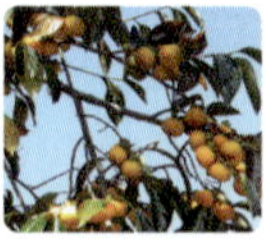   감나무 • 19 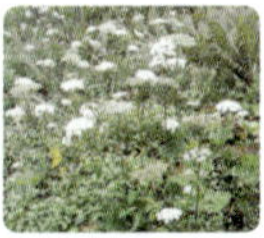   강활 • 23

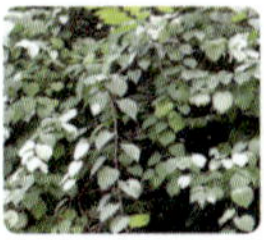

개다래 • 26 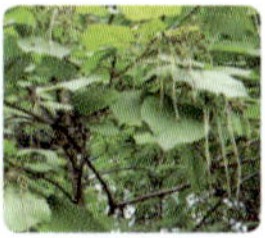   개오동 • 30 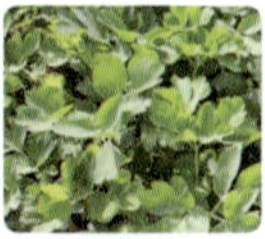   갯기름나물 • 34 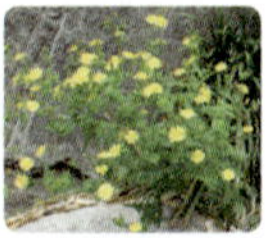   고들빼기 • 37

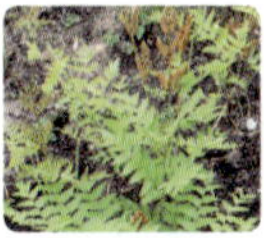

고비 • 40 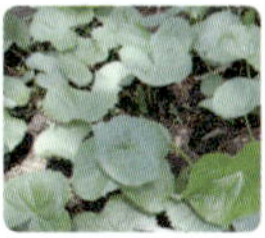   곰취 • 43 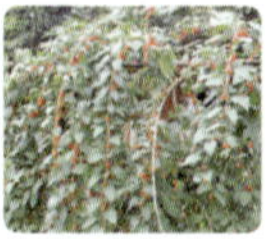   구기자나무 • 46 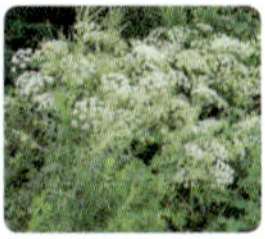   구릿대 • 51

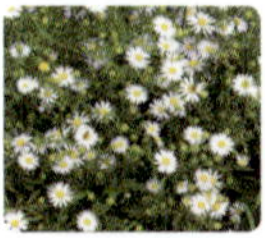

구절초 • 54 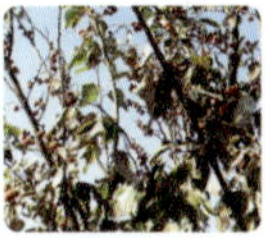   꾸지뽕나무 • 58 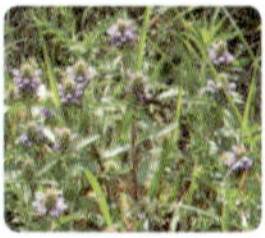   꿀풀 • 62

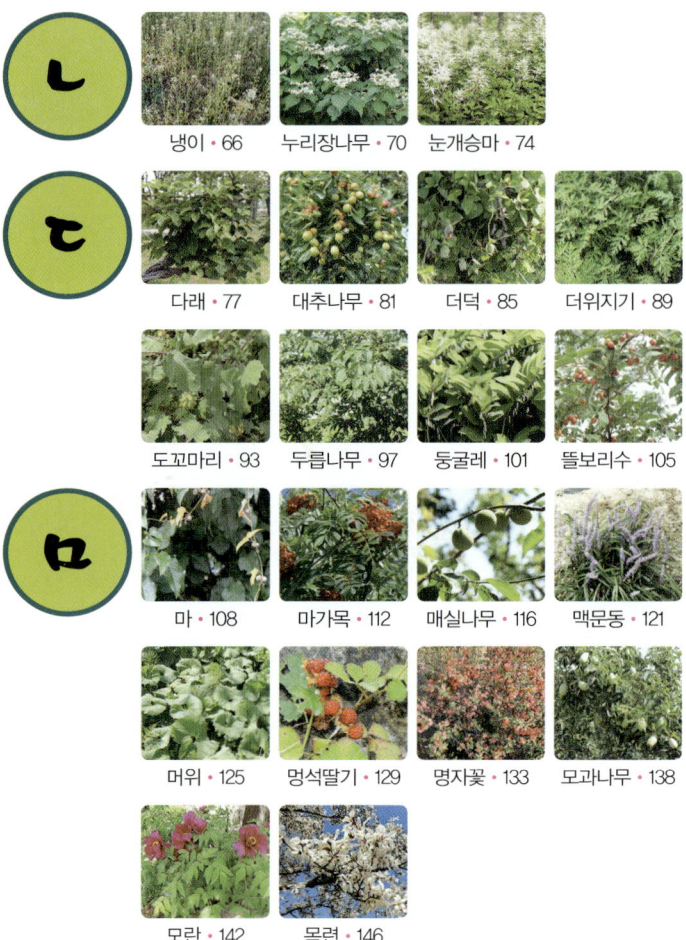

ㄴ

냉이 · 66　　누리장나무 · 70　　눈개승마 · 74

ㄷ

다래 · 77　　대추나무 · 81　　더덕 · 85　　더위지기 · 89

도꼬마리 · 93　　두릅나무 · 97　　둥굴레 · 101　　뜰보리수 · 105

ㅁ

마 · 108　　마가목 · 112　　매실나무 · 116　　맥문동 · 121

머위 · 125　　멍석딸기 · 129　　명자꽃 · 133　　모과나무 · 138

모란 · 142　　목련 · 146

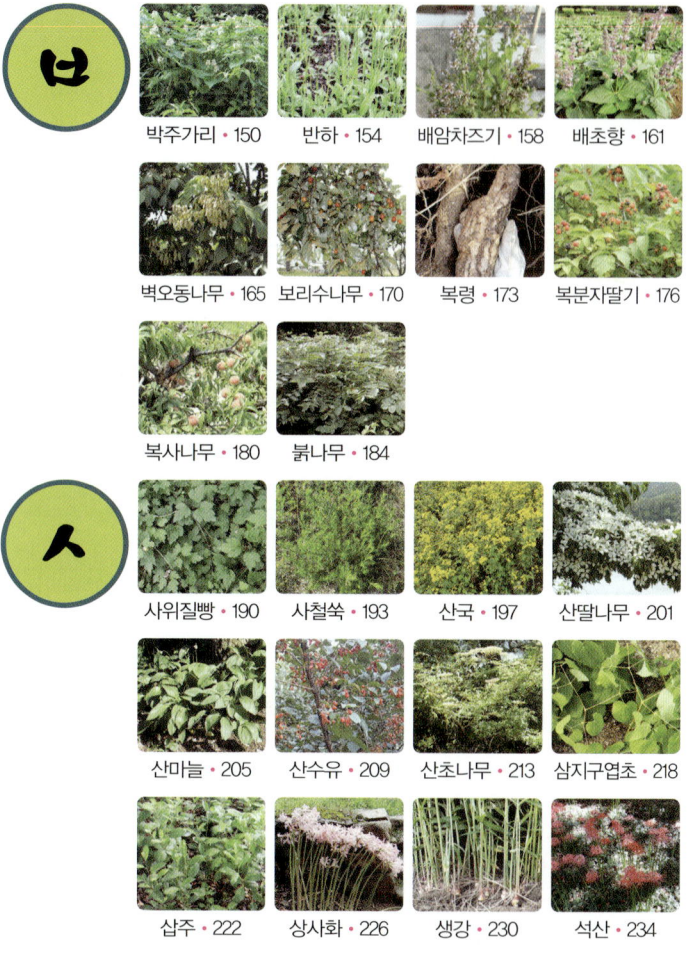

ㅂ

박주가리 • 150　　반하 • 154　　배암차즈기 • 158　　배초향 • 161

벽오동나무 • 165　　보리수나무 • 170　　복령 • 173　　복분자딸기 • 176

복사나무 • 180　　붉나무 • 184

ㅅ

사위질빵 • 190　　사철쑥 • 193　　산국 • 197　　산딸나무 • 201

산마늘 • 205　　산수유 • 209　　산초나무 • 213　　삼지구엽초 • 218

삽주 • 222　　상사화 • 226　　생강 • 230　　석산 • 234

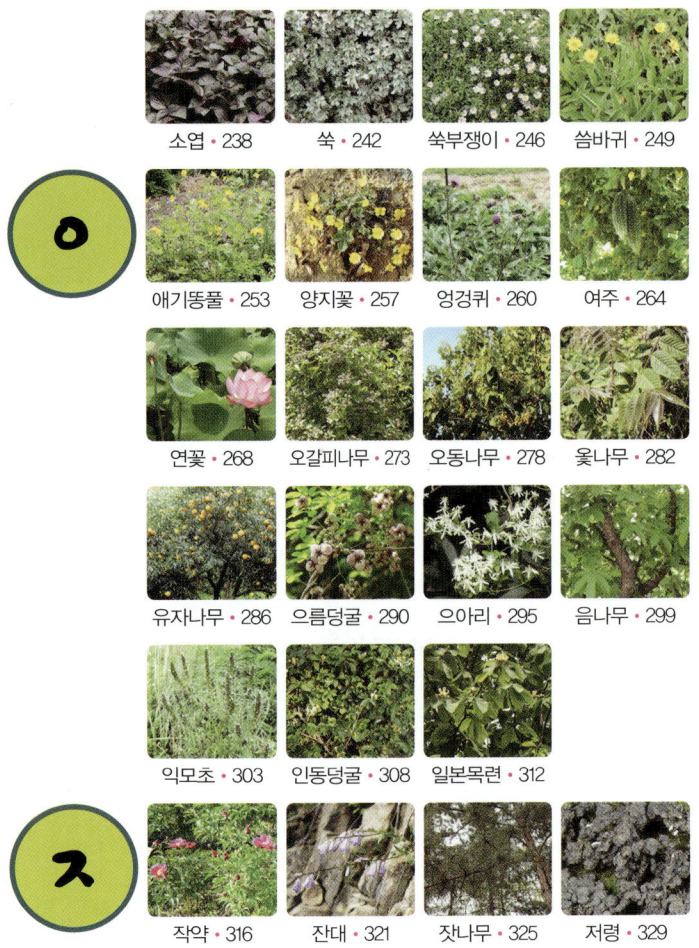

ㅇ

소엽 • 238　　쑥 • 242　　쑥부쟁이 • 246　　씀바귀 • 249

애기똥풀 • 253　　양지꽃 • 257　　엉겅퀴 • 260　　여주 • 264

연꽃 • 268　　오갈피나무 • 273　　오동나무 • 278　　옻나무 • 282

유자나무 • 286　　으름덩굴 • 290　　으아리 • 295　　음나무 • 299

익모초 • 303　　인동덩굴 • 308　　일본목련 • 312

ㅈ

작약 • 316　　잔대 • 321　　잣나무 • 325　　저령 • 329

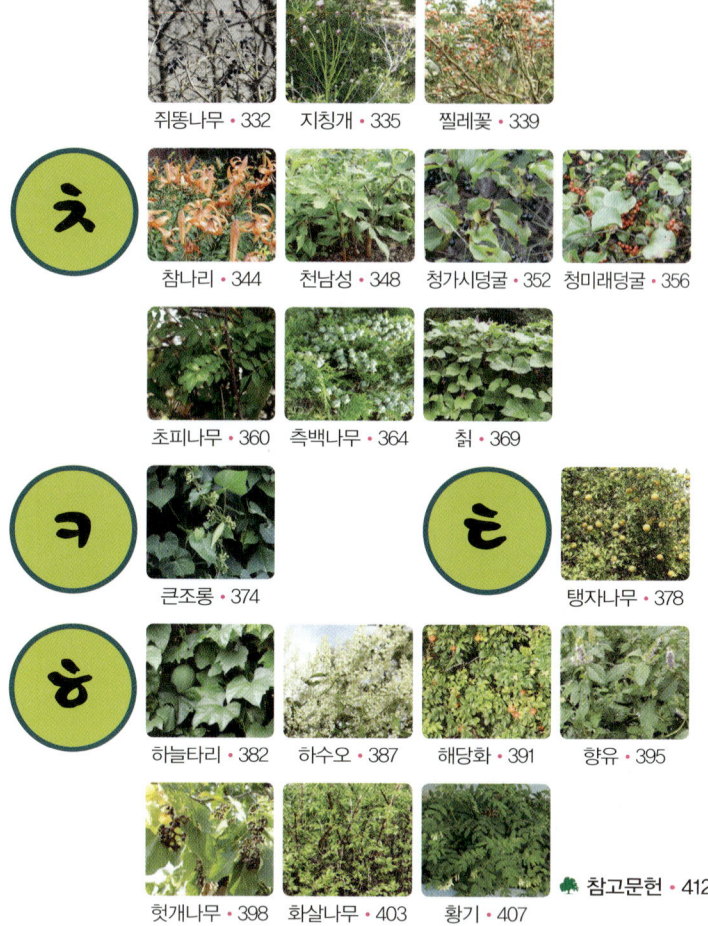

쥐똥나무 • 332　　지칭개 • 335　　찔레꽃 • 339

ㅊ

참나리 • 344　　천남성 • 348　　청가시덩굴 • 352　　청미래덩굴 • 356

초피나무 • 360　　측백나무 • 364　　칡 • 369

ㅋ

큰조롱 • 374

ㅌ

탱자나무 • 378

ㅎ

하늘타리 • 382　　하수오 • 387　　해당화 • 391　　향유 • 395

헛개나무 • 398　　화살나무 • 403　　황기 • 407

🌳 참고문헌 • 412

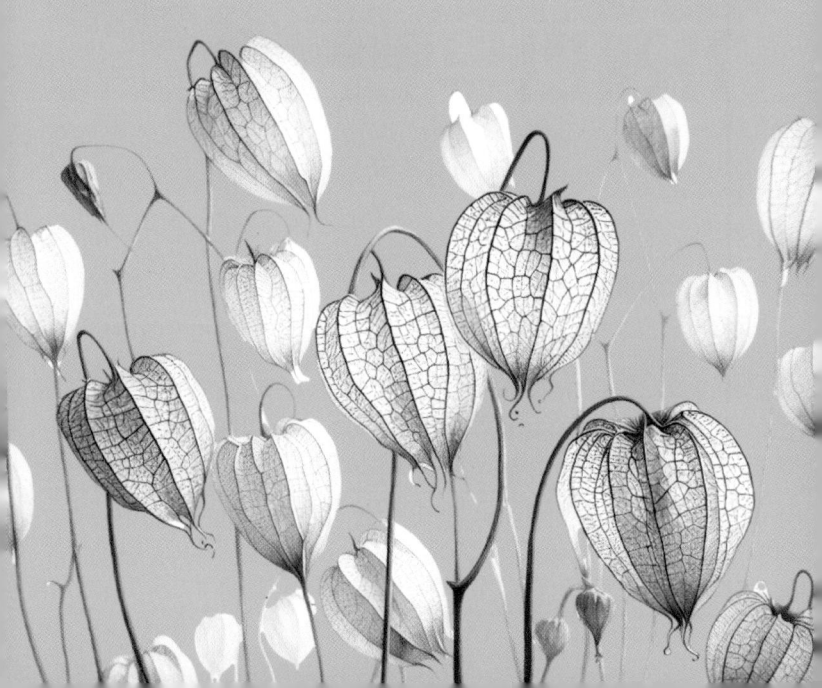

몸에 약이 되는
산약초

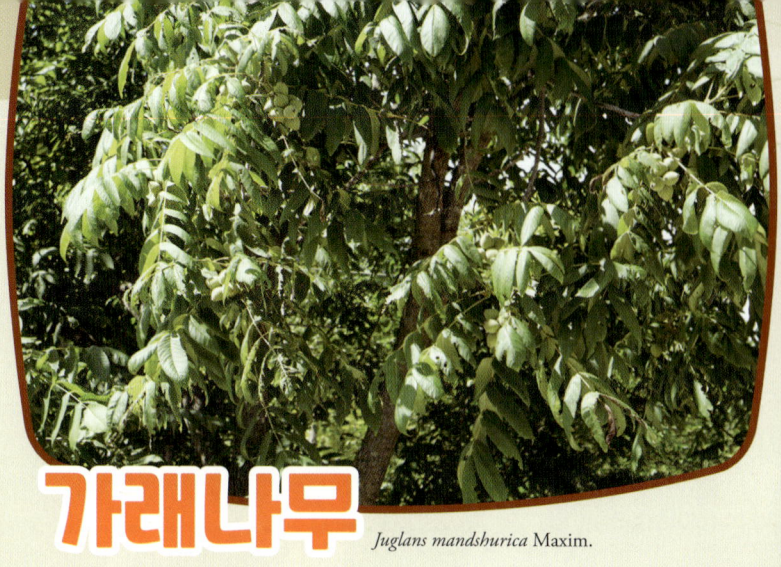

가래나무

Juglans mandshurica Maxim.

이 명	산추자나무, 가래추나무, 산추나무, 개추자
한약명	핵도추과(核桃楸果), 핵도추피(核桃楸皮)
과 명	가래나무과(Juglandaceae)
식물명 유래	열매의 모양이 농기구 '가래'와 닮았다는 뜻
식품원료 사용 가능 여부	**가능**(열매)

생육특성 가래나무는 소백산, 속리산 이북의 표고 500m를 중심으로 100~1,500m 사이의 산기슭과 산 중턱에 자생하고, 남부 지방에서도 가끔 심어 가꾸는 낙엽 활엽 교목이다. 높이는 20m 정도이며 줄기가 곧게 자라고, 나무껍질은 어두운 회색이며 세로로 갈라진다. 가지는 굵고 성글게 나오며

일년생 가지에는 샘털이 있다. 잎은 홀수깃꼴겹잎으로 어긋나는데, 작은잎은 7~17개이며 길이 7~28cm, 너비 10cm 정도의 타원형이다. 잎끝이 뾰족하고 이빨 모양의 잔톱니가 있으나 점차 없어지고 뒷면은 털이 있거나 없으며 잎맥과 잎자루에 샘털이 빽빽이 나 있다. 꽃은 암수한그루로 4월에 피는데, 수꽃이삭은 길이 10~20cm에 수술이 12~14개이며 암꽃이삭에는 4~10개의 꽃이 핀다. 암술머리는 빨갛게 2갈

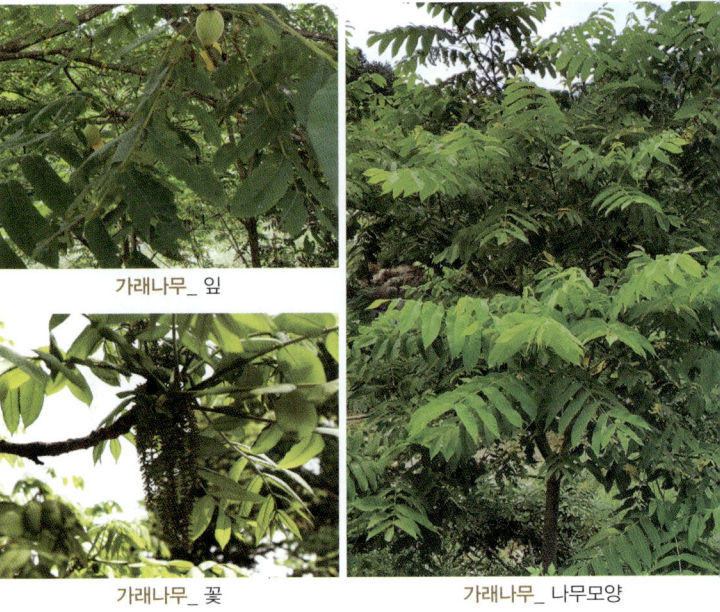

가래나무_ 잎

가래나무_ 꽃

가래나무_ 나무모양

래로 갈라진다. 열매는 털이 많은 달걀 모양의 핵과로 길이
가 4~8cm이며 9월에 익는다. 맹아력이 강하다. 호두처럼
단단한 안쪽 껍질 속의 씨앗을 먹기도 한다. 열매가 유사한
호두나무는 작은잎이 5~7장이며 가장자리는 밋밋하거나
톱니가 거의 없다.

사용부위 및 채취시기 덜 익은 열매와 열매껍질은 9~10월, 나
무껍질은 봄·가을에 채취한다.

작용부위 열매는 위, 나무껍질은 폐, 신장, 대장에 작용한다.

성질과 맛 열매와 열매껍질은 성질이 평(平)하고, 맛은 맵고 약
간 쓰며, 독성이 있다. 나무껍질은 성질이 약간 차고, 맛은 쓰
고 맵다.

약리작용 항산화활성, 면역조절활성, 미백 효과

효능 덜 익은 열매는 한약명이 핵도추과(核桃楸果)이며, 기(氣)
를 운행시켜 통증을 멎게 하고, 기생충을 없애며 가려움증을
그치게 하는 효능이 있다. 수렴작용이 있고 복통, 위염, 위·
십이지장 궤양, 피부병(완선)을 치료한다. 나무껍질은 한약명
이 핵도추피(核桃楸皮)이며, 열을 내리고 습을 말리며, 간화
(肝火)를 제거하여 눈을 밝히는 효능이 있다. 해독작용이 있고
열을 내리며 이질, 설사, 오로, 결막 충혈 등을 치료한다. 특
히 덜 익은 열매 추출물은 약간의 독성이 있어 살충작용이 있
고, 식도 분문암에 항암 효과도 있다.

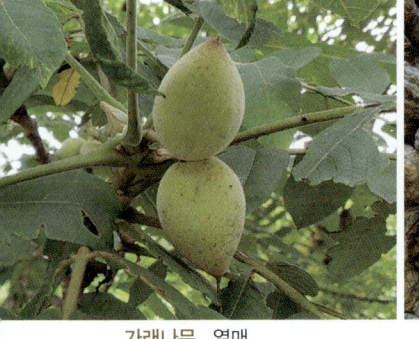

가래나무_ 열매

가래나무_ 열매(약재)

약용법 덜 익은 열매 6~9g에 물 1L를 붓고 반으로 줄 때까지 달여서 하루 2~3회로 나누어 매 식후에 마신다. 외용할 경우에는 달인 액으로 환부를 씻어준다. 위염, 위·십이지장 궤양 등의 경련성 복통에는 덜 익은 열매 300g을 짓찧어 소주 3L에 3~4시간 담가두었다가 찌꺼기는 버리고 액은 걸러서 한 번에 10~15mL씩 마신다. 말린 나무껍질 20~30g에 물 1L를 붓고 반으로 줄 때까지 달여서 하루 2~3회로 나누어 매 식후에 마신다. 외용할 경우에는 나무껍질을 달인 액으로 환부나 눈을 씻어준다.

가래나무 15

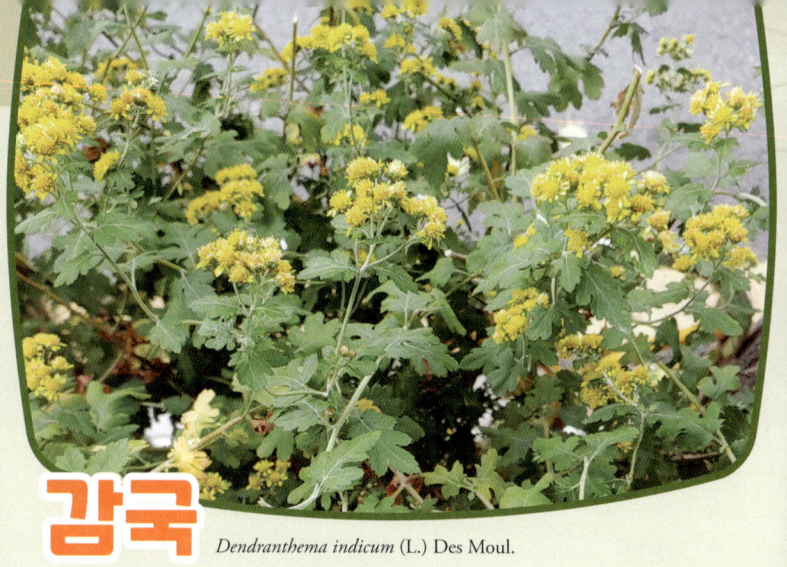

감국

Dendranthema indicum (L.) Des Moul.

이 명	국화, 들국화, 선감국, 황국, 마향국
한약명	감국(甘菊), 야국(野菊), 야국화(野菊花)
과 명	국화과(Compositae)
식물명 유래	한자 이름 '감국(甘菊)'에서 유래한 것으로, 맛이 단 국화라는 뜻
식품원료 사용 가능 여부	**가능**(꽃, 전초)

생육특성 감국은 황해도 이남, 전국 각지 산과 들의 길가에 흔하게 자라는 여러해살이풀로, 양지 또는 반그늘의 풀숲에서 잘 자란다. 높이는 30~80cm이고, 검은 자주색 줄기는 여러 대가 모여나며 전체에 잔털이 있다. 뿌리줄기는 옆으로 길게 뻗는다. 잎은 길이 3~5cm, 너비 2.5~4cm에 깃 모

양으로 깊게 갈라지고 가장자리에는 톱니가 있으며 잎자루는 1~2cm이다. 꽃은 9~11월에 노란색으로 피는데, 줄기와 가지 끝에 우산 모양으로 펼쳐져 달리며, 머리모양꽃차례의 지름은 2~2.5cm 정도이다. 열매는 수과이고 11월경에 달리며, 안에 작은 종자가 많이 들어 있다. 감국은 꽃의 지름이 2.5cm로 산국에 비해 약 2배 가까이 상대적으로 크고 산방상으로 달린다.

사용부위 및 채취시기 9~11월에 꽃이 피기 시작할 때 채취하여, 햇볕에 말리거나, 찐 다음 햇볕에 말린다.

작용부위 간, 심장에 작용한다.

성질과 맛 성질이 약간 차고, 맛은 쓰고 매우며, 독성이 없다.

약리작용 체온저하, 해열작용, 그람음성 장내병원균 억제작용

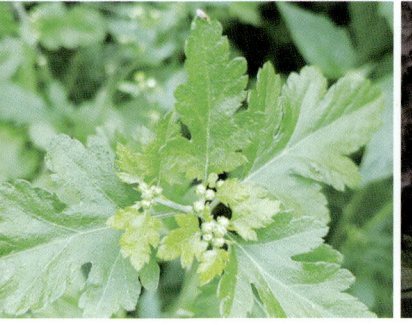

감국_ 잎

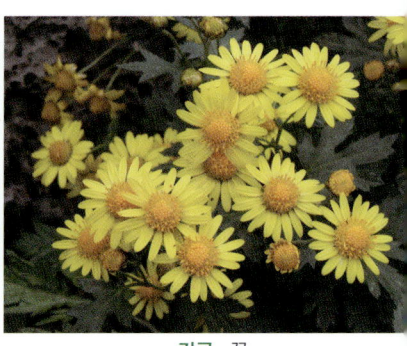

감국_ 꽃

효능 꽃은 열을 내리고 열독을 해독하며, 화기를 제거하고 간의 기운을 정상으로 회복시키는 효능이 있다. 감기를 낫게 하고, 두통과 어지럼증, 눈이 충혈되고 부어오르면서 아픈 증상, 눈이 침침해지는 증상, 염증이나 종양으로 인해 피부가 부어오른 증상과 종기의 독을 치료한다.

약용법 말린 꽃 9~15g에 물 1L를 붓고 끓기 시작하면 불을 약하게 줄여 절반 정도로 줄 때까지 달여서 하루에 나누어 마신다. 또는 물 2L를 붓고 2시간 정도 끓여서 거른 다음 기호에

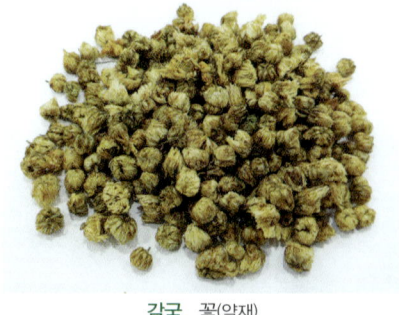

감국_ 꽃(약재)

따라 꿀이나 설탕을 가미하여 차로 마셔도 좋다. 가루 내어 쓰거나 술을 담가 마시기도 하는데, 술을 담글 경우에는 누룩과 고두밥을 비벼 넣을 때 함께 섞어 넣고 술이 익으면 걸러서 마신다. 민간에서는 꽃을 잘 말려 베갯속에 넣으면 두통을 낫게 한다 하여 애용했다.

주의사항 성질이 차므로 기가 허하고 위가 냉한 사람, 설사를 자주 하는 사람은 장기간 복용하거나 많이 사용하면 안 된다.

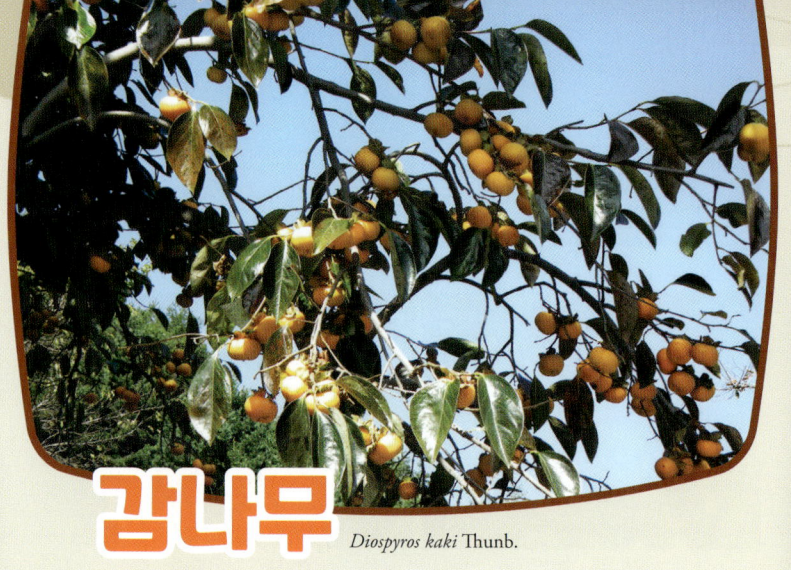

감나무

Diospyros kaki Thunb.

이 명	돌감나무, 산감나무, 똘감나무, 감, 감낭
한약명	시체(柿蒂), 시정(柿丁), 시자(柿子), 시엽(柿葉), 시목(柿木), 시목피(柿木皮), 시근(柿根)
과 명	감나무과(Ebenaceae)
식물명 유래	옛한글 '갇'이 '갈'로 다시 '감'으로 변한 것이다. 열매 감이 열리는 나무라는 뜻
식품원료 사용 가능 여부	**가능**(잎, 열매)

생육특성 감나무는 경기도 이남에 분포하는 낙엽 활엽 교목으로, 따뜻한 지방의 양지에서 잘 자라며 추위와 대기오염에 비교적 강하고, 수분이 적당한 비옥한 사질양토에서 생육이 왕성하다. 햇볕이 잘 드는 인가 주변이나 밭에서 과실수로 심어

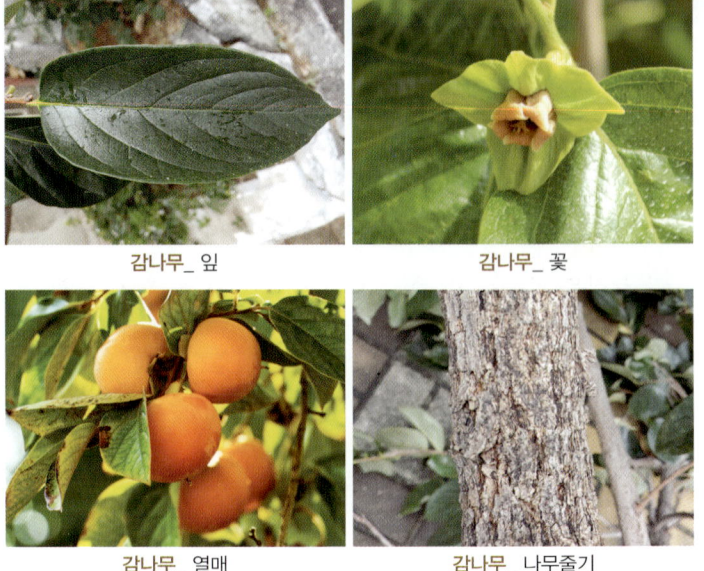

감나무_ 잎

감나무_ 꽃

감나무_ 열매

감나무_ 나무줄기

기른다. 높이는 4~15m이고, 나무껍질은 흑회색으로 코르크화되어 잘게 갈라진다. 줄기는 가지가 많이 갈라지며, 일년생 가지에 갈색 털이 있다. 잎은 어긋나고, 길이 7~17cm, 너비 4~10cm에 타원형 또는 거꿀달걀 모양으로, 밑부분은 둥글고 끝이 뾰족하며 두껍다. 잎 앞면은 윤기가 있고, 뒷면은 갈색 털이 난다. 꽃은 암수한꽃 또는 암수딴꽃으로 5~6월에 피며, 잎겨드랑이에 황백색으로 달린다. 수꽃은 1cm로 16개의 수술이 있으며, 암꽃에는 암술 1개와 퇴화된 수술 8개가 있다. 열매는 달걀상 원형 또는 편구형의 장과이며, 지름 4~8cm

로 9~10월에 노란색 또는 주황색으로 익는다. 감나무 열매는 너비가 4cm 이상으로 크며 붉은색으로 익고, 고욤나무 열매는 너비가 1.5cm로 작으며 검은색으로 익어 구별된다.

사용부위 및 채취시기　열매와 열매꼭지는 가을, 잎은 5~7월, 나무껍질은 연중 수시, 뿌리는 9~10월에 채취한다. 가을철에 열매가 잘 익었을 때 채취하여, 열매를 식용한 뒤 열매꼭지는 모아 씻어서 말린다.

작용부위　위에 작용한다.

성질과 맛　열매와 열매꼭지는 성질이 평(平)하며, 맛은 쓰고 떫다. 잎은 성질이 차고, 맛은 쓰며, 독성이 없다. 나무껍질은 성질이 평(平)하고, 맛은 떫다. 뿌리는 성질이 평(平)하고, 맛은 떫으며, 독성이 없다.

약리작용　열매꼭지는 심장실조에 대한 길항작용, 진정작용, 피임작용, 잎은 혈압강하작용

효능　열매는 한약명이 시자(柿子)이며, 열을 내리고 갈증과 설사, 출혈을 멎게 하며, 위를 튼튼하게 하고 궤양, 염증, 습진, 해수, 구창(口瘡), 주독 등을 치료한다. 피로를 해소하는 효과도 있다. 열매꼭지는 한약명이 시체(柿蔕)이며, 기가 치밀어 오르는 것을 내리고 딸꾹질을 진정시키며 구토를 멎게 한다. 잎은 한약명이 시엽(柿葉)이며 고혈압, 천식, 폐기종 등을 치료한다. 나무껍질은 한약명이 시목피(柿木皮)이며 출혈 및 화

상을 치료한다. 뿌리는 한약명이 시근 (柿根)이며 양혈, 지혈의 효능이 있고 혈붕, 혈리(血痢: 변에 피가 섞여 나오는 증상), 치창(痔瘡) 등을 치료한다. 감 추출물은 타닌(tannin)을 함유하고 있어 면역질환 치료제로 사용되는데, 아토피, 천식, 비염, 스트레스로 인한 염증 반응의 치료에 효과적이다.

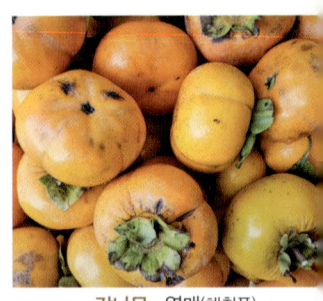

감나무_ 열매(채취품)

약용법 잘 익은 열매를 하루 1개씩 식후에 먹거나, 말린 열매 30~60g에 물 1L를 붓고 반으로 줄 때까지 달여서 하루 2~3회로 나누어 마신다. 말린 열매꼭지 8~16g에 물 1L를 붓고 반으로 줄 때까지 달여서 하루 2~3회로 나누어 마신다. 말린 잎 3~9g에 물 1L를 붓고 반으로 줄 때까지 달여서 하루에 나누어 마신다. 말린 나무껍질 30~50g에 물 1L를 붓고 반으로 줄 때까지 달여서 하루 2~3회로 나누어 마신다. 말린 뿌리 30~60g에 물 1L를 붓고 반으로 줄 때까지 달여서 하루 2~3회로 나누어 마신다.

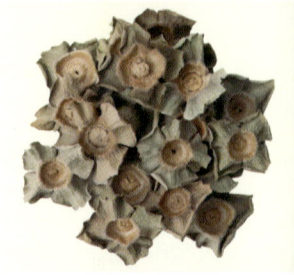

감나무_ 열매꼭지(약재)

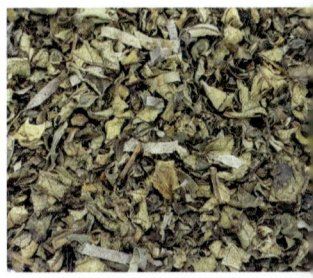

감나무_ 잎(약재)

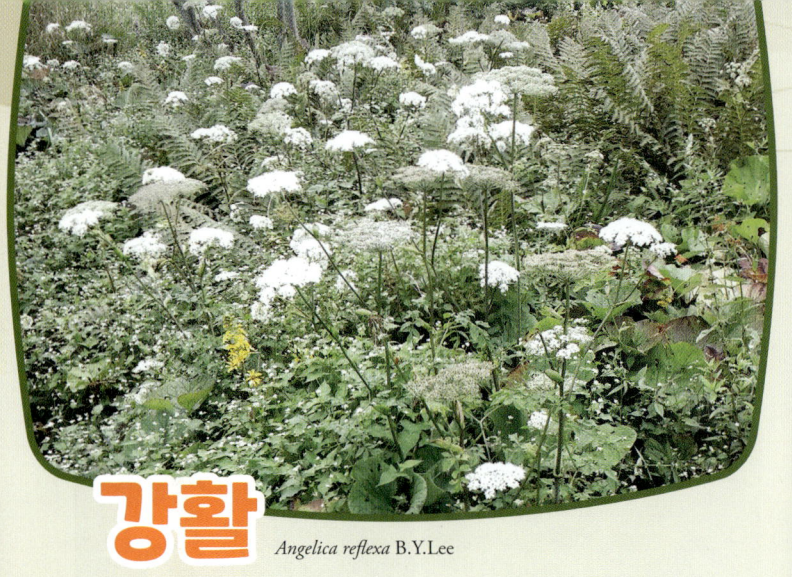

강활

Angelica reflexa B.Y.Lee

이　명	강호리, 땅두릅
한약명	강활(羌活)
과　명	산형과(Umbelliferae)
식물명 유래	한자 이름 '강활(羌活)'에서 유래한 것으로, 중국 강중(羌中) 지역에서 자라는 약성이 활발한(뛰어난) 식물이라는 뜻
식품원료 사용 가능 여부	식품원료 목록에 없음

생육특성　강활은 경기도, 강원도, 경상북도와 북한의 평안북도, 함경남도, 함경북도에 분포하는 숙근성 두해살이풀 또는 여러해살이풀로, 깊은 산중의 그늘진 선선한 곳 또는 습한 곳에 야생하거나 산간 지대의 서늘한 곳에서 재배하기도 한다. 높이는 1~2m에 달하고 줄기가 자색으로 곧게 서

강활 23

며 윗부분에서 가지가 갈라진다. 뿌리는 수염뿌리로 두꺼우
며, 원뿌리는 썩어 없어져도 옆에 싹이 나서 다시 자란다.
잎은 어긋나고 2회삼출겹잎으로, 잔잎은 타원형 또는 달걀
모양이며 끝이 뾰족하고 가장자리에 결각상의 톱니가 있다.
잎자루는 밑부분이 넓어져서 잎집으로 된다. 꽃은 8~9월에
흰색으로 피는데, 원줄기 끝과 가지 끝의 겹우산모양꽃차례
에서 갈라진 10~30개의 작은 꽃차례에 많이 달린다. 열매

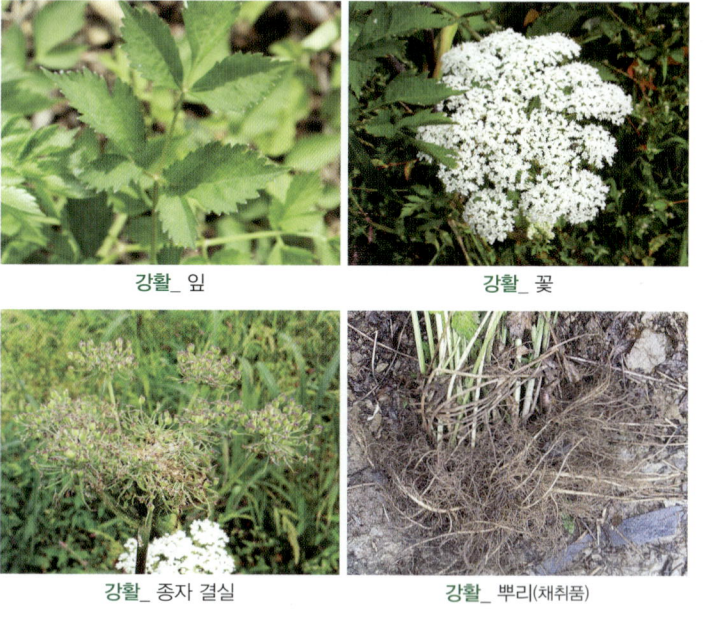

강활_ 잎

강활_ 꽃

강활_ 종자 결실

강활_ 뿌리(채취품)

는 타원형의 분과이고 10월경에 달리며, 넓은 날개가 있다.

사용부위 및 채취시기 봄철과 가을철에 채취하여, 수염뿌리 및 흙모래를 제거하고 햇볕에 말린다.

작용부위 방광, 신장에 작용한다.

성질과 맛 성질이 따뜻하고, 맛은 맵고 쓰다.

약리작용 해열작용, 발한작용, 진통작용, 결핵균 및 사상균 억제작용

효능 뿌리 및 뿌리줄기는 표증(表證)을 풀어주고 차가운 기운을 없애며, 풍사(風邪)와 습사(濕邪)를 제거하고 통증을 멎게 하는 효능이 있다. 땀이 나게 하여 열을 내려주며, 염증 제거와 항균·진통·진경 작용을 하여 감기, 두통, 각종 신경통, 풍습성 관절염, 중풍, 치통 등의 치료에 사용한다.

약용법 말린 뿌리 및 뿌리줄기 4~12g에 물 1L를 붓고 반으로 줄 때까지 달여서 하루 2~3회로 나누어 마신다. 가루나 환으로 만들어 복용하기도 한다.

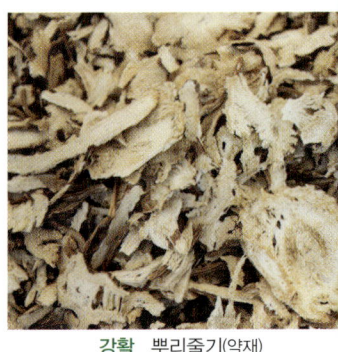

주의사항 혈이 부족하여 생긴 저리고 아픈 통증이나 감기로 인해 인후가 건조한 증후에는 복용에 주의한다.

강활_ 뿌리줄기(약재)

강활 25

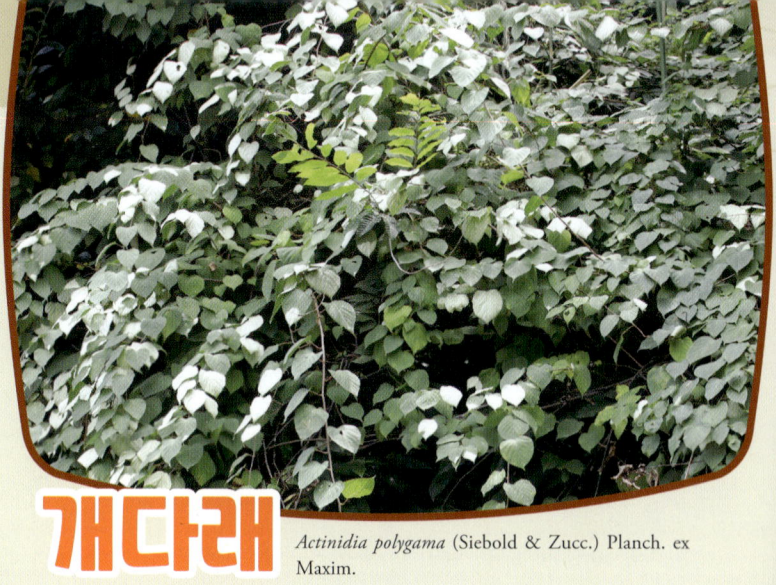

개다래

Actinidia polygama (Siebold & Zucc.) Planch. ex Maxim.

이 명 개다래나무, 묵다래나무, 말다래, 쥐다래나무, 개다래덩굴, 못좆다래나무, 말
다래나무, 개다래덩굴, 게레낭

한약명 목천료(木天蓼), 목천료자(木天蓼子), 목천료근(木天蓼根)

과 명 다래나무과(Actinidiaceae)

식물명 유래 열매가 맛이 없어 다래보다 못하다는 뜻

식품원료 사용 가능 여부 가능(잎, 가지, 열매)

생육특성 개다래는 우리나라 전역에 분포하는 낙엽 활엽성
덩굴 식물로, 깊은 산의 햇볕이 드는 계곡 및 산기슭에서
자생한다. 활엽수림하의 부식질이 많은 전석지에서 잘 자
란다. 길이는 4~5m이다. 덩굴줄기는 5m 내외로 뻗어나가

고, 일년생 가지에는 어릴 때 연갈색 털이 있으며 간혹 가시 같은 억센 털이 있고 속은 흰색이며 꽉 차 있다. 뿌리는 지표면 가까이에 퍼진다. 잎은 어긋나고, 길이 8~14cm, 너비 3.5~8cm에 넓은 달걀 모양 또는 달걀상 타원형의 막질이며 가장자리에 잔톱니가 있다. 상단부의 잎은 일부 또는 전부가 흰색으로 되기도 한다. 꽃은 6~7월에 흰색으로 피는데, 가지 윗부분의 잎겨드랑이에 1~3개씩 달리며 향기

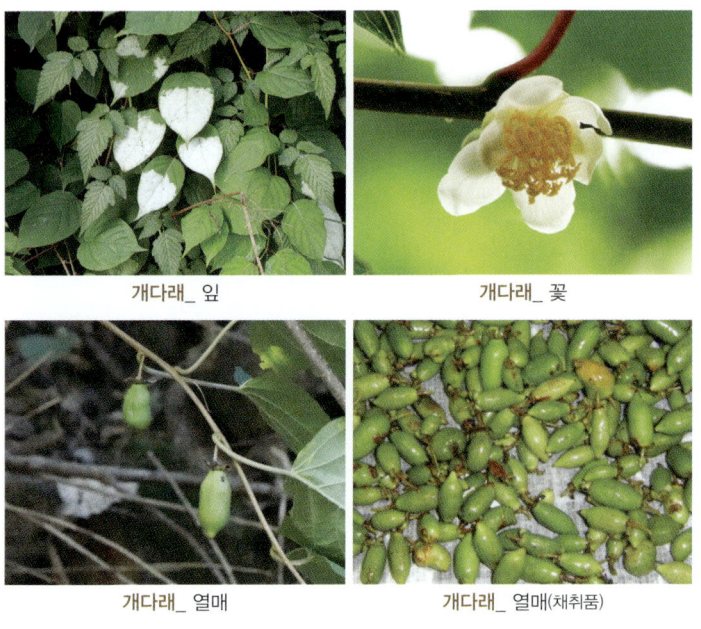

개다래_ 잎

개다래_ 꽃

개다래_ 열매

개다래_ 열매(채취품)

가 있다. 꽃받침과 꽃잎은 각각 5장으로, 꽃받침은 열매가 익을 때까지 남아 뒤로 젖혀진다. 열매는 달걀형의 타원형이며, 끝이 뾰족하고 9~10월에 노란색으로 익는다. 열매를 먹을 수 있으나 혓바닥을 쏘는 듯한 맛이 나며 달지 않다. 쥐다래와 달리, 개다래는 줄기 속의 수(髓)가 꽉 차 있고 줄기 윗부분의 잎이 하얀 것이 특징이다.

사용부위 및 채취시기 열매는 9~10월, 가지와 잎은 여름, 뿌리는 가을·겨울에 채취한다.

작용부위 간에 작용한다.

성질과 맛 열매는 성질이 따뜻하고, 맛은 쓰고 매우며, 독성이 없다. 가지와 잎은 성질이 따뜻하고, 맛은 맵고 쓰며, 독성이 약간 있다. 뿌리는 성질이 따뜻하고, 맛은 맵고, 독성이 없다.

약리작용 중추신경계작용, 심혈관계작용

효능 가지와 잎은 한약명이 목천료(木天蓼)이며, 풍사(風邪)와 습사(濕邪)를 제거하고 배 속에 단단하게 뭉친 것을 풀어준다. 신경통, 통풍의 진통 및 소염에 효과적이고, 한센병을 치료한다. 벌레집이 붙어 있는 열매는 한약명이 목천료자(木天蓼子)이며, 풍(風)을 제거하여 경락을 잘 통하게 하고 혈액 순환을 원활하게 하여 기의 순환을 촉진한다. 또한 추위를 몰아내고 복통과 요통, 월경불순에 효과가 있으며, 중풍, 안면신경마비, 류머티즘, 관절염 등을 치료한다. 뿌리는 한약명이 목천료근(木天蓼根)이며, 풍사(風邪)를 제거하고 한사(寒邪)를 흩어지게 하며, 기생충을 없애고 통증을 멈추게 하는 효능이 있어, 치통을 낫게 한다.

약용법 말린 열매 6~10g에 물 1L를 붓고 반으로 줄 때까지 달여서 하루 2~3회로 나누어 마신다. 말린 가지와 잎 3~10g에 물 1L를 붓고 반으로 줄 때까지 달여서 하루 2~3회로 나누어 마신다. 말린 뿌리 12~30g에 물 1L를 붓

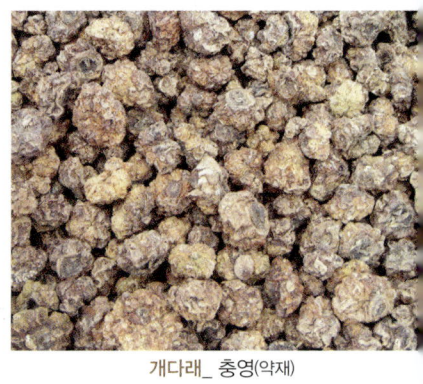
개다래_ 충영(약재)

고 반으로 줄 때까지 달여서 하루 2~3회로 나누어 마신다. 또는 달인 액을 치통이 있는 쪽 입안에 머금었다가 통증이 사라지면 뱉는다.

주의사항 개다래는 매운맛과 따뜻한 약성으로 기를 많이 소모시키므로 오래 복용하는 것은 좋지 않다.

개다래 29

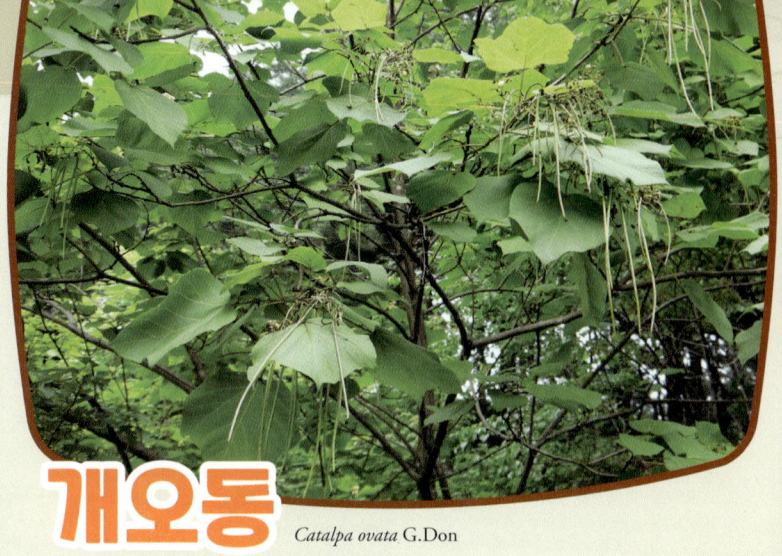

개오동

Catalpa ovata G.Don

이 명	개오동나무, 향오동
한약명	재백피(梓白皮), 재목(梓木), 재엽(梓葉), 재실, 자실(梓實)
과 명	능소화과(Bignoniaceae)
식물명 유래	오동나무와 비슷하지만 쓰임새가 그보다 못하다는 뜻
식품원료 사용 가능 여부	식품원료 목록에 없음

생육특성 개오동은 전국 각지에 분포하는 낙엽 활엽 교목으로, 마을 부근이나 정원에 심어 가꾸기도 한다. 각종 공해에 강하고 해풍에도 잘 견딘다. 높이는 6~10m이고 줄기는 곧추서며, 가지가 퍼지고 일년생 가지는 털이 없거나 간혹 잔털이 있다. 잎은 마주나거나 3장이 돌려나며, 길이 10~25cm의 넓

은 달걀 모양에 대개 3~5갈래로 갈라지고 갈라진 조각은 끝이 뾰족하다. 잎의 표면은 자줏빛을 띠는 녹색이고 털이 없으며, 뒷면은 연한 녹색으로 맥 위에 잔털이 있거나 털이 없다. 꽃은 5~6월에 황백색으로 피는데, 가지 끝의 원추꽃차례에 달리며, 꽃잎은 입술 모양으로 황색 선과 자주색 반점이 있다. 열매는 긴원뿔 모양의 삭과이며 10월에 암갈색으로 익고 한 꽃에서 2개씩 달린다. 미국 원산으로 1904년경에 도입되어 우리나라 전역에 관상용으로 식재되어 온 수종이다.

사용부위 및 채취시기 뿌리껍질과 나무껍질은 연중 수시, 잎은 여름, 열매는 가을에 채취한다. 가을에 풀색이 남아 있는 누런 밤색으로 된 열매를 따서 햇볕에 말린다.

작용부위 뿌리껍질과 나무껍질은 담낭, 위에 작용한다.

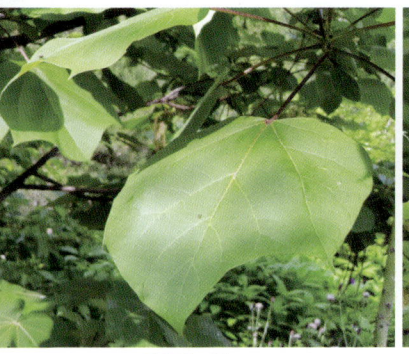

개오동_ 잎

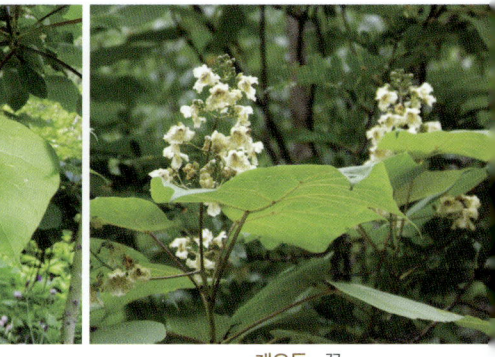

개오동_ 꽃

성질과 맛 뿌리껍질과 나무껍질은 성질이 차고, 맛은 쓰다. 잎은 성질이 차고, 맛은 쓰다. 열매는 성질이 평(平)하고, 맛은 달고, 독성이 없다.

약리작용 항돌연변이작용, 이뇨작용, 항균작용

효능 뿌리껍질과 나무껍질은 한약명이 재백피(梓白皮)이며, 열을 내리고 하초의 습을 제거하며, 기가 치밀어오르는 것을 내리고 구토를 멈추게 하며, 기생충을 없애고 가려움증을 그치게 하는 효능이 있다. 청열, 해독, 살충의 효능이 있고 황달, 메스꺼움, 피부 가려움증을 치료한다. 민간에서는 뿌리껍질과 나무껍질을 항암 치료제로 사용했다고 한다. 열매는 한

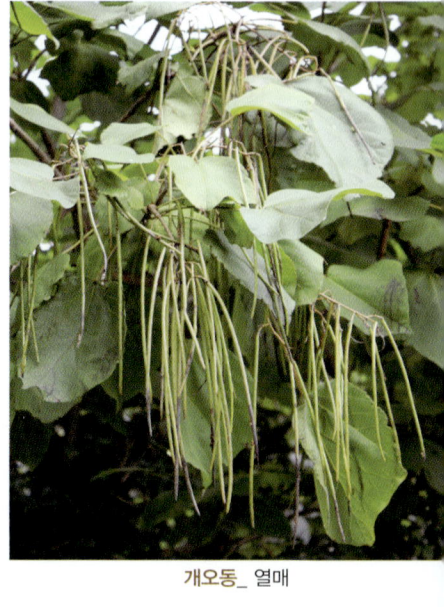

개오동_ 열매

약명이 재실(梓實)이며, 소변이 잘 나오게 하여 부종을 없애는 효능이 있다. 종기, 만성신염, 부종, 단백뇨 등을 치료하며 항

산화작용도 있다. 종자는 이뇨제로 쓰인다. 잎은 한약명이 재엽(梓葉)이며, 열을 내리고 열독을 해독하며, 기생충을 없애고 가려움증을 그치게 하는 효능이 있다. 세균 억제 작용이 있고 피부 가려움증을 치료한다. 목재는 구토를 유발시켜 나쁜 기운을 제거하는 효능이 있다.

약용법 말린 뿌리껍질과 나무껍질 5~9g에 물 1L를 붓고 반으로 줄 때까지 달여서 하루 2~3회로 나누어 마신다. 외용할 경우에는 가루 내어 환부에 고루 바르거나, 달인 액으로 환부를 씻는다. 말린 잎과 열매도 동일한 방법으로 만들어 마신다.

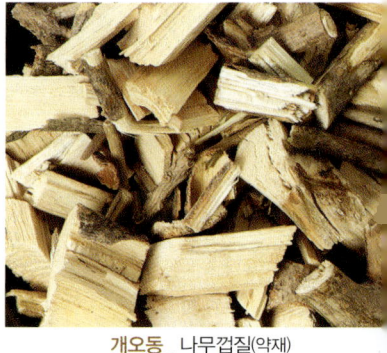

개오동_ 나무껍질(약재)

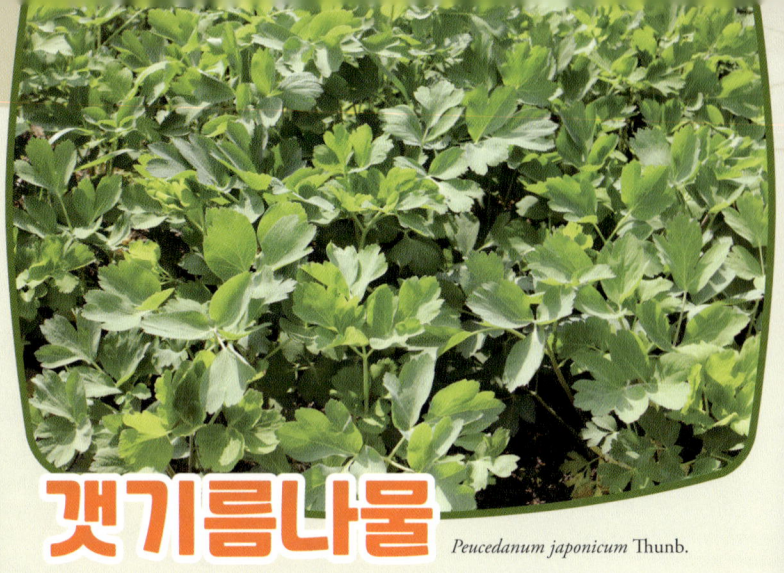

갯기름나물

Peucedanum japonicum Thunb.

이 명	개기름나물, 목단방풍, 보안기름나물, 미역방풍, 방풍, 식방풍
한약명	식방풍(植防風), 빈해전호(濱海前胡)
과 명	산형과(Umbelliferae)
식물명 유래	바닷가(갯)에서 자라는 기름나물이라는 뜻
식품원료 사용 가능 여부	**가능**(순, 줄기, 잎)

생육특성 갯기름나물은 제주, 전남(거문도), 전북, 충남(대천), 경남, 경북(울릉도)의 바닷가의 바위틈, 모래땅, 모래언덕 또는 냇가 근처에서 자라는 숙근성 여러해살이풀로, 가을에 지상부는 시들지만 굵은 뿌리는 살아남아서 이듬해에 다시 싹이 난다. 해풍에는 별로 영향받지 않으므로 공중습도가 높고 해

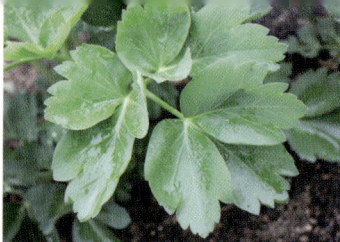
갯기름나물_ 잎

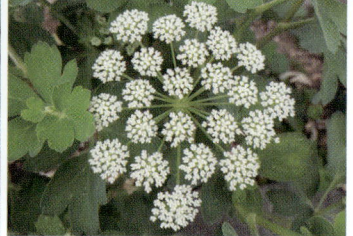
갯기름나물_ 꽃

가 잘 드는 곳이 좋으며 토질은 보수력이 있으면서도 배수가
잘 되는 토심이 깊은 비옥한 땅이 좋다. 높이는 60~100cm이
고 줄기가 곧게 서며, 줄기 끝부분에 짧은 털이 나 있다. 뿌리
는 굵고 목질부에 섬유질이 많다. 잎은 어긋나고, 2~3회 깃꼴
겹잎이며 작은잎은 길이 3~6cm에 흔히 3개로 갈라지고 가장
자리에 불규칙한 톱니가 있다. 잎자루는 길고 흰 가루를 칠한
듯한 회록색이다. 꽃은 6~8월에 흰색으로 피는데, 가지 끝과
원줄기 끝에 겹산형꽃차례로 달리며, 꽃차례는 10~20개로 갈
라져서 끝부분에 각각 20~30송이의 꽃이 핀다. 열매는 타원
형으로 분과이고 잔털이 있으며 8~9월에 익는다. 희뿌연 회
록색의 잎에 연잎처럼 물방울이 떨어지면 데굴데굴 구르는 것
이 독특하며 잎의 생김은 목단잎 같고 미나리과 식물 특유의
향취가 있다. 관상, 약용, 식용 식물로 가치가 높은 유용한 자
원이다. 우리나라에서는 같은 과(科)에 속한 방풍(*Saposhnikovia
divaricata*)과 기름나물(*Peucedanum terebinthaceum*)의 뿌리도 각각
'방풍(防風)', '석방풍(石防風)'이라 부르며 약용한다. 전국 각지

의 산과 들에 분포하는 기름나물은 줄기가 가늘고 잎이 더욱 잘게 갈라지므로 갯기름나물과는 다르다.

사용부위 및 채취시기 뿌리를 봄·가을에 채취한다.

작용부위 폐, 방광에 작용한다.

성질과 맛 성질이 차고, 맛은 맵고, 독성이 약간 있다.

약리작용 면역 효과, 항암활성, 지질 대사 개선 및 항산화 효능

약용법 말린 뿌리 6~15g에 물 1L를 붓고 끓기 시작하면 불을 약하게 줄여 1/3로 줄 때까지 달여서 하루에 나누어 마신다. 또는 말린 뿌리 6~15g에 물 2L를 붓고 2시간 정도 끓여서 거른 다음 기호에 따라 꿀이나 설탕을 가미하여 하루에 나누어 마신다.

주의사항 용량을 초과한 과량 복용은 주의한다.

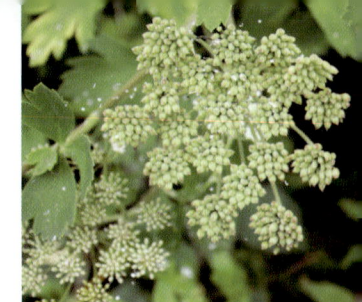

갯기름나물_ 종자 결실

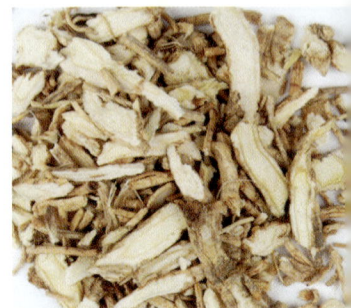

갯기름나물_ 뿌리(약재)

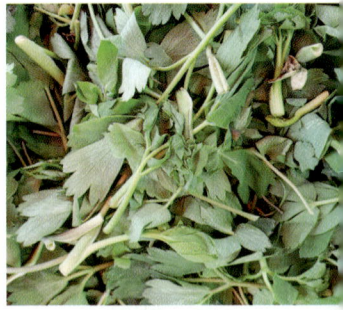

갯기름나물_ 어린순(채취품)

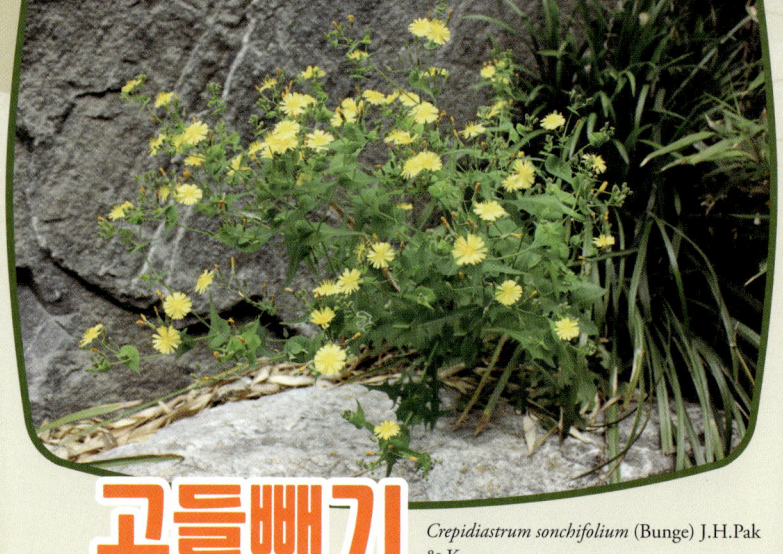

고들빼기

Crepidiastrum sonchifolium (Bunge) J.H.Pak
& Kawano

이 명	참꼬들빽이, 빗치개씀바귀, 씬나물, 좀두메고들빼기, 애기벋줄씀바귀
한약명	고접자(苦磉子), 고매채(苦蕒菜)
과 명	국화과(Compositae)
식물명 유래	'고들바기'가 어원으로, 쓴 나물을 뜻하는 한자 이름 '고채(苦菜)' 또는 '고도(苦荼)'와 '바기(뿌리를 땅에 박고 있음)'가 결합되어 형성된 이름
식품원료 사용 가능 여부	**가능**(뿌리, 잎)

생육특성 고들빼기는 전국의 산과 들에서 흔하게 자라는 한해
살이 또는 두해살이풀로, 농가에서 재배하기도 한다. 겉흙
이 깊고 물 빠짐이 잘 되는 사질양토나 양토가 좋다. 높이는
12~80cm이고, 줄기가 곧게 자라며 가지가 많이 갈라지고 자

줏빛을 띤다. 뿌리잎은 꽃이 필 때까지 남아 있거나 없어지며
잎자루가 없고 가장자리가 빗살처럼 갈라진다. 줄기잎은 어
긋나고 밑부분이 넓어져서 원줄기를 크게 감싼다. 가장자리
에 불규칙한 톱니가 있으며 위쪽으로 올라갈수록 크기가 작
아진다. 꽃은 7~9월에 옅은 노란색으로 피며, 가지 끝에 머
리모양꽃차례가 산방상으로 달린다. 열매는 납작한 원뿔 모
양의 수과로, 길이는 0.2~0.3cm이며, 9~10월에 검은색으로
달리고 흰색 갓털이 있다. 흔한 들풀이지만 쓴나물이라고도
한다. 식물명이 유사한 왕고들빼기(*Lactuca indica*)와는 속(屬)이
다른 식물이다.

<mark>사용부위 및 채취시기</mark> 뿌리는 가을, 어린순은 이른 봄에 채취
한다.

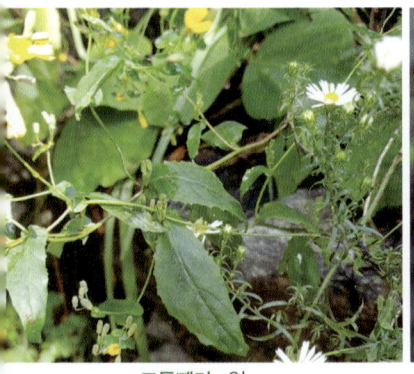

고들빼기_ 잎

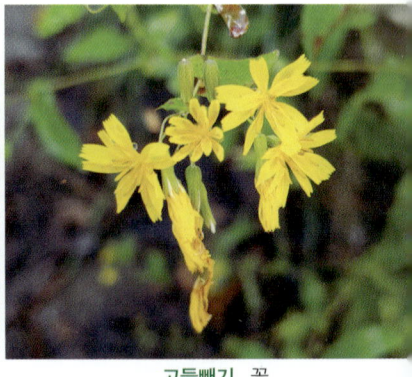

고들빼기_ 꽃

작용부위 비장, 위, 대장에 작용한다.

성질과 맛 성질이 차고, 맛은 쓰고 맵다.

약리작용 심뇌혈관에 대한 효능, 혈액계통에 대한 효능, 진통·진정작용

효능 뿌리 또는 전초에는 통증을 멎게 하고 부은 것을 가라앉히며, 열을 내리고 열독을 해독하는 효능이 있다. 쓴맛이 입맛을 돋울 뿐 아니라 건위소화제의 역할도 한다. 열을 내리고 해독하며 고름을 배출하는 효과로 장염, 충수염, 이질, 각종 화농성 염증, 토혈, 비출혈, 치통, 복통, 치질 등을 치료한다.

약용법 뿌리 9~15g을 달이거나 환을 만들어 복용한다. 외용할 경우에는 달인 액으로 환부를 씻어 주거나 가루 내어 골고루 도포한다. 어린순은 나물로 먹고, 뿌리는 채취하여 떫은맛을 없앤 뒤에 먹는다. 전초로 김치를 담그기도 한다.

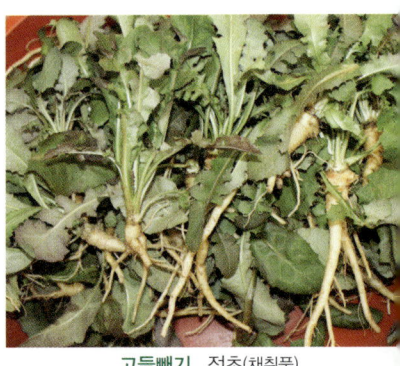

고들빼기_ 전초(채취품)

주의사항 속이 냉한 사람은 지나치게 많이 먹지 않도록 복용에 주의한다.

고들빼기 **39**

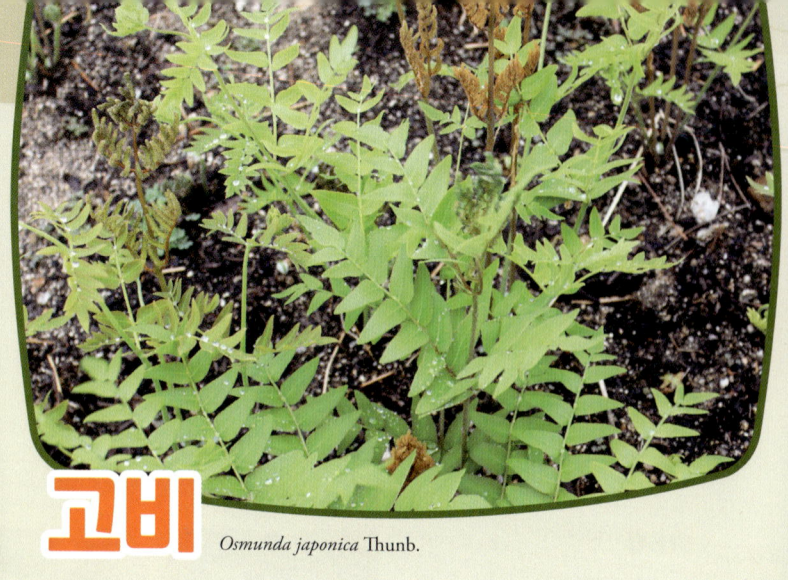

고비

Osmunda japonica Thunb.

이 명	가는고비, 고베기, 깨춤
한약명	자기관중(紫其貫衆), 자기(紫萁), 기궐(萁蕨)
과 명	고비과(Osmundaceae)
식물명 유래	싹이 날 때 구부러진 모양 때문에 휘었다는 뜻의 '곱다'와 '이(명사 파생 접미사)'가 결합되어 형성된 이름
식품원료 사용 가능 여부	가능(뿌리, 잎)

생육특성　고비는 우리나라 전국 산지의 숲속이나 습지, 냇가에 분포하는 숙근성 여러해살이 양치식물로 관엽식물이다. 높이는 60~100cm이며, 짧고 굵은 덩이 모양의 땅속 뿌리줄기에서 많은 잎이 뭉쳐난다. 잎자루는 길이가 20~50cm이고 기부 가까이 양쪽에 날개가 달린다. 잎은 영양잎과 홀씨잎으로 구

별되고, 어릴 때는 적갈색의 솜털이 빽빽하게 나 있으나 점차 없어진다. 영양잎은 여러 장이 모여나와 위로 서며, 2회 깃꼴겹잎으로 가장 아래에 있는 깃 조각이 가장 크다. 작은 깃 조각은 가장자리에 미세한 잔톱니가 있다. 홀씨잎은 봄에 영양잎이 둘러난 가운데에 영양잎보다 먼저 나오고 곧게 서며 홀씨 방출 후 일찍 시들고, 작은 깃 조각에 홀씨주머

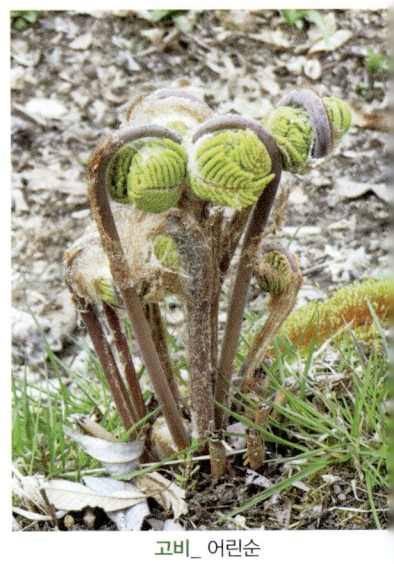

고비_ 어린순

니가 포도송이처럼 빽빽이 붙어 있다. 홀씨는 9~10월에 익는다. 잎이 신선한 녹색이라 쾌적하고 신선감을 준다.

사용부위 및 채취시기 뿌리줄기를 초봄과 늦가을에 채취한다.

작용부위 비장, 위에 작용한다.

성질과 맛 성질이 약간 차고, 맛은 쓰고 달며(《동의보감》에는 달다고 함), 독성이 약간 있다.

약리작용 구충작용, 항바이러스작용, 항균작용

고비 **41**

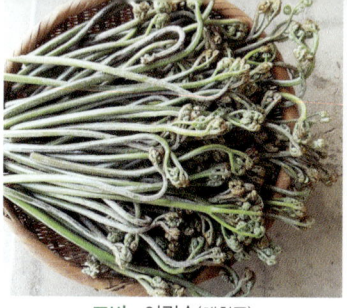 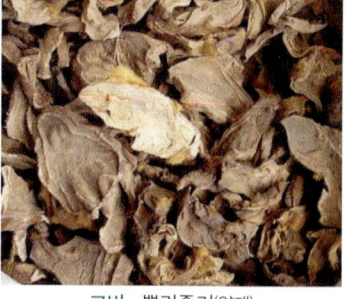

고비_ 어린순(채취품)   고비_ 뿌리줄기(약재)

효능 뿌리줄기는 열을 내리고 열독을 해독하며, 어혈을 제거하고 출혈을 멎게 하는 효능이 있다. 감기로 인한 발열, 피부 발진에 효과가 있고, 기생충을 제거하며, 지혈 효과가 있다. 민간에서는 봄과 여름에 캐어 말려서 줄기와 잎은 인후통에 사용하고 뿌리는 이뇨제로 사용한다. 목과 등이 무겁고 허리와 무릎이 저리며 아프고 다리가 무력하며 오줌이 잦은 증세를 치료하는 데에도 효과가 있다.

약용법 말린 뿌리줄기 3~15g을 물 600~700mL에 넣고 약한 불에서 반으로 줄 때까지 서서히 달여 하루 2~3회, 식후에 복용한다. 어린순은 나물로 먹거나 국거리로 쓴다. 뿌리줄기의 녹말로 떡을 만들기도 한다.

주의사항 성미가 쓰고 차므로 음기가 부족하면서 허열이 있는 증상, 비위(脾胃)가 허하고 찬 경우에는 사용을 금한다.

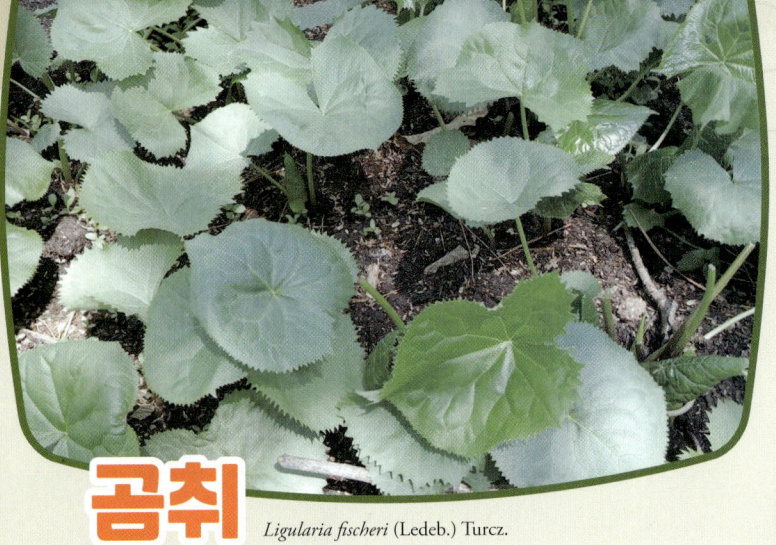

곰취

Ligularia fischeri (Ledeb.) Turcz.

이 명	왕곰취, 큰곰취, 곤대슬이, 꼼치, 곰추, 곤달비
한약명	산자완(山紫菀), 호로칠(葫蘆七)
과 명	국화과(Compositae)
식물명 유래	잎이 곰의 발자국을 닮았고 나물(취)로 먹는다는 뜻
식품원료 사용 가능 여부	**가능**(잎)

생육특성 곰취는 전국 각지에 분포하는 여러해살이풀로, 고산지대나 깊은 산의 습지에서 자란다. 해발고도에 따라 생육지의 주변 환경이 다르게 나타난다. 높이는 1~2m이며, 줄기가 곧게 서고 담갈색의 거미줄 같은 털이 있다. 뿌리줄기는 짧고 수염뿌리가 사방으로 뻗는다. 뿌리잎은 큰 콩팥 모양으로 가

곰취 43

장자리에 규칙적인 톱니가 있으
며 잎자루가 길다. 줄기잎은 보
통 3장이 달리는데, 밑부분의 것
은 뿌리잎과 비슷하지만 크기
가 작고, 잎자루의 기부가 넓어
져 줄기를 감싼다. 윗부분의 것
은 아주 작고 잎자루도 짧으며,
밑부분이 넓어져서 잎집처럼 된
다. 잎 앞면은 짙은 녹색이고, 뒷
면은 흰빛이 돈다. 꽃은 7~9월
에 노란색으로 피며 머리모양꽃
이 총상꽃차례로 달린다. 열매는
원통형의 수과로, 10월에 익고
갓털은 갈색이다. 전국적으로 생
육하는 식물이나 자생지에 따라
지역형으로 구분이 가능하다. 곤
달비에 비해서 곰취는 잎의 밑이
둥근 심장형이며, 가장자리의 톱
니가 작고, 혀모양꽃은 5~9개로
서 많다.

사용부위 및 채취시기 뿌리와 뿌리
줄기를 가을에 채취한다.

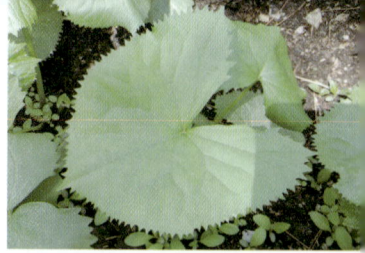

곰취_ 잎

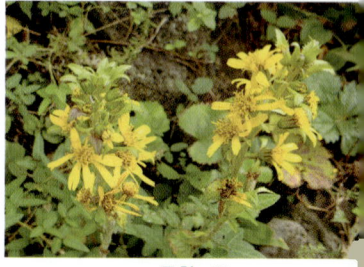

곰취_ 꽃

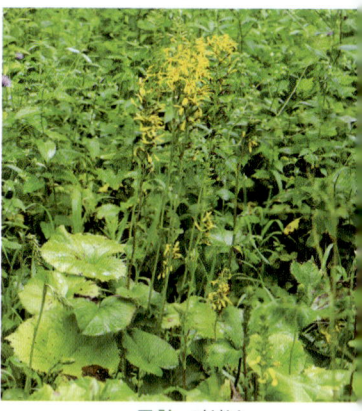

곰취_ 지상부

작용부위 심장, 간, 폐에 작용한다.

성질과 맛 성질이 약간 따뜻하고, 맛은 맵다.

약리작용 거담작용, 진해작용

효능 뿌리 및 뿌리줄기는 가래를 없애고 기침을 멈추게 하며, 기(氣)를 통하게 하여 통증을 멈추게 하고 혈액순환을 원활하게 하는 효능이 있어, 해수(咳嗽), 천식, 백일해(百日咳), 타박상, 요통, 관절통 등을 낮게 한다. 육류를 직접 불에 구울 때 발생하는 발암성분을 억제하는 데에도 효과적이다.

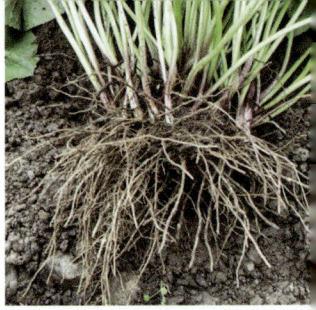

곰취_ 뿌리(채취품)

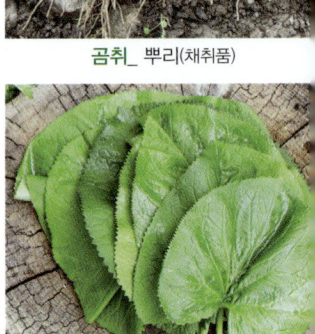

곰취_ 잎(채취품)

약용법 말린 뿌리 8~15g을 물 1L에 넣고 끓기 시작하면 불을 약하게 줄여 1/3로 줄 때까지 달여서 하루에 나누어 마신다. 또는 가루 내어 따뜻한 물과 함께 복용한다. 어린잎을 따서 끓는 물에 2~3분간 데쳐 나물로 먹기도 한다.

주의사항 음허(陰虛)나 폐열로 마른 기침을 하는 사람은 복용에 주의한다. 곰취와 매우 비슷하게 생긴 동의나물은 독성이 있어 식용할 수 없으므로 혼동하지 않도록 복용에 주의한다.

곰취 45

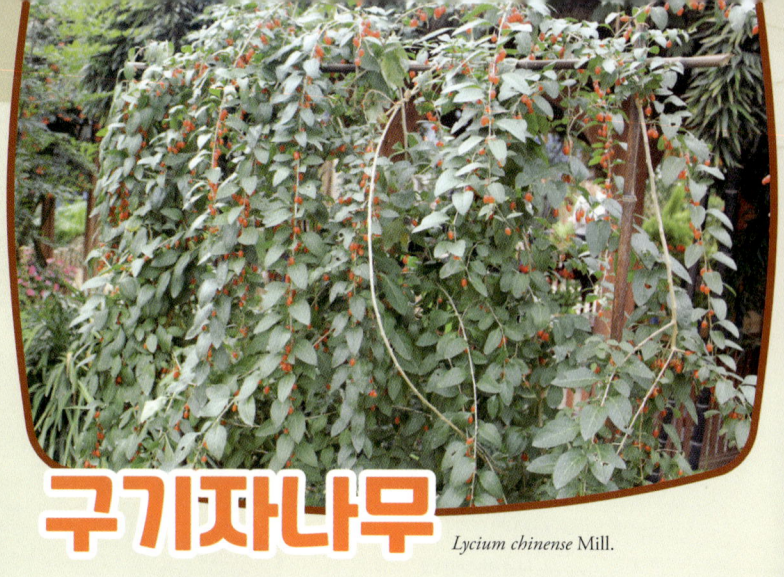

구기자나무

Lycium chinense Mill.

이　　명	구기자, 구기, 괴좆나무, 지선, 일본고치낭, 구기자, 구구재
한약명	구기자(枸杞子), 지골피(地骨皮), 구기엽(枸杞葉), 첨채자(甜菜子)
과　　명	가지과(Solanaceae)
식물명 유래	한자 이름 '구기자(枸杞子)'에서 유래한 것으로, '구(枸)'라는 나무의 가시와 '기(杞)'라는 나무의 줄기와 비슷하며 열매를 약용하는 나무라는 뜻
식품원료 사용 가능 여부	**가능**(뿌리, 잎, 열매)

생육특성　구기자나무는 전국 각지에 분포하는 낙엽 활엽 관목으로, 마을 근처 둑이나 냇가, 밭둑에서 자라거나 재배한다. 햇빛이 잘 들고 토심이 깊고 보습성과 배수성이 좋은 비옥한 사질양토에서 번성한다. 높이는 1~2m 정도이나 다른 물체에 기대어 3~4m 이상 자라기도 한다. 줄기는 비스듬하게 뻗

어 나가며 끝이 아래로 처지고 흔히 가시가 나 있다. 나무껍질은 회백색이며 일년생 가지는 노란빛을 띤 회색이고 털이 없다. 잎은 어긋나거나 2~4개가 뭉쳐나며, 넓은 달걀 모양 또는 달걀상 피침 모양에 가장자리가 밋밋하고, 잎자루는 길이가 1cm 정도로 털이 없다. 꽃은 6월부터 9월까지 계속 피는데, 잎겨드랑이에 1~4송이씩 자주색으로 달리고 꽃부리는 길이 1cm로 3~5갈래로 갈라진다. 열매는 긴 타원형의 장과이며 9~10월에 붉은색으로 익는다. 강장강정제, 만병통치약으로 알려져 사용되던 약초이다.

<mark>사용부위 및 채취시기</mark> 열매는 가을, 뿌리껍질은 이른 봄, 잎은 봄·여름에 채취한다. 열매가 홍색으로 익었을 때 채취하여, 열풍건조하고 열매꼭지를 제거한다. 또는 그늘에서 껍질이

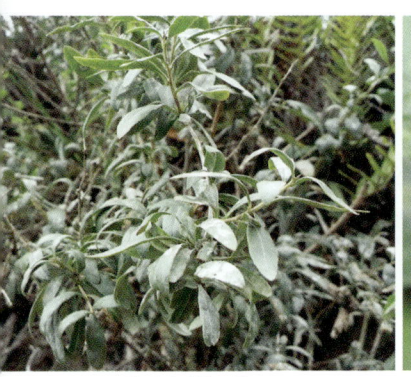
구기자나무_ 잎

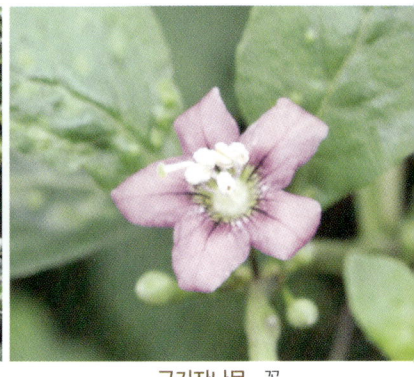
구기자나무_ 꽃

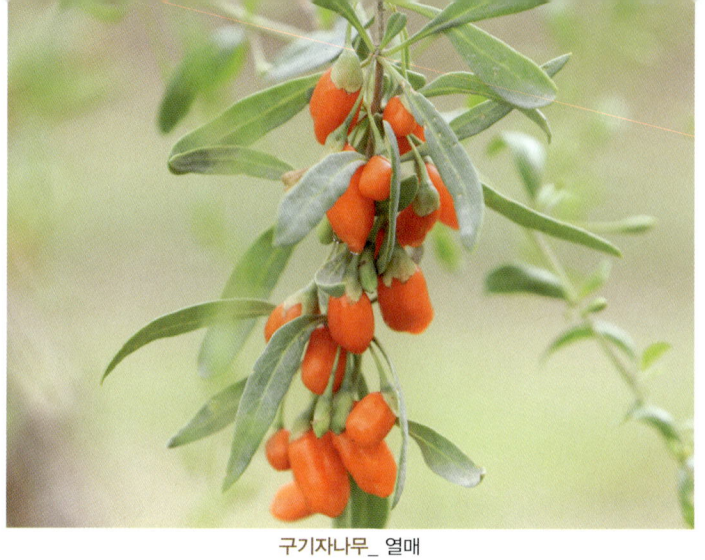

구기자나무_ 열매

주름질 때까지 말린 뒤 햇볕에 말리고 열매꼭지를 제거한다.
뿌리를 잘 씻은 후 뿌리껍질을 채취하여 햇볕에 말린다.

작용부위 열매는 간, 신장에 작용하고, 뿌리껍질은 폐, 간, 신
장에 작용하고, 잎은 간, 비장, 신장에 작용한다.

성질과 맛 열매는 성질이 평(平)하고, 맛은 달다. 뿌리껍질은
성질이 차고, 맛은 달다. 잎은 성질이 시원하고, 맛은 쓰고 달
다. 독성이 없다. 어린잎은 나물로 쓰고 잎과 열매는 차로 달
여 먹거나 술을 담그기도 한다. 한방에서는 가을에 열매와 뿌
리를 채취하여 햇볕에 말려 쓰는데, 열매를 말린 것을 구기자

48

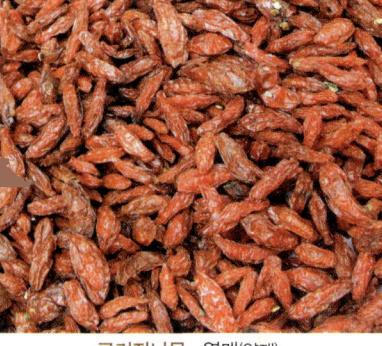
구기자나무_ 열매(약재)

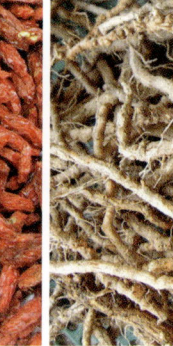
구기자나무_ 뿌리(약재)

(枸杞子)라 하고 뿌리껍질을 말린 것을 지골피(地骨皮)라 한다. 지골피는 강장·해열제로 폐결핵, 당뇨병에 쓰고, 구기자로는 술을 담가 강장제로 쓴다. 잎도 나물로 먹거나 달여 먹으면 같은 효과가 있다. 민간에서는 요통에 지골피를 달여 먹는다. 한국(진도군, 충청남도), 일본, 타이완, 중국 북동부 등지에 분포한다.

약리작용 면역증강작용, 항암작용, 항콜레스테롤 효과, 간기능 보호작용, 혈당강하작용, 혈압강하작용

효능 열매는 한약명이 구기자(枸杞子)이며, 간과 신장을 보하여 허로(虛勞)를 낫게 하고 정력을 왕성하게 하는 효능이 있다. 또한 정기(精氣)를 보익(補益)하고 눈을 밝게 하며, 음위증

구기자나무 **49**

과 유정(遺精), 관절통, 신경쇠약, 당뇨병, 기침, 가래 등을 치료한다. 구기자 농축액은 피부미용, 고지혈증, 고콜레스테롤증, 기억력 향상 등에 효과가 있는 것으로 밝혀졌다. 뿌리껍질은 한약명이 지골피(地骨皮)이며, 혈분(血分)의 열을 내리고 몸에 찌듯이 열이 나는 것을 치료하며, 폐의 기운을 맑게 식히고 화의 기운을 내리는 효능이 있다. 지골피는 땀과 습기를 다스리고 열을 내리게 하며 자양강장, 해열, 소염, 고혈압, 당뇨병, 폐결핵, 신경통, 타박상 등에 효과적이다. 잎은 한약명이 구기엽(枸杞葉)이며, 허한 것을 보하고 정(精)을 더해주며, 열을 내리고 눈을 밝게 하는 효능이 있다. 구기엽은 허로발열, 번갈(煩渴), 충혈, 열독으로 인한 부스럼과 종기 등을 치료한다.

약용법 말린 열매 4~15g을 물 1L에 넣고 반으로 줄 때까지 달여서 하루 2~3회로 나누어 마신다. 말린 뿌리껍질 4~20g을 물 1L에 넣고 반으로 줄 때까지 달여서 하루 2~3회로 나누어 마신다. 외용할 경우에는 뿌리껍질을 가루 내어 참기름과 섞어서 환부에 바른다. 말린 잎 10~40g(생것은 60~240g)을 물 1L에 넣고 반으로 줄 때까지 달여서 하루 2~3회로 나누어 마신다.

주의사항 비위가 허약해서 설사를 자주 하거나 변이 무른 사람은 복용에 주의한다.

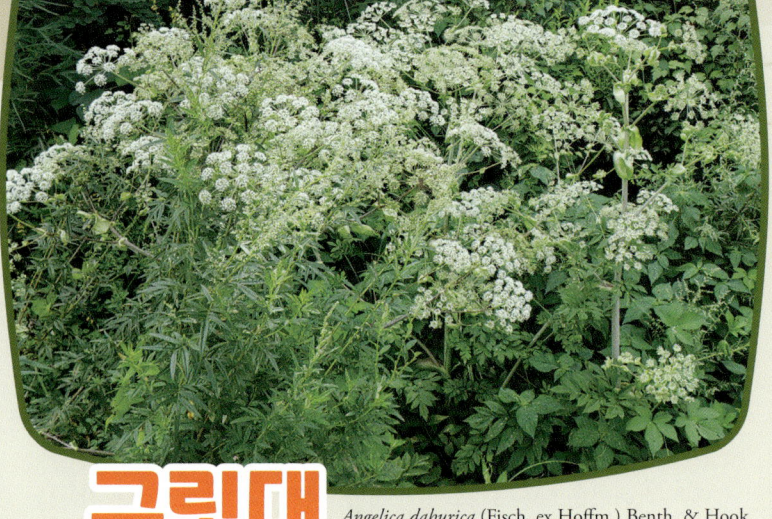

구릿대

Angelica dahurica (Fisch. ex Hoffm.) Benth. & Hook.
f. ex Franch. & Sav.

이 명 구리대, 구리때, 구릿때, 백지, 구렁대, 수리대, 구리당, 거랑대

한약명 백지(白芷), 지(芷), 지방향(芷芳香), 향백지(香白芷)

과 명 산형과(Umbelliferae)

식물명 유래 적갈색 줄기가 구리(銅) 색깔과 비슷하고 대나무 또는 막대기처럼 곧게
자란다는 뜻

식품원료 사용 가능 여부 식품원료 목록에 없음

생육특성 구릿대는 전국 각지에 분포하는 두해살이 또는 세해
살이풀로, 깊은 산골짜기, 냇가 또는 길가 주변에서 자생하거
나 농가에서 재배하기도 한다. 높이는 1~2m이고, 줄기가 곧
게 서며 흰 가루가 덮인 적자색이다. 줄기 윗부분에 잔털이

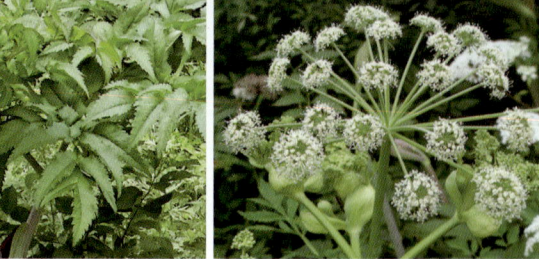

구릿대_ 잎

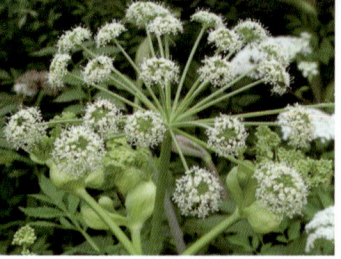

구릿대_ 꽃

있고 가지가 갈라진다. 뿌리는 굵고 크며 거칠고 흙갈색으로 냄새가 난다. 뿌리잎과 밑부분의 잎은 잎자루가 길고 3개씩 2~3회 깃꼴로 갈라지며, 밑이 부풀어서 줄기를 감싼다. 가운데의 작은잎은 다시 3개로 갈라지며, 작은잎과 갈래조각은 긴 타원형으로 가장자리에 규칙적이고 예리한 톱니가 있다. 윗부분의 잎은 작고 잎집이 굵어져서 거꿀달걀 모양 또는 긴 타원형으로 된다. 꽃은 6~8월에 줄기 끝과 잎겨드랑이에서 흰색으로 피는데, 20~40개의 산형꽃차례가 모여 겹산형꽃차례를 이룬다. 열매는 둥글거나 넓은 타원형의 분과로 가장자리에 날개가 있으며 9~10월에 익는다.

사용부위 및 채취시기 뿌리는 9~10월에 잎과 줄기가 다 마른 뒤에 채취하여, 수염뿌리와 흙모래를 제거하고 햇볕에 말리거나 저온건조한다.

작용부위 폐, 위, 대장에 작용한다.

성질과 맛 성질이 따뜻하고, 맛은 맵다.

약리작용 해열작용, 진통작용, 항염작용, 항균작용

효능 뿌리는 풍사(風邪)와 습사(濕邪)를 제거하고, 구규(九竅)를 막히지 않게 소통시켜 통증을 멎게 하며, 부은 종기나 상처를 없애고 고름을 배출시키는 효능이 있다. 두통, 목통(目痛), 치통, 복통, 각종 신경통, 비연(鼻淵), 적백대하(赤白帶下), 대장염, 치루, 옹종 등을 치료한다.

약용법 말린 뿌리 4~12g을 물 1L에 넣고 1/3로 줄 때까지 달여서 하루 2~3회로 나누어 마신다. 또는 가루나 환으로 만들어 복용하기도 한다.

주의사항 맵고 건조하며 열이 있는 약재이므로 혈액이 부족하며 열이 있는 경우, 음적인 에너지는 부족한데 헛된 양기가 항진된 두통에는 사용을 삼간다.

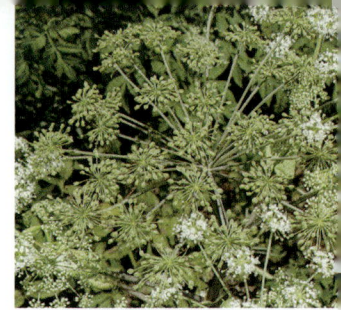

구릿대_ 종자 결실

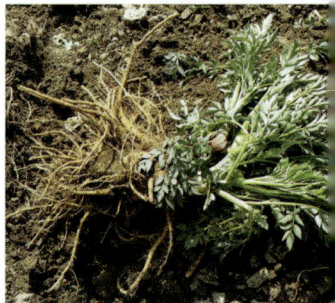

구릿대_ 전초(채취품)

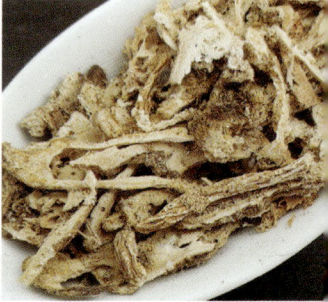

구릿대_ 뿌리(약재)

구릿대 53

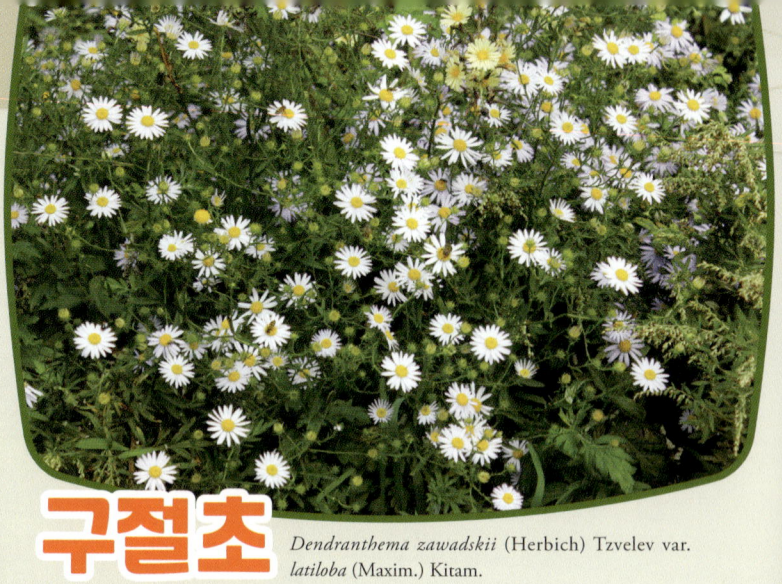

구절초

Dendranthema zawadskii (Herbich) Tzvelev var. *latiloba* (Maxim.) Kitam.

이 명 서흥구절초, 넓은잎구절초, 낙동구절초, 선모초, 큰구절초, 한라구절초, 들국화, 창다구이, 고봉

한약명 구절초(九折草), 구절초(九節草)

과 명 국화과(Compositae)

식물명 유래 한자 이름 '구절초(九折草)'에서 유래한 것으로, 음력 9월 9일이 되면 마디가 9개가 된다는 뜻

식품원료 사용 가능 여부 **제한적 사용**(전초)

생육특성 구절초는 전국의 햇볕이 잘 드는 산야에서 분포하는 숙근성 여러해살이풀로, 고지대의 능선 부위에서 군락을 이루며 자라고 모양이 아름다워 관상용으로 재배하기도 한다.

배수가 잘 되는 곳에서 자라며, 충분한 광선을 필요로 한다. 높이는 50~100cm 정도이고, 줄기가 곧게 서며 단일하거나 가지가 갈라진다. 땅속 뿌리줄기가 옆으로 길게 뻗으면서 번식한다. 뿌리잎은 달걀 모양으로, 잎밑이 수평이거나 심장형이다. 줄기잎은 어긋나고 깃꼴로 깊게 갈라지며, 갈래 조각은 다시 몇 갈래로 갈라지거나 끝이 둔한 톱니 모양으로 얕게 갈라진다. 꽃은 9~10월에 원줄기와 가지 끝에 1송이씩 달리는데, 머리모양꽃차례는 보통 흰색이지만 붉은빛을 띠는 것도 있다. 열매는 긴 타원형의 수과이며, 5개의 줄이 있고 10~11월에 익는다. 번식력이 대단히 강한 식물이다. 우리나라에서 흔히 들국화라고 하는 자생식물에는 구절초를 일컫는 것이 보통이나 감국, 산국, 쑥부쟁이, 개미취 등의

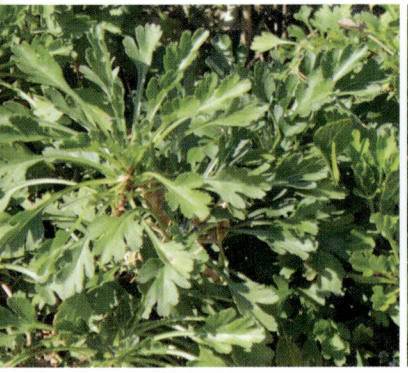

구절초_ 잎

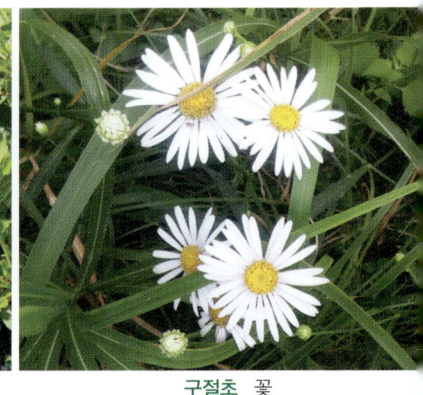

구절초_ 꽃

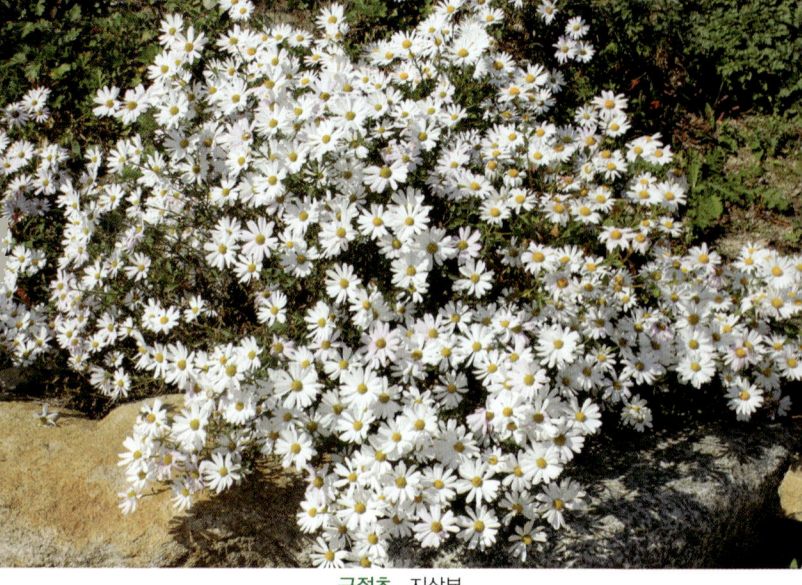

구절초_ 지상부

국화과 식물들을 총칭한다. 흔히 일반인이 들국화라고 부르지만 들국화라는 식물은 없다. 산구절초 또는 가는잎구절초에 비해, 잎의 결각이 얕게 갈라지고 머리모양꽃차례의 크기가 크다. 예로부터 음력 9월 9일, 꽃과 줄기를 잘라 부인병 치료와 예방을 위한 약재로 썼다고 하여 구절초(九折草)라 부른다.

사용부위 및 채취시기 전초를 꽃이 피기 직전인 9월에 채취한다.

작용부위 심장, 비장, 위에 작용한다.

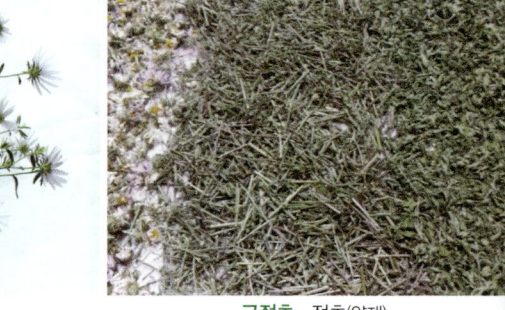

구절초_ 전초(채취품) 구절초_ 전초(약재)

성질과 맛 성질이 따뜻하고, 맛은 쓰다.

약리작용 해열작용, 진정작용, 진통작용, 항염작용, 간보호작용, 항균작용

효능 소화 기능을 담당하는 중초(中焦)를 따뜻하게 하고, 월경을 고르게 하며, 음식물이 잘 소화되도록 하는 효능이 있다. 위랭(胃冷), 소화불량, 자궁냉증, 불임증 등을 치료한다. 민간에서는 꽃이 달린 풀 전체를 치풍, 부인병, 위장병에 쓴다.

약용법 말린 전초 8~15g을 물 1.5L에 넣고 끓기 시작하면 불을 줄여 200~300mL가 될 때까지 달여서 하루 2~3회로 나누어 마신다. 민간요법으로, 가을에 꽃이 피기 전에 채취하여 햇볕에 말린 후 환약으로 만들거나 엿을 고아서 오랜 기간 복용하면 월경이 순조로워지거나 임신하게 된다고 한다. 특히 냉방되는 곳에서 오랫동안 생활해 몸이 냉해져서 착상이 되지 않는 불임에 효과적이다.

구절초 57

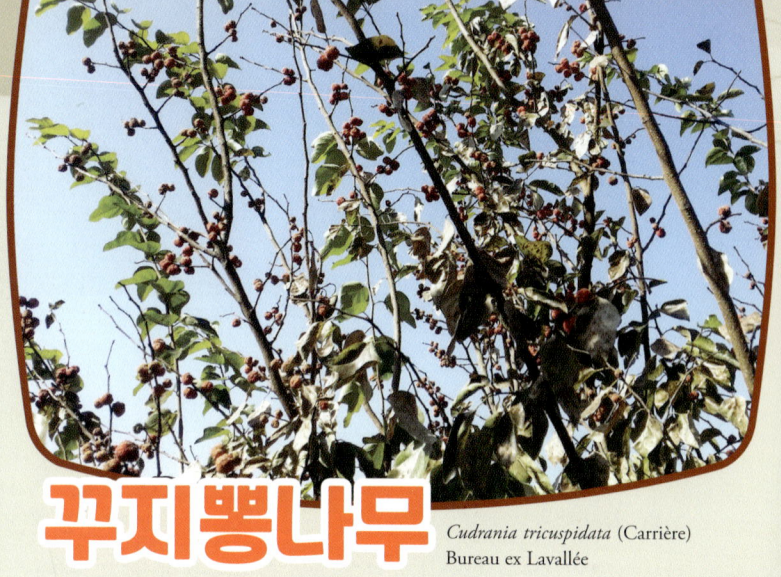

꾸지뽕나무

Cudrania tricuspidata (Carrière)
Bureau ex Lavallée

이 명	구지뽕나무, 굿가시나무, 활뽕나무, 국가시낭, 귀까시낭, 귀낭
한약명	자목(柘木), 자목백피(柘木白皮), 자수경엽(柘樹莖葉), 자수과실(柘樹果實)
과 명	뽕나무과(Moraceae)
식물명 유래	'꾸지'는 암술대의 모습이 긴 끈 모양 같고 '뽕나무'를 닮았다는 뜻과 뽕나무와 쓰임새가 비슷해 '굳이뽕나무'→'구지뽕나무'→'꾸지뽕나무'가 되었다는 뜻
식품원료 사용 가능 여부	가능 (줄기, 가지, 잎, 열매)

생육특성 꾸지뽕나무는 황해도 이남 해발 100~700m 지대에 분포하는 낙엽 활엽 소교목 또는 관목으로, 산야에서 자생하거나 재배하기도 한다. 산록 양지바른 쪽이나 마을 주변 전답의 언덕에 잘 자란다. 높이는 3~8m 정도이고, 나무껍질

은 회갈색으로 벗겨지며, 줄기
는 가지가 많이 갈라진다. 가지
가 변한 억센 가시가 있고, 일
년생 가지에는 털이 있다. 뿌
리는 노란색이다. 잎은 어긋나
며, 2~3갈래로 갈라지는 것과
가장자리가 밋밋하고 달걀 모
양인 것이 있는데, 갈라지는 것
은 밑부분이 둥글고 달걀 모양
의 잎은 끝이 뾰족하다. 잎의
표면에 잔털이 있으며 뒷면에
는 융털이 있다. 잎자루는 길
이 1.5~2.5cm에 털이 있다. 꽃
은 5~6월에 황색으로 피는데,
암수딴그루로 수꽃차례는 공
모양으로 둥글며 낱꽃이 많이
모여 달리고 암꽃차례는 지름
1.5cm 정도의 타원형이다. 열
매는 둥근 수과로 다육질이고,
9~10월에 붉은색으로 익으며
먹을 수 있다. 꾸지뽕나무는 뽕
나무과의 다른 속에 비해 가지

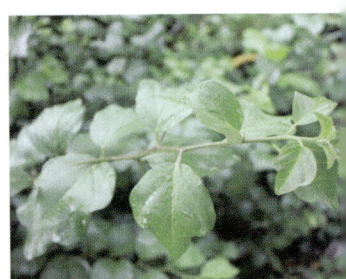

꾸지뽕나무_ 잎

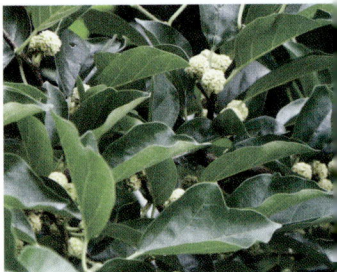

꾸지뽕나무_ 꽃

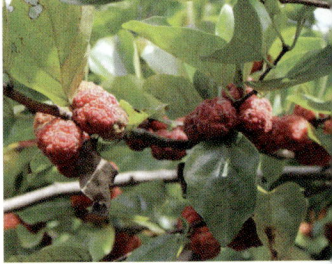

꾸지뽕나무_ 열매

가 변형된 가시가 있고, 잎에 거치가 없으며 둥근 공 모양의 수꽃차례가 특징이다. 열매는 식용 또는 약용하며, 잎을 누에 사육에 이용하기도 한다.

사용부위 및 채취시기 목질부와 뿌리껍질, 나무껍질은 연중 수시, 나무줄기와 잎은 봄·여름, 열매는 9~10월에 채취한다.

작용부위 간, 심장, 폐, 비장, 신장에 작용한다.

성질과 맛 목질부는 성질이 따뜻하고, 맛은 달고, 독성이 없다. 뿌리껍질과 나무껍질은 성질이 평(平)하고, 맛은 달고 약간 쓰다. 잎은 성질이 시원하고, 맛은 달고 약간 쓰다. 열매는 성질이 평(平)하고, 맛은 쓰다.

약리작용 항염작용, 항균작용

효능 목질부는 한약명이 자목(柘木)이며, 혈맥을 자양시키고, 비위를 조절하고 보익하는 효능이 있다. 여성의 붕중(崩中: 월경기가 아닌데 심하게 하혈하는 증상), 혈결(血結: 피가 엉킴), 말라리아를 치료한다. 외용할 경우에는 달인 물로 환부를 씻어준다. 뿌리껍질과 나무껍질은 한약명이 자목백피(柘木白皮)이며, 신장을 보하고 정(精)을 튼튼히 하며, 하초의 습을 제거하고 독소를 해독하는 효능이 있다. 요통, 유정, 객혈, 구혈(嘔血: 위나 식도 등의 질환으로 인해 피를 토하는 증상), 타박상을 치료하며 피부질환 및 아토피에도 효과적이다. 특히 근래에는 항암작용이 밝혀졌다. 나무줄기와 잎은 한약명이 자수경

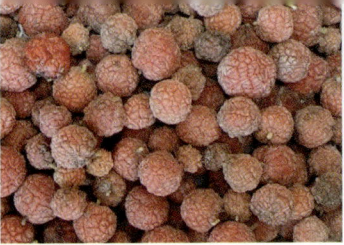

꾸지뽕나무_ 열매(채취품)

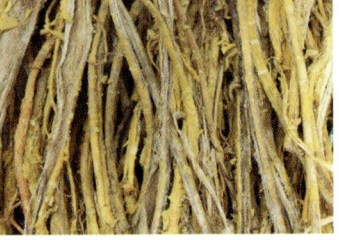

꾸지뽕나무_ 뿌리껍질(약재)

엽(柘樹莖葉)이며, 열을 내리고 열독을 해독하며, 근육을 이완시키고 경락(經絡)을 소통시키는 효능이 있다. 진통, 소염, 거풍, 활혈의 효능이 있고 습진, 유행성귀밑샘염, 폐결핵, 만성요통, 종기, 급성 관절염좌 등을 치료한다. 특히 잎의 추출물은 췌장암의 예방과 치료에 효과적이다. 열매는 한약명이 자수과실(柘樹果實)이며, 열을 내리고 혈분(血分)의 열을 식히며, 근육을 이완시키고 경락(經絡)을 소통시키는 효능이 있다. 진통, 청열, 양혈의 효능이 있고 타박상을 치료한다.

약용법 말린 목질부와 뿌리껍질, 나무껍질 15~60g을 물 1L에 넣고 반으로 줄 때까지 달여서 하루 2~3회로 나누어 마신다. 외용할 경우에는 짓찧어서 환부에 바르거나, 달인 액으로는 환부를 씻어준다. 말린 나무줄기와 잎 9~15g을 물 1L에 넣고 반으로 줄 때까지 달여서 하루 2~3회로 나누어 마신다. 외용할 경우에는 짓찧어 환부에 붙인다. 말린 열매 15~30g을 물 1L에 넣고 반으로 줄 때까지 달여서 하루 2~3회로 나누어 마신다. 외용할 경우에는 잘 익은 열매를 짓찧어 환부에 붙인다.

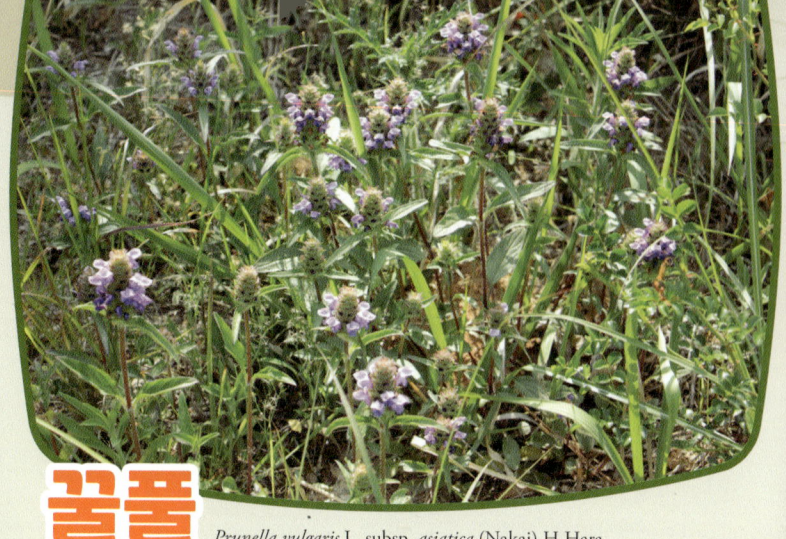

꿀풀

Prunella vulgaris L. subsp. *asiatica* (Nakai) H.Hara

이 명	꿀방망이, 가지골나물, 붉은꿀풀, 가지래기꽃, 모꽃, 하고초
한약명	하고초(夏枯草), 석구(夕句), 내동(乃東)
과 명	산형과(Umbelliferae)
식물명 유래	꽃에 꿀이 많은 풀이라는 뜻
식품원료 사용 가능 여부	**가능**(순, 잎, 꽃대)

생육특성 꿀풀은 전국 각지에 분포하는 숙근성 여러해살이풀로, 산과 들의 햇볕이 잘 드는 곳에서 뭉쳐 자라는 관화식물이다. 배수가 잘 되는 비옥한 사질양토나 점질양토에서 잘 자란다. 높이는 20~30cm이고, 붉은색이 도는 줄기는 네모지며 전체에 짧은 흰색 털이 나 있고 가지가 갈라진다. 꽃이 지

면 원줄기에서 기는 가지가 나와 옆으로 뻗으며 새로운 개체를 만든다. 잔뿌리는 사방으로 많이 뻗는다. 잎은 마주나며, 길이 2~5cm에 긴 타원상 피침 모양이고 가장자리는 밋밋하거나 톱니가 있다. 꽃은 5~7월에 자주색, 분홍색, 흰색으로 피는데, 길이 3~8cm의 이삭꽃차례에 층층으로 빽빽이 달린다. 열매는 분과이고 7~8월에 황갈색으로 익으며, 꼬투리는 가을에도 마른 채로 남아 있다. 유사종으로는 흰꿀풀, 붉은꿀풀, 두메꿀풀이 있다. 꿀풀은 깨꽃과 같이 꿀이 많아 꿀풀이라고 불리는데 벌들이 많이 찾아온다.

사용부위 및 채취시기 여름철에 꽃이삭이 반쯤 말라 홍갈색을 띨 때 채취하여 이물질을 제거하고 햇볕에 말린다.

작용부위 간, 담낭에 작용한다.

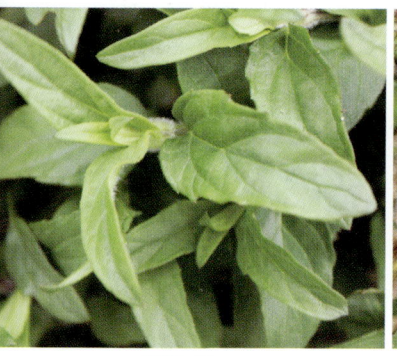

꿀풀_ 잎

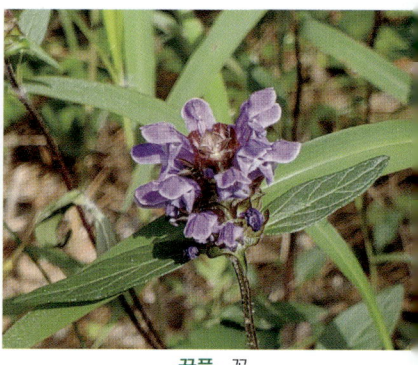

꿀풀_ 꽃

꿀풀 63

성질과 맛 성질이 차고, 맛은 맵고 쓰며, 독성이 없다.

약리작용 혈압강하작용, 혈당강하작용, 항염작용, 항균작용, 항바이러스작용, 이뇨작용

효능 꽃이삭은 간열(肝熱)을 식혀주고 화기(火氣)를 제거하며, 뭉친 것을 풀어주고 부은 종기나 상처를 없애며, 눈을 밝게 하는 효능이 있다. 간을 깨끗하게 하고 맺힌 기를 흩어지게 하며, 종기를 가라앉히고 소변이 잘 나오게 하며, 혈압

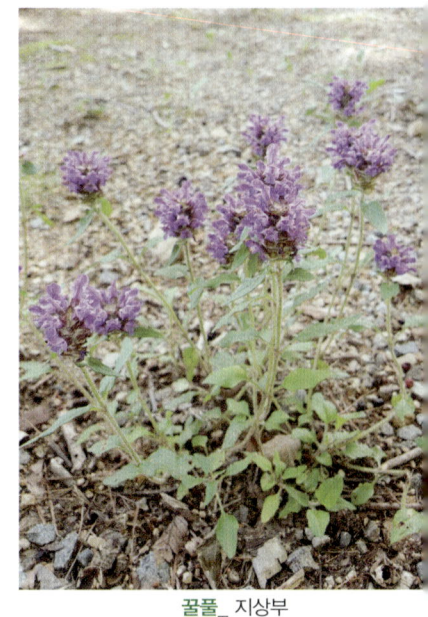

꿀풀_ 지상부

을 내린다. 또한 두통, 어지럼증, 안구 통증, 구안와사(口眼喎斜), 근육과 뼈의 통증, 폐결핵, 급성황달형 전염성간염, 영류(瘿瘤), 결핵 목 림프샘염, 급성유선염, 유방암, 여성의 혈붕, 대하 등을 치료한다. 한방에서는 임질, 결핵, 종기, 전신 수종, 연주창에 약용하고 소염제, 이뇨제로도 쓴다.

약용법 말린 꽃이삭 12~20g을 물 1L에 넣고 끓기 시작하면 불

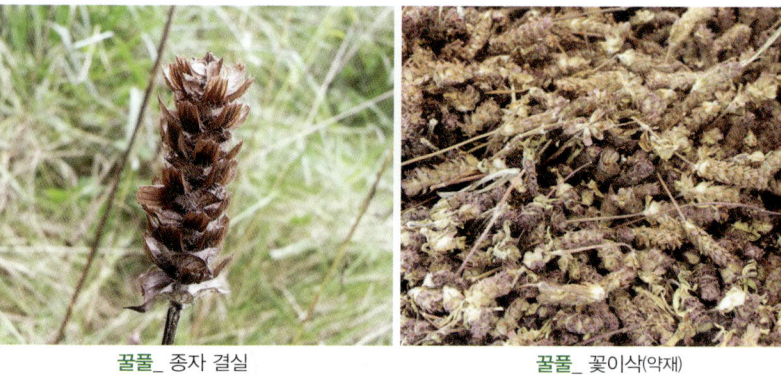

꿀풀_ 종자 결실　　　　　　　　　　꿀풀_ 꽃이삭(약재)

을 약하게 줄여 1/3로 줄 때까지 달여서 하루 2회로 나누어
마신다. 향부자, 국화, 현삼, 박하, 황금, 포공영(蒲公英) 등을
배합하여 차로 우리거나 달여 마시기도 한다.

주의사항 성질이 찬 약재이므로 비위가 허약한 사람은 신중하게 사용해야
한다.

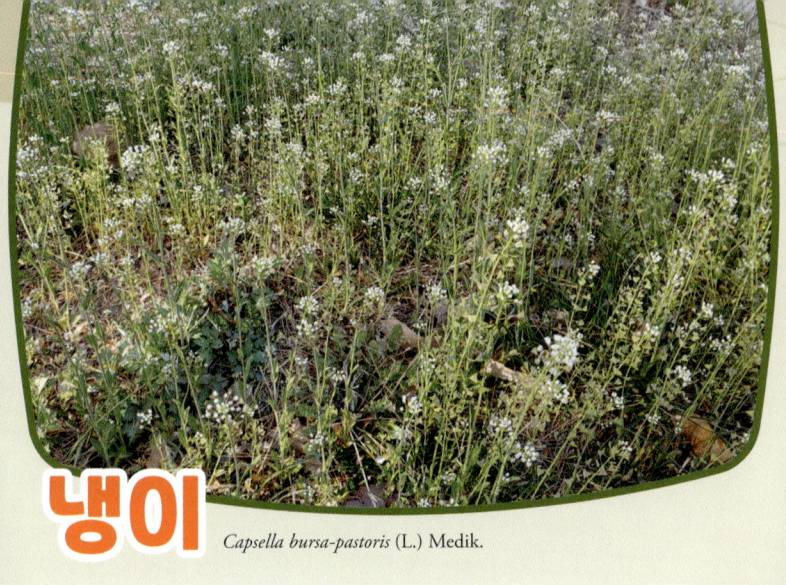

냉이

Capsella bursa-pastoris (L.) Medik.

이 명 나생이, 나숭게, 내생이, 나시, 나이, 나싱이, 나새이, 나상구, 나싱개, 나승개, 난상이, 난생이, 난지

한약명 제채(薺菜), 제채화(薺菜花), 제채자(薺菜子)

과 명 십자화과(Cruciferae)

식물명 유래 나히→나이→낭이→냉이로 변한 말. 낳다(또는 나다)는 뜻의 '냉'과 접미사 '이'의 합성어로, 땅에서 나는 먹을 수 있는 요긴한 나물이라는 뜻

식품원료 사용 가능 여부 가능(뿌리, 잎)

생육특성 냉이는 전국 각지에 분포하는 두해살이풀로, 햇볕이 잘 드는 공터, 산과 들, 풀밭에 흔하게 자란다. 이른 봄에 양지바른 곳에 돋아나는 봄나물의 일종으로, 독특한 향이 있는 방향성 식물이다. 최적지는 해가 잘 들고 배수가 잘 되는 양

토나 사질양토가 이상적이다. 높이는 10~50cm이고, 줄기가 곧게 서며 전체에 털이 없고, 윗부분에서 가지가 많이 갈라진다. 땅속으로 원뿌리가 곧게 자라며, 뿌리는 맛이 달다. 뿌리잎은 많이 뭉쳐나서 지면으로 퍼지며 긴 잎자루가 있고, 깃꼴로 갈라지지만 끝부분이 넓다. 줄기잎은 어긋나고 위로 갈수록 작아져서 잎자루가 없어지며 줄기를 반쯤 감싼다. 꽃은 5~6월에 흰색으로 피며, 줄기 끝에 십자화가 많이 달려 총상꽃차례를 이룬다. 긴 타원형의 꽃받침과 거꿀달걀 모양의 꽃잎이 각각 4개씩 있다. 열매는 편평한 거꿀삼각형이며 끝이 오목하고, 거꿀달걀 모양의 종자가 20~25개 들어 있다. 어린잎을 봄에 나물로 먹는다. 냉이를 옛말에는 '나시'라 했고 지방에 따라 조금씩 이름이 다른데 이것은 그만큼 널리 활용했음을 말해준다.

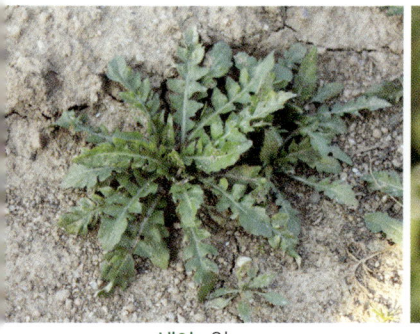

냉이_ 잎

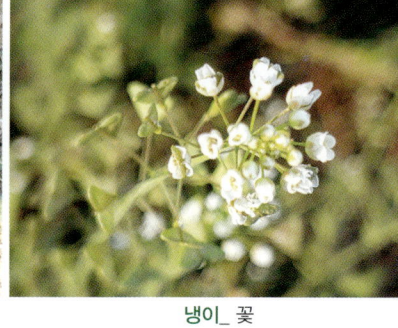

냉이_ 꽃

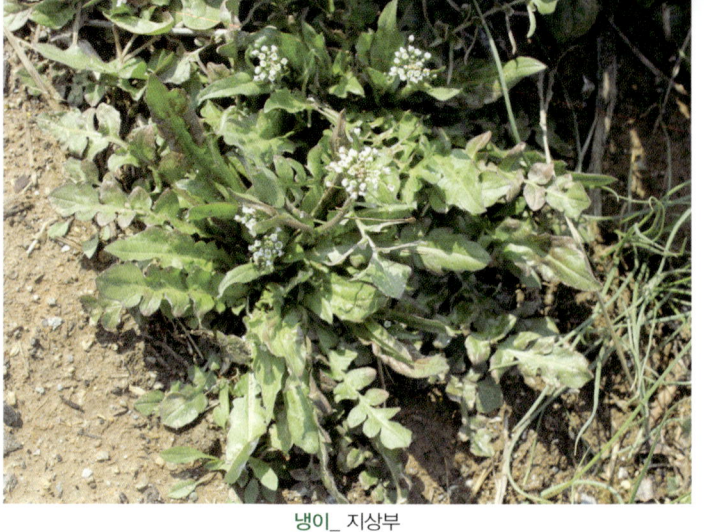

냉이_ 지상부

사용부위 및 채취시기 전초를 5~6월에 꽃이 필 때 채취한다.

작용부위 간, 비장, 방광에 작용한다.

성질과 맛 성질이 시원하고, 맛은 달거나 담담하다(《동의보감》 에는 따뜻하다고 함). 독성이 없다.

약리작용 자궁흥분작용, 혈압강하작용, 항암작용

효능 냉이는 간열을 내려주고 출혈을 멎게 하며, 간의 기운을 정상으로 회복시켜 눈을 밝게 하며, 열을 내리고 하초의 습을 제거하는 효능이 있다. 비장을 튼튼하게 하며 지혈, 해독, 이뇨 등의 효과로 비위허약, 당뇨병, 소변불리, 토혈, 코피, 월

경과다, 산후출혈, 안질 등에 쓴다. 또한 기운을 북돋우고 위를 튼튼하게 하며, 소화가 잘 되도록 하고 소변이 잘 나오게 한다. 소변에 피가 섞여 나오거나 우웃빛으로 나올 때 냉이 물을 내서 먹으면 효과적이다.

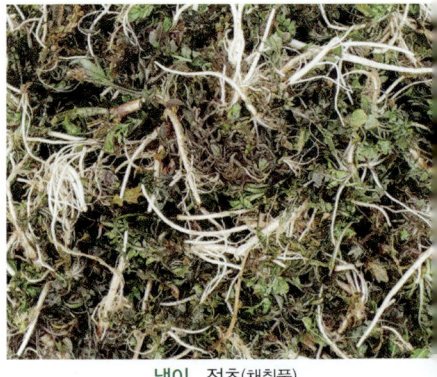

냉이_ 전초(채취품)

약용법 말린 전초 15~30g(생것 60~120g)을 물 1L에 넣고 약한 불에서 반으로 줄 때까지 달인 후 식후 2~3회 복용한다. 신선한 냉이를 짓찧어 곱게 걸러서 충혈된 눈에 안약 대용으로 쓰기도 한다. 냉이 줄기와 뿌리를 잘 말려서 삶아 그 물을 장복하는 것도 좋다.

냉이 **69**

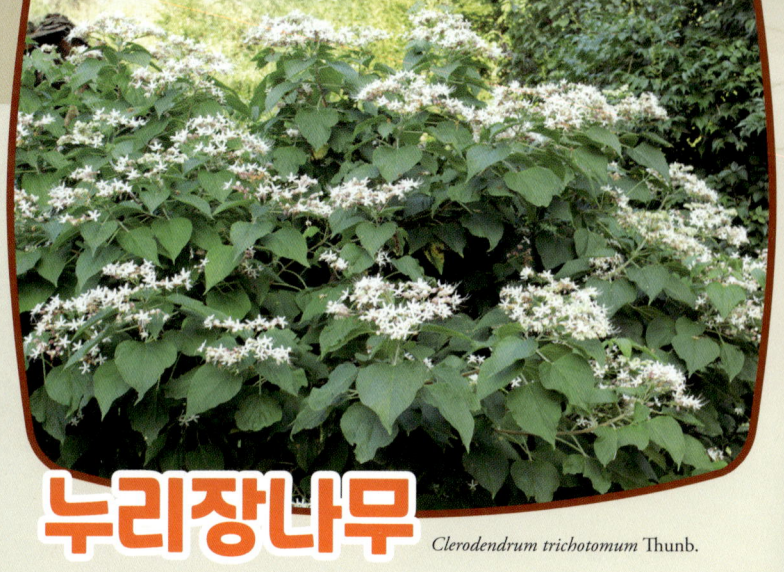

누리장나무

Clerodendrum trichotomum Thunb.

이 명	개똥나무, 노나무, 개나무, 구릿대나무, 누기개나무, 이라리나무, 누룬나무, 깨타리, 구린내나무, 누르나무, 개똥낭, 누루대
한약명	취오동(臭梧桐), 취오동화(臭梧桐花), 취오동자(臭梧桐子), 취오동근(臭梧桐根)
과 명	마편초과(Verbenaceae)
식물명 유래	'누리'와 '장나무'의 합성어로, 누린내가 나는 작대기 또는 막대기라는 뜻
식품원료 사용 가능 여부	**가능**(순, 잎)

생육특성 누리장나무는 강원도와 황해도 이남에 분포하는 낙엽 활엽 관목으로, 산기슭이나 계곡, 골짜기의 기름진 땅에서 자란다. 햇빛이 잘 드는 전석지나 바위 사이에서 자란다. 높이는 2~3m이고, 나무껍질은 회백색이고 골속은 흰색이다. 줄기는 가지가 갈라지며 전체에서 누린내가 난다. 가지

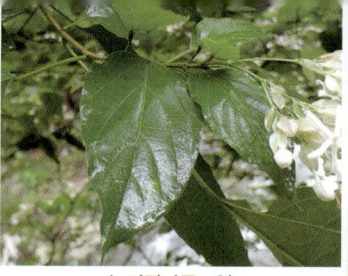

누리장나무_ 잎

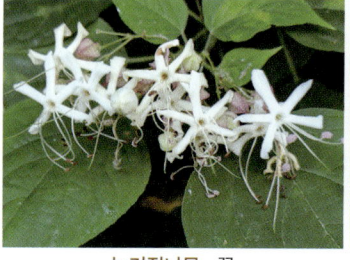

누리장나무_ 꽃

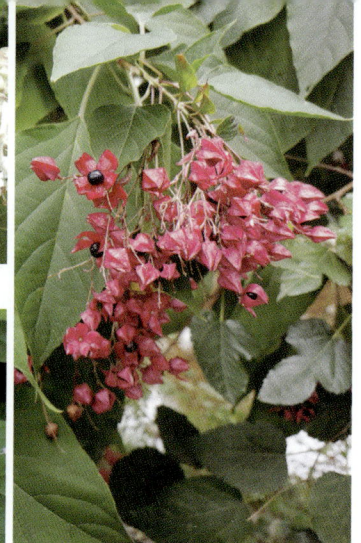

누리장나무_ 열매

에 털이 없다. 잎은 마주나며, 길이 8~20cm, 너비 5~10cm
에 달걀 모양으로 끝이 뾰족하고 가장자리는 밋밋하거나 물
결 모양의 톱니가 있다. 꽃은 7~8월에 옅은 붉은색으로 피는
데, 새 가지에 취산꽃차례로 달리며 누린내 비슷한 강한 냄새
가 난다. 열매는 둥근 핵과로, 붉은색의 꽃받침에 싸여 있다
가 밖으로 나오며, 9~10월에 짙은 파란빛으로 익는다. 잎과
줄기에서 누린내가 난다 하여 누리장나무라고 부른다. 나무
전체에서 누린 냄새가 강하게 난다. 열매는 여성의 장신구인
'브로치'처럼 익어 몹시 아름답다. 밑에서 많은 줄기가 올라와

수형을 이루고 생장이 빠르다.

사용부위 및 채취시기 어린가지와 잎은 6~10월, 꽃은 7~8월, 열매는 9~10월, 뿌리는 가을·겨울에 채취한다.

작용부위 심장, 간, 방광에 작용한다.

성질과 맛 성질이 평(平)하고, 맛은 쓰고 약간 맵다.

약리작용 혈압강하작용, 항염작용, 진통작용, 진정작용

효능 일년생 가지와 잎은 한약명이 취오동(臭梧桐)이며, 풍사(風邪)와 습사(濕邪)를 제거하며, 간의 기운을 정상으로 회복시키고 혈압을 낮춰주며, 독소를 해독하고 기생충을 없애는 효능이 있다. 두통, 고혈압, 풍습, 반신불수, 말라리아, 이질, 치창 등을 치료한다. 꽃은 한약명이 취오동화(臭梧桐花)이며, 풍사(風邪)를 제거하고 혈압을 낮춰주며 이질을 멈추게 하는 효능이 있다. 두통, 이질, 탈창, 산기 등을 치료한다. 열매는 한약명이 취오동자(臭梧桐子)이며, 풍사(風邪)를 제거하고 통증을 멈추게 하며 천식을 완화시키는 효능이 있다. 천식, 풍습을 치료한다. 뿌리는 한약명이 취오동근(臭梧桐根)이며, 풍사(風邪)를 제거하고 통증을 멈추게 하며, 기(氣)를 소통시키고 음식물을 소화시키는 효능이 있다. 말라리아, 류머티즘에 의한 사지마비, 사지통증, 고혈압, 식체에 의한 복부 당김, 소아 정신불안정, 타박상 등을 치료한다. 한방에서는 기침, 감창(疳瘡)에 사용한다.

약용법 말린 어린가지와 잎 10~15g(생것 30~60g)을 물 1L에 넣고 반으로 줄 때까지 달여서 하루 2~3회로 나누어 마신다. 말린 꽃 5~10g을 물 1L에 넣고 반으로 줄 때까지 달여서 하루 2~3회로 나누어 마신다. 말린 열매 10~15g을 물 1L에 넣고 반으로 줄 때까지 달여서 하루 2~3회로 나누어 마신다. 말린 뿌리 10~15g을 물 1L에 넣고 반으로 줄 때까지 달여서 하루 2~3회로 나누어 마시거나, 생것 100~200g을 짓찧어서 낸 즙으로 술을 담가 아침저녁에 50mL씩 마신다. 외용할 경우에는 뿌리껍질을 짓찧어 환부에 바른다.

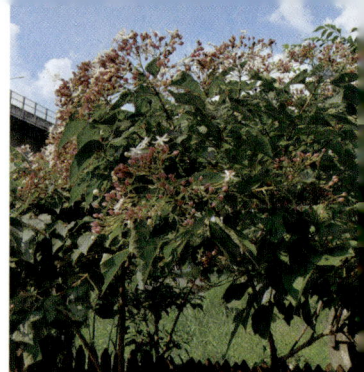

누리장나무_ 나무모양

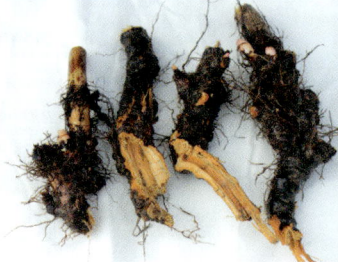

누리장나무_ 뿌리(채취품)

주의사항 고열로 오래 끓이면 강압 작용이 감소될 수 있다.

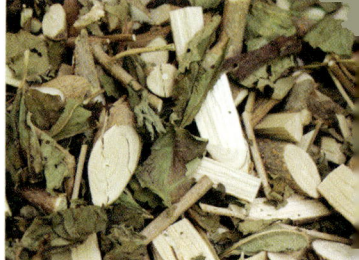

누리장나무_ 어린가지와 잎(채취품)

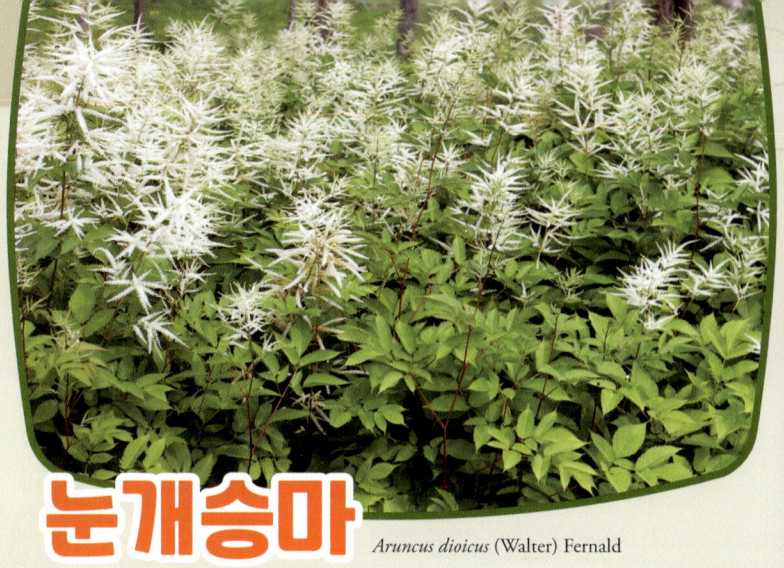

눈개승마

Aruncus dioicus (Walter) Fernald

이 명	삼나물, 죽토자, 눈산승마
한약명	체당승마(棣棠升麻), 가승마(假升麻), 죽토자(竹土子)
과 명	장미과(Rosaceae)
식물명 유래	'눈(누워 있는)', '개(비슷한 또는 질이 떨어지는)', '승마'라는 뜻
식품원료 사용 가능 여부	**제한적 사용**(순)

생육특성 눈개승마는 전국 각지의 산이나 숲속에 분포하는 여러해살이풀로, 고산지대의 표고 500m 이상 비옥한 반그늘이나 음지에서 자란다. 높이는 30~100cm이고, 줄기가 곧게 서며 뿌리줄기는 목질화되어 굵어지고 밑부분에 비늘조각이 몇 개 있다. 잎은 어긋나고 2~3회 깃꼴겹잎이며, 작은잎은 길이

3~10cm, 너비 1~6cm에 좁은 달걀 모양으로 끝이 뾰족하고, 가장자리에 결각과 톱니가 있다. 흔히 광택이 나고 긴 잎자루가 있다. 꽃은 암수딴그루이며 6~8월에 흰색 또는 황록색으로 피고, 부채살처럼 퍼진 원추꽃차례에 아래에서부터 피어서 위로 올라간다. 수꽃은 암꽃보다 조금 크다. 열매는 긴 타원형의 골돌과로, 7~8월에 갈색으로 익으며 광채가 나고 아래로 늘어진다. 울릉도에서는 잎이 삼잎 같아서 삼나물이라 하며 나물로 재배한다. 식용작물로 개발 가능성이 높다. 종명 dioicus는 암수딴그루를 뜻한다.

사용부위 및 채취시기 뿌리와 전초를 가을에 채취한다.

작용부위 간, 폐, 비장에 작용한다.

성질과 맛 성질이 시원하고, 맛은 달고 매우며 약간 쓰다.

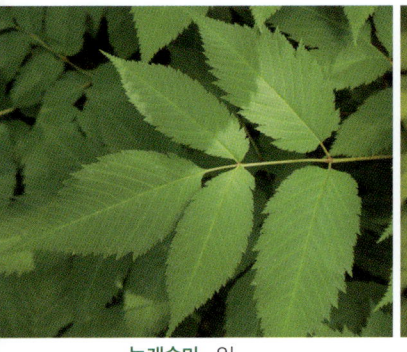

눈개승마_ 잎

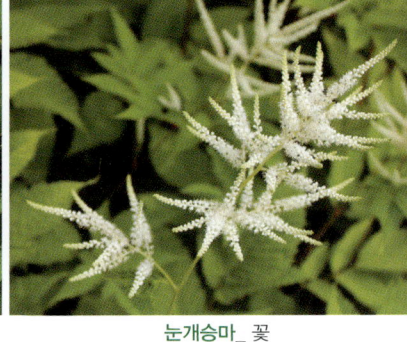

눈개승마_ 꽃

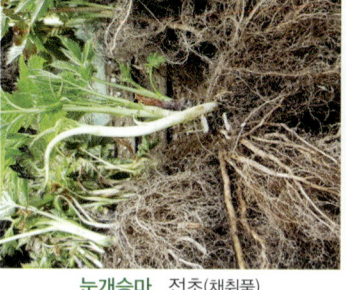 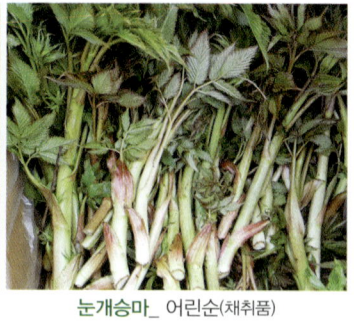

눈개승마_ 전초(채취품)　　　눈개승마_ 어린순(채취품)

약리작용 항산화작용, 항혈전작용, 항염작용, 항균 효과, 항당
뇨 효과

효능 뿌리 및 전초는 허약한 것을 보하고 통증을 멈추게 하는
효능이 있어서 피곤하고 무기력한 증상을 치료하고, 타박손
상, 근육과 뼈가 저리고 아픈 증상 등을 치료한다.

약용법 말린 전초 5~10g을 물 1L에 넣고 1/3로 줄 때까지 달
여서 하루 2~3회로 나누어 마신다. 환 또는 가루로 만들어
복용한다. 외용할 경우에는 가루 내어 환부에 붙이거나, 달인
액으로 환부를 닦아낸다.

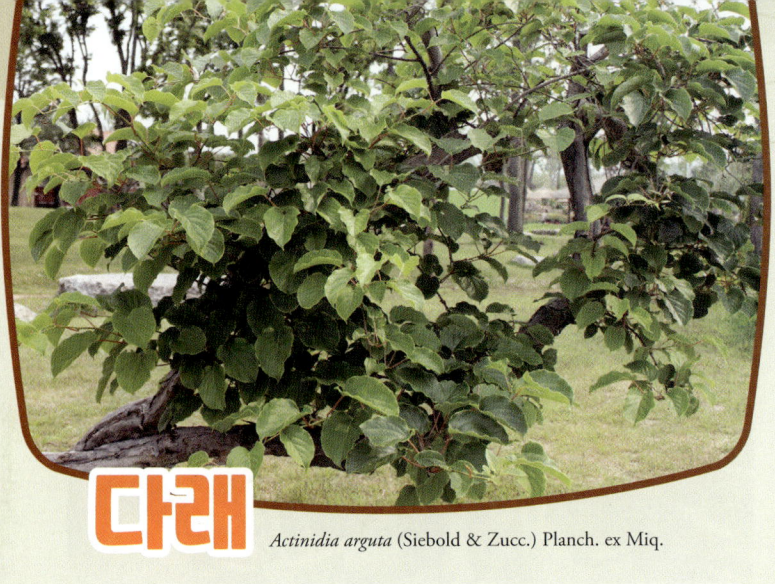

다래

Actinidia arguta (Siebold & Zucc.) Planch. ex Miq.

이 명 다래나무, 참다래나무, 다래너출, 참다래, 청다래넌출, 다래넌출, 청다래나무, 레쿨, 다래넝쿨

한약명 미후도(獼猴桃), 연조자(軟棗子), 미후리(獼猴梨)

과 명 다래나무과(Actinidiaceae)

식물명 유래 '달(달다)'과 '이(명사화 접사)'의 합성어로, 열매에 단맛이 강하다는 뜻

식품원료 사용 가능 여부 가능(순, 줄기, 열매, 수액)

생육특성 다래는 전국 각지에 분포하는 낙엽 활엽 덩굴나무로, 깊은 산골짜기의 나무 밑에서 자라며 추위에도 잘 견뎌 노지에서 월동한다. 전국 표고 1,600m 이하에서 자란다. 길이는 20m, 직경은 15cm이다. 덩굴줄기는 길이 7m까지 뻗고 줄기의 골속은 갈색계단 모양이며, 일년생 가지에는 회백색의 잔

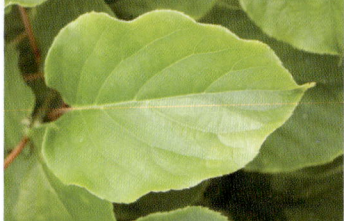
다래_ 잎

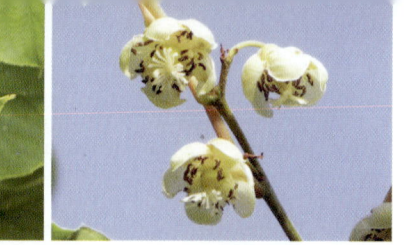
다래_ 꽃

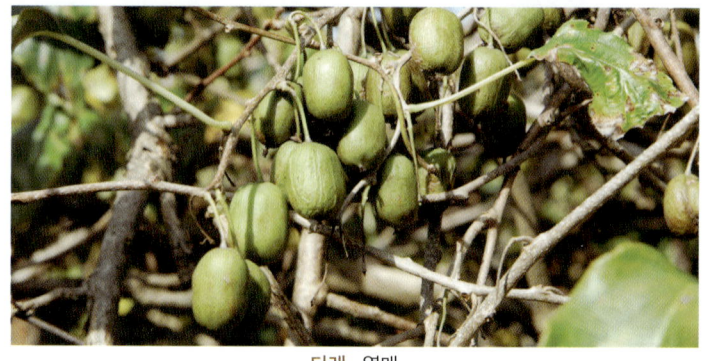
다래_ 열매

털이 있고 껍질눈(피목)이 뚜렷하며 가지는 갈색이다. 뿌리
가 사방으로 뻗어 있다. 잎은 어긋나고 길이 6~12cm, 너비
3.5~7cm에 달걀 모양의 막질이며, 끝이 점점 뾰족해지고 가
장자리에는 날카로운 톱니가 있다. 잎의 앞면에는 털이 없고
뒷면의 맥 위에 갈색 털이 있다가 없어진다. 꽃은 암수딴그루
이며 5~6월에 흰색으로 피는데, 잎겨드랑이에 취산꽃차례를
이루며 3~10송이가 달린다. 열매는 달걀상 원형의 장과이며,

길이 2.5cm 정도에 털이 없고 10월에 황록색으로 익는다. 어린잎은 나물로 먹고, 열매는 생으로 먹거나 과즙, 과실주, 잼 등을 만들어 먹는다. 잔뿌리가 많아서 쉽게 활착된다. 과수로 재배하기 위해 외국에서 육종된 품종이 다수 있다.

사용부위 및 채취시기 뿌리는 가을·겨울, 잎은 여름, 열매는 9~10월에 채취한다.

작용부위 간, 폐, 위, 대장에 작용한다.

성질과 맛 뿌리는 성질이 평(平)하고, 맛은 담담하고 약간 떫다. 잎은 성질이 평(平)하고, 맛은 달다. 열매는 성질이 약간 차고, 맛은 달고 약간 시다.

약리작용 SOD(항산화효소)활성작용, 노화방지 효과, 항종양작용

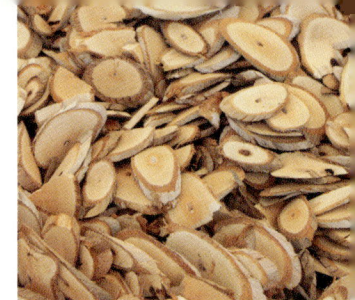

다래_ 뿌리(약재)

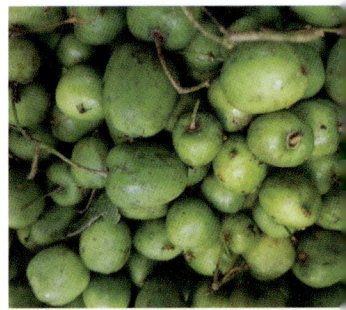

다래_ 열매(채취품)

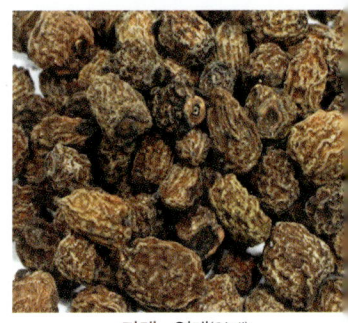

다래_ 열매(약재)

효능 뿌리와 잎은 한약명이 각각 미후리근(獼猴梨根), 미후리엽(獼猴梨葉)이며, 열을 내리고 하초의 습을 제거하며, 풍사(風邪)를 제거하고 저리고 쑤신 것을 없애며, 독소를 해독하고 부은 종기나 상처를 없애는 효능이 있다. 위장을 튼튼하게 하고 열을 내리며, 습사(濕邪)를 제거하고 산후에 젖이 나오지 않는 것을 낫게 한다. 또한 구토, 설사, 소화불량, 식욕부진, 급성간염, 황달, 류머티즘, 관절통 등을 치료한다. 잎은 출혈을 멎게 하는 지혈 효능이 있다. 열매는 한약명이 연조자(軟棗子)이며, 음기(陰氣)를 기르고 열을 내리며, 번조한 것을 제거하고 갈증을 없애는 효능이 있다. 당뇨의 소갈증, 가슴이 답답하고 열이 많은 증상, 요로결석을 치료한다. 열매의 추출물은 알레르기성 질환과 비알레르기성 염증질환의 예방, 치료와 탈모 및 지루성 피부염의 예방 및 치료, 개선 등에도 효과가 있다는 연구 결과가 있다.

약용법 말린 뿌리와 잎 15~60g을 물 1L에 넣고 반으로 줄 때까지 달여서 하루 2~3회로 나누어 마신다. 말린 열매 3~15g을 물 1L에 넣고 반으로 줄 때까지 달여서 하루 2~3회로 나누어 마신다.

주의사항 열매는 비위가 허약하거나 찬 사람은 주의하고, 너무 많이 먹으면 설사를 유발할 수 있다.

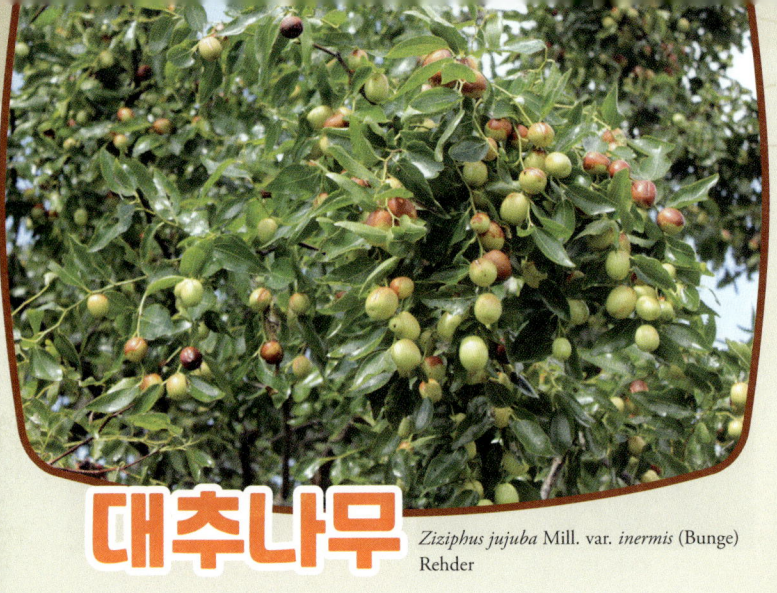

대추나무

Ziziphus jujuba Mill. var. *inermis* (Bunge) Rehder

이　명 대추, 대초, 녀초, 대초낭

한약명 대조(大棗), 조핵(棗核), 조엽(棗葉), 조수피(棗樹皮), 조수근(棗樹根)

과　명 갈매나무과(Rhamnaceae)

식물명 유래 한자 이름 '대조(大棗)'에서 유래한 것으로, 가시가 많다는 뜻이며 대초→대초→대추로 변함

식품원료 사용 가능 여부 **가능**(잎, 열매), **제한적 사용**(씨앗)

생육특성 대추나무는 평안북도, 함경북도를 제외한 전국에 분포하는 낙엽 활엽 관목 또는 소교목으로, 마을 부근과 밭둑, 과수원 등에 심어 가꾼다. 추운 고산지대를 제외한 전국의 표고 500m 이하에서 자란다. 높이는 8~10m이고 나무껍질은

대추나무 81

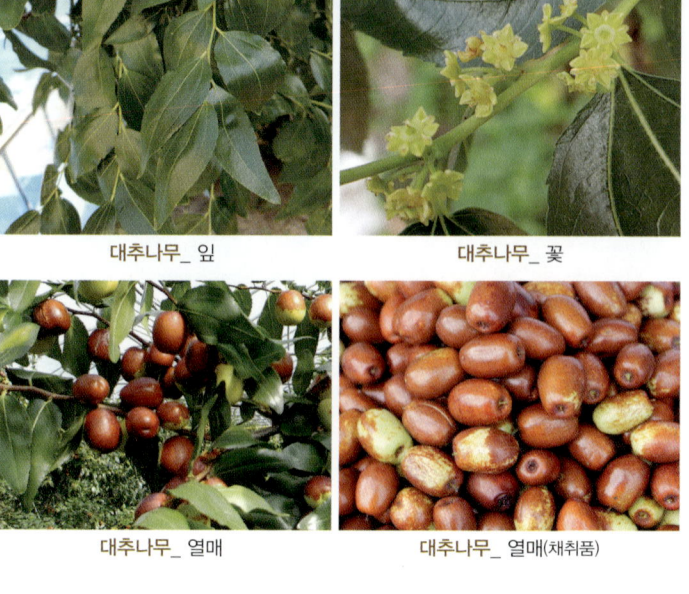

대추나무_ 잎

대추나무_ 꽃

대추나무_ 열매

대추나무_ 열매(채취품)

회갈색으로 벗겨지지 않으며, 가지 끝에 털이 약간 있다. 잎은 어긋나고 길이 2~6cm, 너비 1~2.5cm에 달걀 모양으로 끝이 뭉뚝하며 가장자리에 둔한 톱니가 있다. 잎의 아랫부분에 3개의 큰 잎맥이 뚜렷이 보이고, 턱잎이 변한 가시 흔적만 남아 있다. 일년생 가지에는 간혹 가시가 보이기도 한다. 꽃은 5~6월에 황록색으로 피며, 잎겨드랑이의 취산꽃차례에 2~3송이씩 달린다. 열매는 타원형의 핵과이며, 9~10월에 적갈색으로 익는다. 대추나무는 갈매나무과 대추나무속에 속하는 교목성 과수로서 중국계 대추와 인도계 대추 등 생태

형이 전혀 다른 2종이 재배되고
있다. 잎이 늦게 나오기 때문에
양반나무라고 부르기도 한다.

사용부위 및 채취시기 열매는 가
을, 뿌리는 연중 수시, 나무껍
질은 봄, 잎은 여름에 채취한
다. 잘 익은 열매를 채취하여,
햇볕에 말린다.

작용부위 심장, 비장, 위에 작용
한다.

성질과 맛 열매는 성질이 따뜻하
고, 맛은 달다. 나무껍질은 성
질이 따뜻하고, 맛은 쓰고 떫
다. 뿌리는 성질이 따뜻하고,
맛은 달다. 잎은 성질이 따뜻하
고, 맛은 달다. 성질이 따뜻하
고, 맛은 달며, 독성이 없다.

약리작용 간장보호작용, 항알레
르기작용, 항종양작용, 중추신
경억제작용, 기력증강작용

효능 열매는 한약명이 대조(大棗)

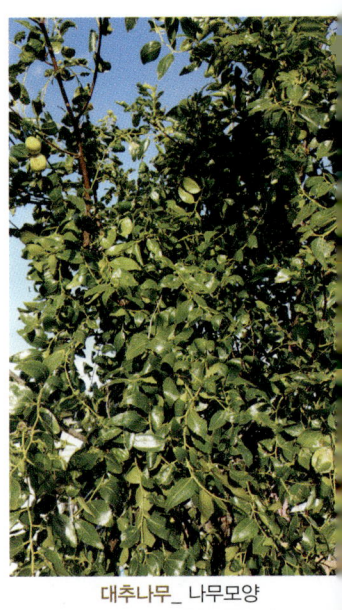

대추나무_ 나무모양

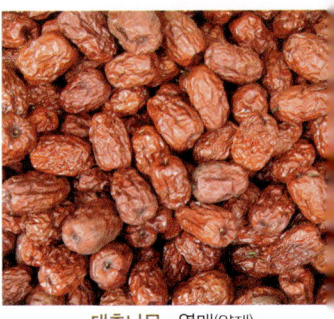

대추나무_ 열매(약재)

대추나무 83

이며, 중초(中焦)의 비위를 보익하고 원기를 더하여 주며, 혈(血)을 자양(滋養)하여 정신을 안정시키며, 약재의 성질들을 완화시키는 효능이 있다. 자양강장, 해독, 진통, 진정, 진경, 이뇨, 근육강화 등의 효과로 식욕부진, 전신통증, 불면증, 근육경련, 약물중독 등에 쓴다. 뿌리는 한약명이 조수근(棗樹根)이며 위통, 토혈, 관절통, 월경불순, 풍진, 단독을 치료한다. 나무껍질은 한약명이 조수피(棗樹皮)이며, 진해, 거담, 소염, 수렴, 지혈 등의 효능이 있어, 만성기관지염, 이질, 시력장애, 화상, 외상출혈 등을 치료한다. 잎은 한약명이 조엽(棗葉)이며 유행성 발열과 땀띠를 치료한다.

약용법 말린 열매 10~30g을 물 1L에 넣고 반으로 줄 때까지 달여서 하루 2~3회로 나누어 마신다. 말린 뿌리 10~30g을 물 1L에 넣고 반으로 줄 때까지 달여서 하루 2~3회로 나누어 마신다. 외용할 경우에는 달인 액으로 환부를 씻어낸다. 말린 나무껍질 6~9g을 볶아서 가루 내어 하루 2~3회 복용한다. 외용할 경우에는 달인 액으로 환부를 씻어내거나 볶아서 가루 내어 환부에 바른다. 말린 잎 3~10g을 물 1L에 넣고 반으로 줄 때까지 달여서 하루 2~3회로 나누어 마신다. 외용할 경우에는 달인 액으로 환부를 씻어낸다.

주의사항 몸에 습담이 많거나 체했거나 충치가 있는 사람은 열매 복용을 주의하거나 삼간다.

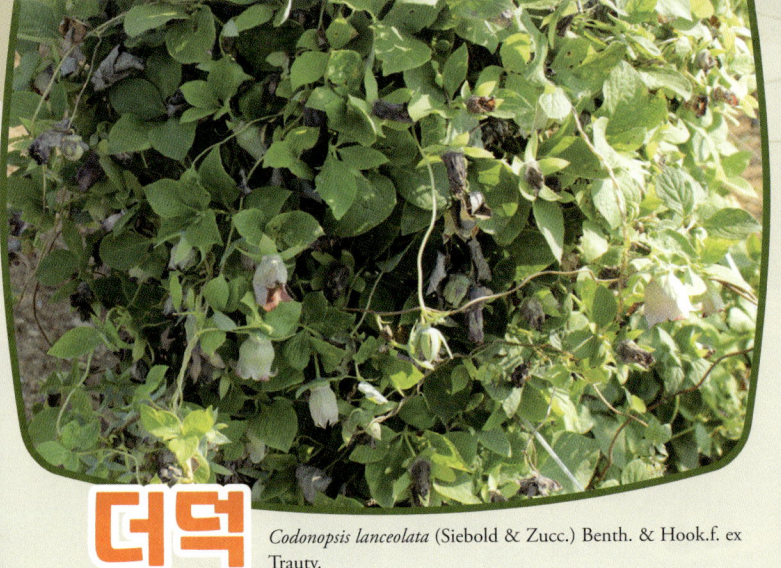

더덕

Codonopsis lanceolata (Siebold & Zucc.) Benth. & Hook.f. ex Trautv.

이 명	참더덕, 산더덕, 산승
한약명	양유근(羊乳根), 산해라(山海螺), 사엽삼(四葉參), 통유초(通乳草)
과 명	초롱꽃과(Campanulaceae)
식물명 유래	뿌리에 혹 같은 것이 울퉁불퉁하게 붙어 있는 모양에서 '더데', '더더귀', '더덕더덕' 등에서 유래한 뜻
식품원료 사용 가능 여부	가능(뿌리, 줄기, 잎)

생육특성 더덕은 전국 각지에 분포하는 여러해살이 덩굴 식물로, 산야에서 자생하거나 농가에서도 많이 재배하고 있다. 모든 지역에 재배할 수 있으나 서늘한 기후에 좋고, 통풍이 좋고 햇볕이 강한 곳에서는 생육이 불량하다. 덩굴지어 자라

더덕 85

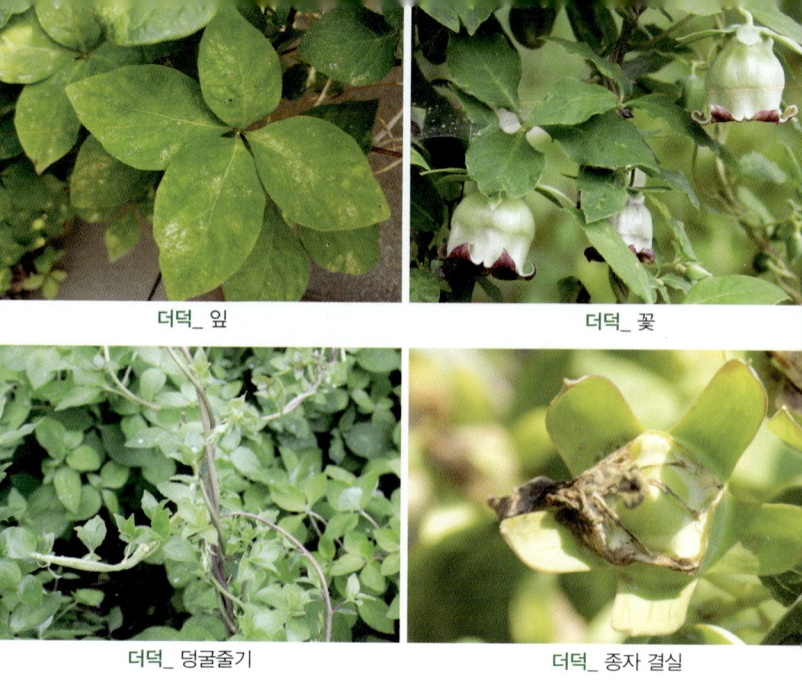

더덕_ 잎

더덕_ 꽃

더덕_ 덩굴줄기

더덕_ 종자 결실

는 덩굴줄기는 길이 2m 이상 자라고, 보통 털이 없으며 자르면 흰색의 즙액(汁液)이 나온다. 덩이뿌리는 지름 1~3cm, 길이 10~20cm로 비대하며 방추형이고, 오래될수록 껍질에 혹들이 더덕더덕하게 많이 달린다. 뿌리는 곤봉 모양으로 굵다. 잎은 어긋나며 짧은 가지 끝에서는 3~4개가 돌려난 것처럼 모여 마주나고, 길이 3~10cm, 너비 1.5~4cm에 긴 타원형 또는 피침 모양으로 가장자리가 밋밋하다. 잎 앞면은 녹색이며, 뒷면은 분백색으로 흰빛이 돈다. 꽃은 8~9월에 피는데, 짧은 가지 끝에서 아래를 향하여 연한 녹색의 작은 종 모양으로 1개씩 달린다. 꽃부리는 끝이 5개로 갈라져 뒤로 약간 말리며 연한 녹색이고 안쪽에 자주색 반점이 있다. 수술은 5개, 암술머리는 3갈래다. 열매는 원뿔 모양의 삭과이고, 꽃받침이 남아 있으며 9~10월에 익는다. 숲속 또는 숲 가장자리의 그늘진 곳에서 자라는 낙엽 활엽 덩굴 식물로 쌉쌀하면서도 단맛이 나는 것이 특색이며 독특한 향취가 특징적이다.

사용부위 및 채취시기 가을에 뿌리를 캐어 줄기와 잔뿌리를 제거하고 물에 씻어 햇볕에 말린다.

작용부위 폐, 비장에 작용한다.

성질과 맛 성질이 평(平)하고(약간 따뜻하다고도 함), 맛은 달고 맵다.

약리작용 진정작용, 진통작용, 항경련작용, 항피로작용, 항종양작용, 항산화작용, 항균작용

효능 뿌리는 원기를 더하여 주고 음액을 보충하며, 독소를 해독하고 부은 종기나 상처를 없애는 효능이 있다. 몸을 건강하게 하고 진액을 만들어 내며, 가래를 제거하고 고름을 배출하며, 젖이 잘 나오게 하고 독을 풀어주며 종기를 가라앉히는 등의 효과로 해수, 인후염, 폐농양(肺膿瘍), 장옹(腸癰), 유선염, 유즙 부족, 뱀에 물린 상처 등을 치료한다.

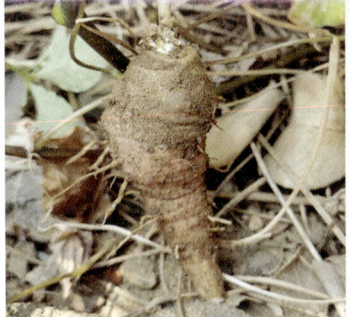
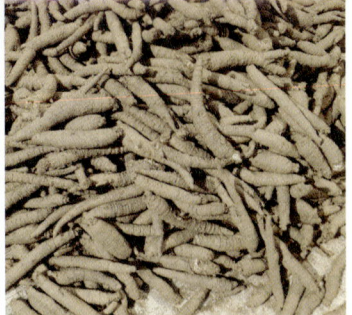

더덕_ 뿌리(채취품)   더덕_ 뿌리(약재)

약용법 말린 뿌리 15~60g(생것 45~120g)을 물 1L에 넣고 끓기 시작하면 불을 약하게 줄여 1/3로 줄 때까지 달여서 하루 2회로 나누어 마신다. 또는 가루 내어 복용하기도 한다. 외용할 경우에는 생뿌리를 짓찧어 환부에 붙이거나 달인 액으로 환부를 씻어낸다. 병후허약에는 숙지황, 당귀 등을 배합하고, 폐음(肺陰) 부족으로 해수가 있을 때에는 자완(紫菀: 개미취 뿌리), 백부근(百部根: 만생백부 덩이뿌리), 백합 등을 배합하여 사용한다. 출산 후 허약해진 경우나 젖이 잘 나오지 않을 때에는 동과자(冬瓜子: 동아 열매껍질), 노근(蘆根: 갈대 뿌리), 금은화(金銀花: 인동덩굴 꽃), 야국(野菊: 산국), 율무, 도라지, 생감초 등을 배합한다. 독사에 물렸을 때 뿌리를 끓여 마시거나 짓찧어 환부에 붙이면 효과가 매우 좋다. 우리나라 약재 시장에서는 더덕이 '사삼(沙參)'으로 잘못 유통되고 있다.

주의사항 여로(藜蘆: 박새 뿌리)와 함께 사용하지 않는다.

더위지기

Artemisia sacrorum Ledeb. var. *iwayomogi* (Kitam.) M.S.Park & G.Y.Chung

이 명 흰사철쑥, 부덕쑥, 산쑥, 생당쑥, 생댕쑥, 애기바위쑥, 인진쑥, 인진고, 흰더위지기, 사철쑥

한약명 한인진(韓茵蔯)

과 명 국화과(Compositae)

식물명 유래 무더운 여름철 더위를 이겨내는 효능이 있다는 뜻

식품원료 사용 가능 여부 식품원료 목록에 없음

생육특성 더위지기는 제주도를 제외한 전국의 표고(標高) 100~1,800m 지역에 분포하는 낙엽 활엽 아관목(亞灌木)으로, 양지바른 산기슭이나 들에서 자란다. 추위에 강하여 어디에서나 생육하며 내건성이 높고 내음력도 다소 있어서 잘 자

란다. 높이는 0.5~1m 정도이고, 줄기가 뭉쳐나 곧게 서며 밑동이 목질화되고 윗부분에서 가지가 갈라진다. 땅속줄기는 나무질이다. 뿌리잎은 어긋나고 2회 깃꼴로 깊게 갈라지며, 갈래조각은 줄 모양으로 끝이 날카롭고, 가장자리에 얕은 톱니가 있다. 뿌리잎과 줄기 아래쪽 잎은 꽃이 필 때 마른다. 줄기잎은 피침 모양으로, 처음에는 양면에 거미줄 같은 털이 있고 대개 톱니가 있으며, 잎자루의 길이는 2~3cm이다. 꽃은 7~8월에 노란색으로 피며, 반구형 머리모양꽃이 잎겨드랑이에 총상꽃차례로 달린다. 열매는 길고 둥근 수과이며 11월에 익는다. 풀의 성질을 가진 낙엽 작은키나무이다. 밑부분은 목질화되며 윗부분에서 가지가 갈라지고 맹아력이 강하다. 잎의 뒷면에 흰색 털이 촘촘하게 나 있는 것을 흰더위지기라고 하여 구분하기도 한다.

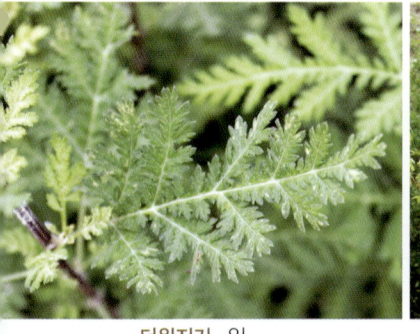

더위지기_ 잎

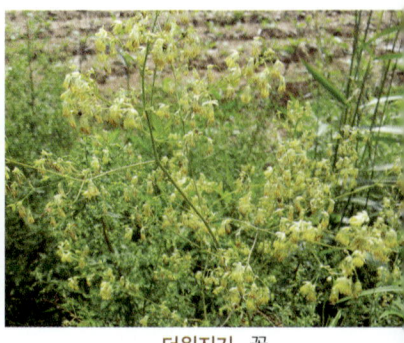

더위지기_ 꽃

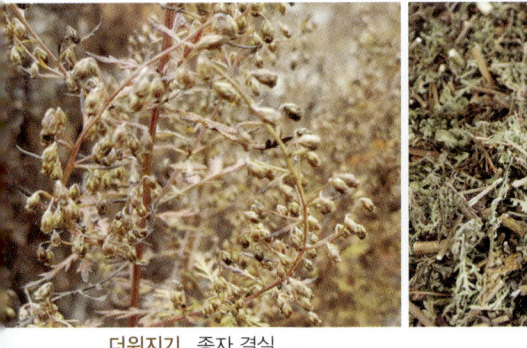

더위지기_ 종자 결실　　　더위지기_ 지상부(약재)

사용부위 및 채취시기　지상부를 6~7월에 채취하여 그늘에서 말린다.

작용부위　간, 비장, 방광에 작용한다.

성질과 맛　성질이 따뜻하고(생것은 차다), 맛은 쓰고 맵다.

약리작용　항돌연변이작용, 항염작용, 항알레르기작용, 간보호작용, 이담작용, 항산화 및 미백 효과, 기관지평활근이완작용

효능　지상부는 습열(습과 열)을 내보내고, 담즙 분비를 촉진시켜 황달을 없애는 효능이 있다. 열을 내리고 간의 기운을 맑게 하며, 담도를 이롭게 하고 소변이 잘 나가게 하는 등의 효과로 간염, 황달, 담낭염, 소변불리, 소화불량, 열성질환 등을 치료한다. 또한 월경을 순조롭게 하는 효능도 있다.

더위지기 **91**

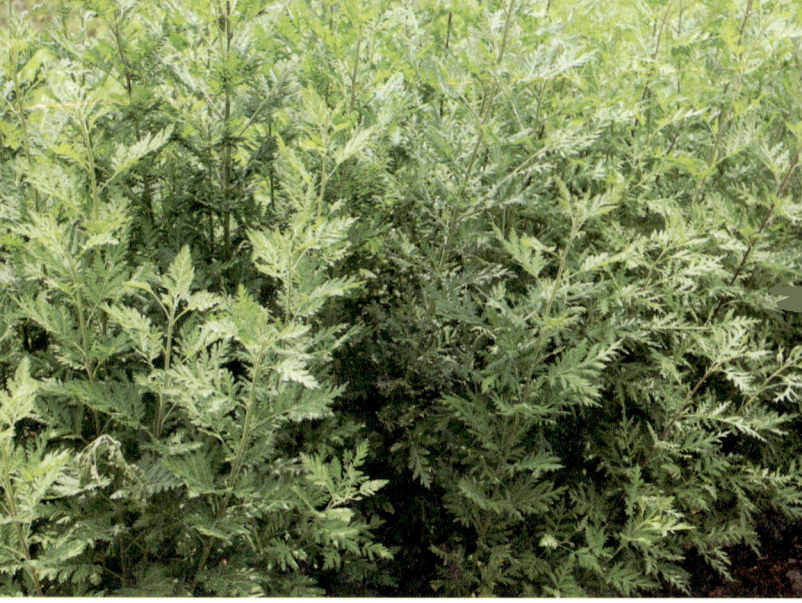

더위지기_ 지상부

약용법 말린 지상부 6~15g을 물 1L에 넣고 달여서 하루 2~3회
나누어 마신다.

주의사항 더위지기의 대용으로 사철쑥은 사용할 수 있으나 개똥쑥을 사용
하는 것은 잘못이다.

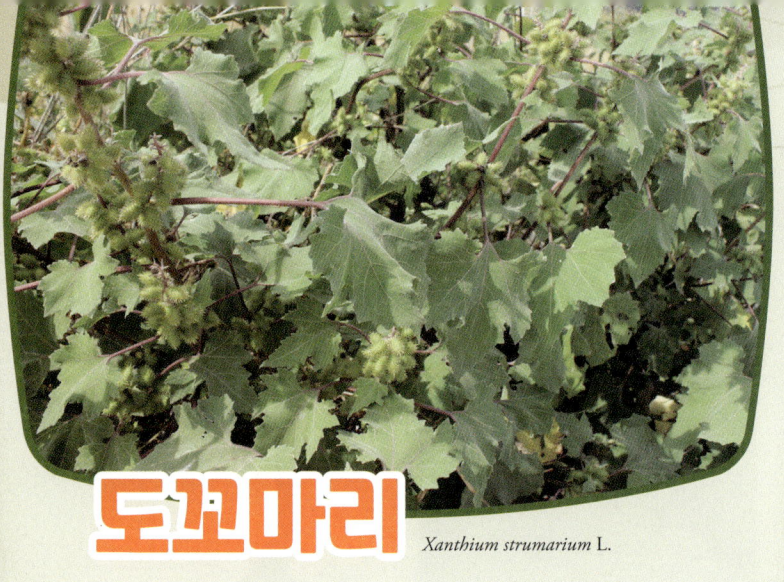

도꼬마리

Xanthium strumarium L.

이 명	창이자
한약명	창이자(蒼耳子)
과 명	국화과(Compositae)
식물명 유래	'둣고마리(또는 도고말이)'가 어원으로, 열매의 가시가 되(도로) 고부라져 (꼬) 말려 있는 모양(마리)이라는 뜻
식품원료 사용 가능 여부	제한적 사용(열매)

생육특성 도꼬마리는 전국 각지에 분포하는 한해살이풀로, 들이나 길가에서 자란다. 집마을 빈터, 밭머리, 낮은 지대의 길가에서 흔히 자라지만 북부 지방에 많다. 전체에 검은 자주색 반점이 있다. 높이는 1~1.5m이고 줄기가 곧게 서며 전체에 억센 털이 빽빽이 나 있다. 잎은 어긋나며 잎자루가 길고,

도꼬마리 93

길이 5~15cm에 넓은 삼각형으로 흔히 3개로 얕게 갈라진다. 잎의 뒷면에는 3개의 큰 맥이 뚜렷하고 가장자리에는 결각상의 톱니가 있다. 꽃은 8~9월에 노란색으로 피며, 원줄기 끝과 가지 끝에 머리모양꽃이 원추상으로 달리는데, 수꽃은 둥글며 위쪽 끝에 달리고, 암꽃은 밑부분에 달리며 2개의 돌기가 있다. 열매는 타원형의 수과이고, 길이 1cm 정도에 갈고

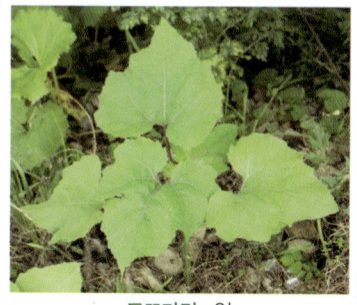

도꼬마리_ 잎

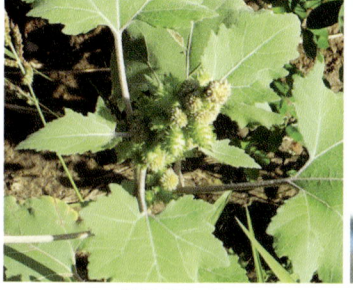

도꼬마리_ 꽃

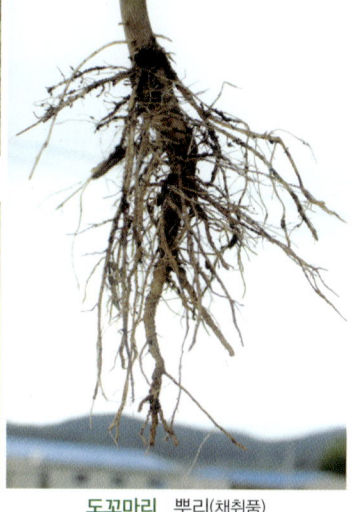

도꼬마리_ 뿌리(채취품)

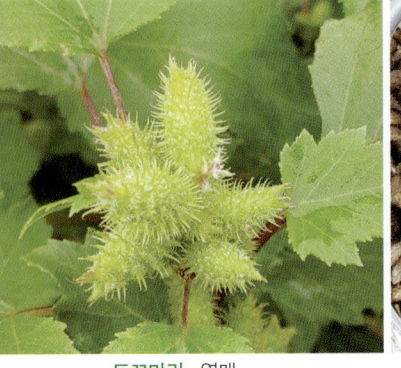
도꼬마리_ 열매

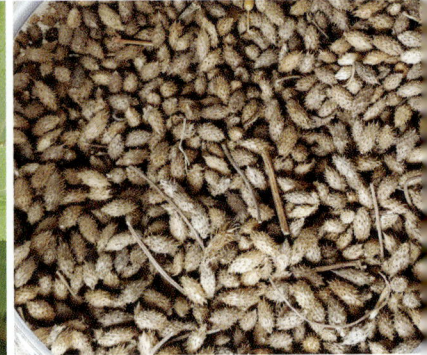
도꼬마리_ 열매(약재)

리 같은 돌기가 있어 다른 물체에 잘 달라붙는다. 전초와 열
매를 코막힘, 비염 또는 피부병 치료에 이용한다.

사용부위 및 채취시기 잘 익은 열매를 8~9월에 채취하여, 말려
서 꼭지와 잎 등의 이물질을 제거한다.

작용부위 폐에 작용한다.

성질과 맛 성질이 따뜻하고, 맛은 맵고 쓰며, 독성이 있다.

약리작용 항미생물작용, 항염 및 진통작용, 면역증강작용, 항
산화작용, 항암활성, 항균작용, 혈압강하작용, 혈당강하작용

효능 열매는 풍한(風寒)의 사기(邪氣)를 없애며, 코가 막힌 것을
뚫어주며, 풍습(風濕)을 제거하는 효능이 있다. 해열, 발한,

도꼬마리 95

진통, 진정 효과로 예부터 종기, 독창(毒瘡) 등에 약용해왔다. 또 온몸이 가려울 때 목욕물에 열매를 넣고 목욕을 하면 효과적이다. 줄기와 잎은 옴, 습진 등에 쓰며, 생즙은 개에 물린 데나 벌에 쏘인 데에 지통약(止痛藥)이 된다. 잎의 생즙은 눈과 귀를 밝게 하며, 신경계통의 질환과 감기, 두통에도 유효하다.

약용법 말린 열매 3~10g을 물 1L에 넣고 반으로 줄 때까지 달여서 하루 2~3회로 나누어 마신다. 가루나 환으로 만들어 복용하기도 한다. 외용할 경우에는 짓찧어서 환부에 붙인다.

주의사항 독성이 있으므로 과다 복용하면 중독을 일으켜 구토, 복통, 설사 등을 야기시킨다.

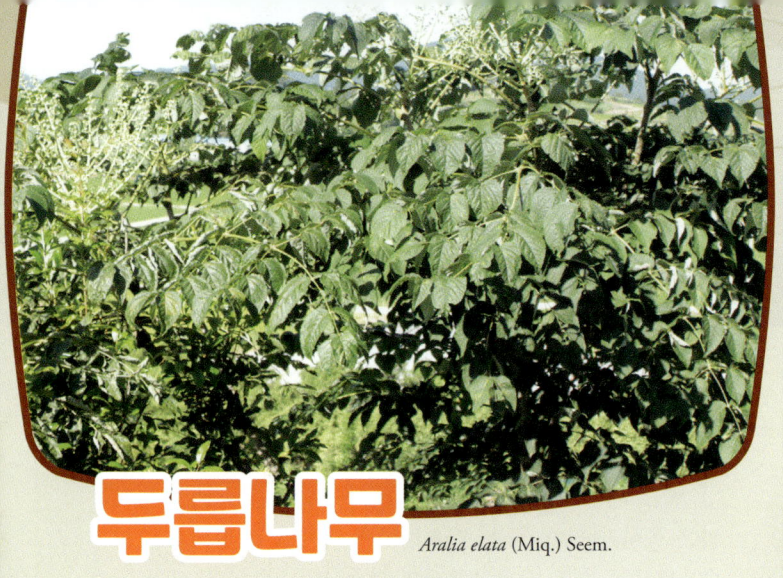

두릅나무

Aralia elata (Miq.) Seem.

이 명 참두릅, 드릅나무, 둥근잎두릅, 둥근잎두릅나무, 구룡목, 들곱낭, 들곱낭

한약명 총목피(楤木皮), 자룡아(刺龍牙), 목두채(木頭菜)

과 명 두릅나무과(Araliaceae)

식물명 유래 '둘훕'에서 유래한 것으로, 땅에서 자라는 땅두릅에 비해 새순이 나무에서 나온다는 뜻

식품원료 사용 가능 여부 **가능**(순, 잎)

생육특성 두릅나무는 전국 각지에 분포하는 낙엽 활엽 관목으로, 산기슭 양지쪽이나 인가 근처에서 자란다. 계곡이나 산허리의 북향이나 북동향 방향인 지역으로 경사 15~30도가 적당하다. 높이는 3~4m이며, 가지에 가시 같은 돌기 발달하였고 털이 많고, 굳센 가시가 많다. 잎은 어긋나고 홀수 2회 깃

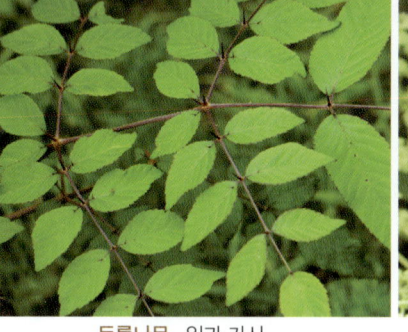

두릅나무_ 잎과 가시 두릅나무_ 꽃

꼴겹잎이며, 작은잎은 길이 5~12cm, 너비 2~7cm에 달걀 모양 또는 타원상 달걀 모양으로 끝이 뾰족하고 가장자리에는 넓은 톱니가 있다. 꽃은 7~8월에 녹색이 도는 흰색으로 피는데, 햇가지 끝의 산형꽃차례에 양성 또는 수꽃이 섞여 달린다. 열매는 둥근 핵과이며, 9~10월에 검은색으로 익는다. 종자는 뒷면에 좁쌀 같은 돌기가 약간 있다. 식용과 약용으로 쓰인다. 뿌리 조직에서 나온 맹아가(싹) 많이 발생하고 생장 속도는 보통이다. 유사종으로 잎 뒷면에 회색 또는 노란색의 짧은 털이 나 있고 두릅나무에 비해 전체의 가시가 적은 것을 애기두릅나무(*A. E.* var. *canescens*), 잎이 작고 둥글며 잎자루의 가시가 큰 것을 둥근잎두릅나무(*A. E.* var. *rotundata*)라고 구분하기도 한다.

사용부위 및 채취시기 이른 봄 뿌리껍질이나 나무껍질을 채취하여 겉껍질을 벗겨버린 다음 햇볕에 말린다.

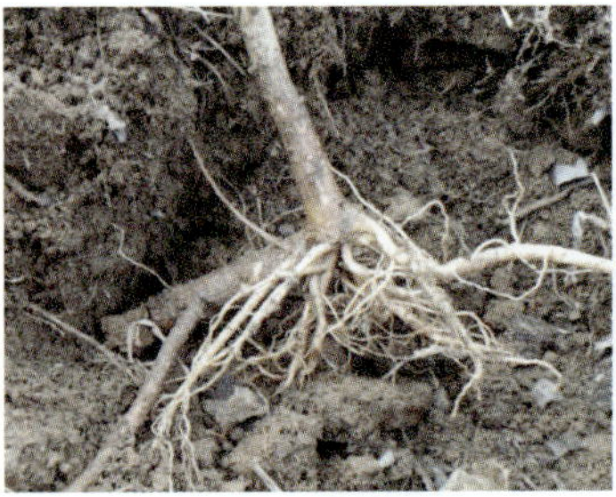

두릅나무_ 뿌리(채취품)

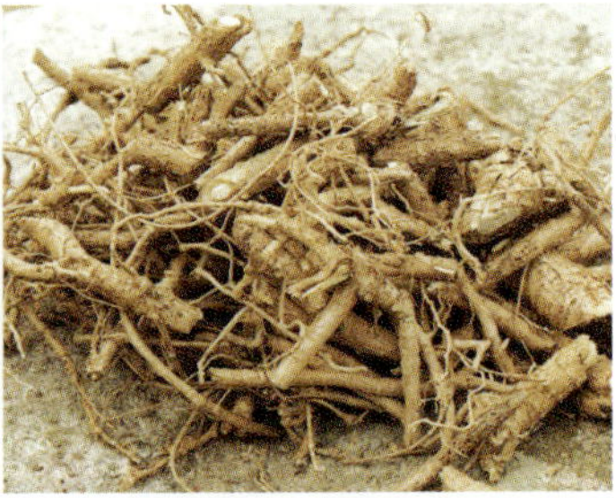

두릅나무_ 뿌리(약재)

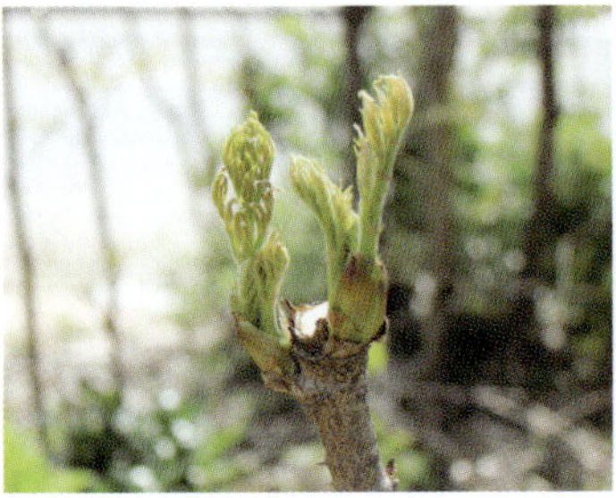

두릅나무_ 어린순

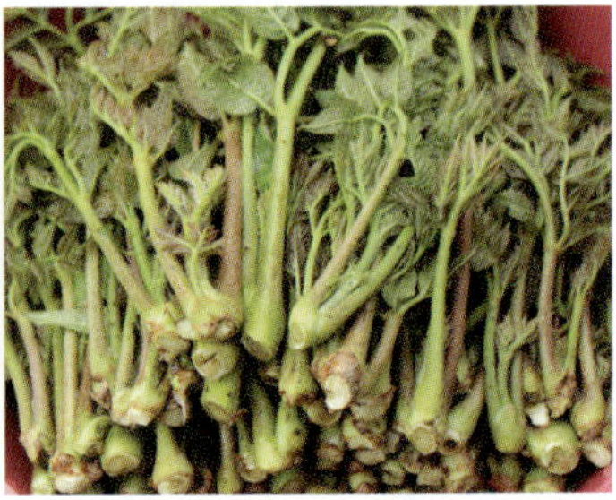

두릅나무_ 어린순(채취품)

작용부위 간, 신장, 비장에 작용한다.

성질과 맛 성질이 평(平)하고, 맛은 맵고 약간 쓰거나 달다.

약리작용 혈당 및 혈중지질저하작용, 심혈관계에 대한 작용

효능 뿌리껍질과 나무껍질은 한약명이 총목피(楤木皮)이며, 원
기를 더하여 주고 신장을 보하며, 풍사(風邪)를 제거하고 하

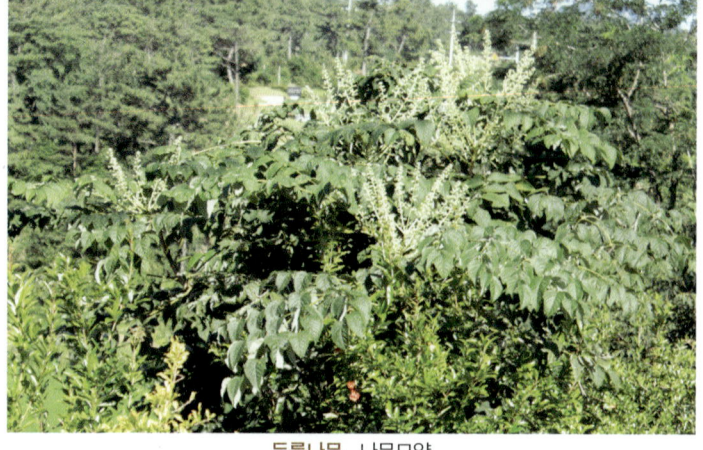

두릅나무_ 나무모양

초의 습을 제거하며, 혈액순환을 원활하게 하고 통증을 멈추게 하는 효능이 있다. 또한 소염, 이뇨 작용이 있어 류머티즘에 의한 관절염, 신장염, 간경변, 만성간염, 위장병, 당뇨병, 어혈, 신경쇠약 등을 치료한다. 열매와 뿌리는 해수(咳嗽), 위암, 소화불량에 사용하기도 한다.

약용법 말린 뿌리껍질과 나무껍질 15~30g을 물 1L에 넣고 반으로 줄 때까지 달여서 하루 2~3회로 나누어 마신다. 외용할 경우에는 뿌리껍질과 나무껍질을 짓찧어 환부에 바른다.

주의사항 간양(肝陽)이 성하여 위로 올라가 머리가 아프고 어지러우며 얼굴이 벌겋게 달아오르고 눈앞이 아찔한 등의 증상이 있는 사람은 복용에 주의한다.

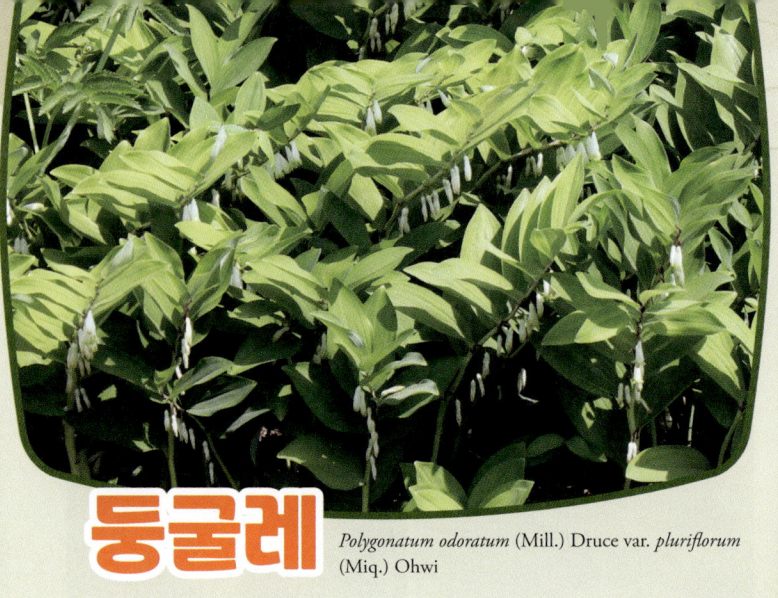

둥굴레

Polygonatum odoratum (Mill.) Druce var. *pluriflorum* (Miq.) Ohwi

이 명	맥도둥굴레, 애기둥굴레, 좀둥굴레, 제주둥굴레, 마막사리, 죽네풀, 둥글레, 황정
한약명	옥죽(玉竹), 위유(萎蕤)
과 명	백합과(Liliaceae)
식물명 유래	'둥구레'에서 유래한 것으로, '둥구'는 둥글다는 의미로 열매의 모양 또는 통통한 뿌리줄기의 모양이 둥글다는 뜻
식품원료 사용 가능 여부	**가능**(뿌리, 잎)

생육특성 둥굴레는 전국 각지에 분포하는 여러해살이풀로, 산지에서 자생하거나 농가에서 많이 재배한다. 양지바른 곳을 좋아하지만, 산이나 들의 반그늘 지역에서도 자란다. 높이는

둥굴레 101

30~60cm이며, 줄기는 곧게 서거나 옆으로 조금 기울어지고, 6개의 능각(稜角)이 있으며 끝이 비스듬히 처진다. 굵은 육질의 뿌리줄기는 원통형으로 대나무처럼 옆으로 뻗으며 황백색을 띠고 수염뿌리가 난다. 대나무와 비슷하게 생긴 잎은 어긋나고, 길이 5~10cm, 너비 2~5cm에 긴 타원형으로 잎자루가 없으며, 한쪽으로 치우쳐서 퍼진다. 꽃은 6~7월에 피며, 줄기의 중간 부분부터 1~2송이씩 잎겨드랑이에 달리는데, 윗

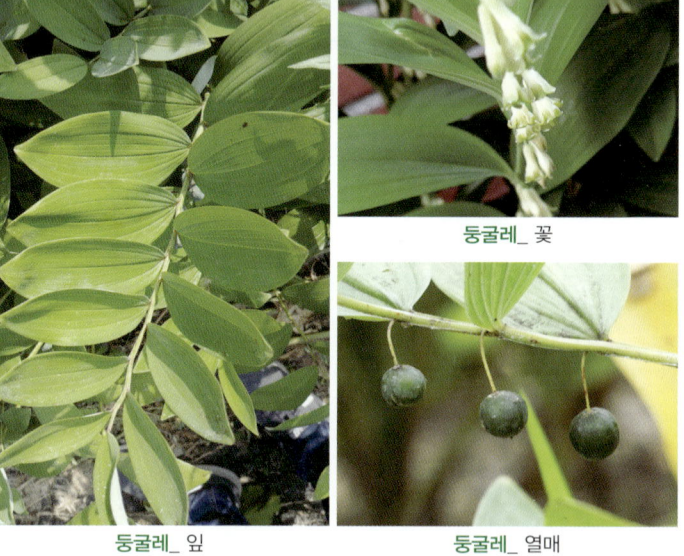

둥굴레_ 꽃

둥굴레_ 잎

둥굴레_ 열매

부분은 녹색, 밑부분은 흰색이며 꽃자루가 밑부분에서 합쳐져 꽃대로 된다. 꽃은 밑을 향하고, 흰색 종 모양으로 길이 1.2~3cm이다. 열매는 둥근 장과이며, 9~10월에 검은색으로 익는다.

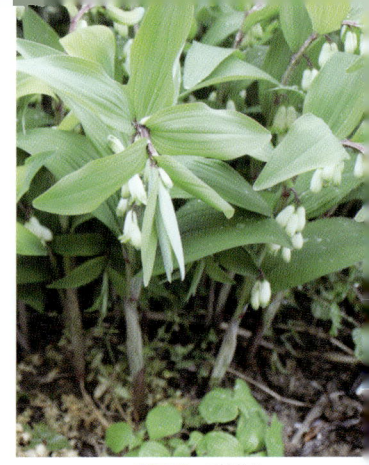

둥굴레_ 지상부

사용부위 및 채취시기 뿌리줄기를 가을부터 이른 봄에 채취하여, 수염뿌리를 제거하고 씻어 부드러워질 때까지 말린 다음, 주무르고 그늘에 말리기를 반복하여 딱딱한 심이 없어지면 햇볕에 말린다. 또는 찐 다음 반투명해질 때까지 주물러 햇볕에 말린다.

작용부위 폐, 위에 작용한다.

성질과 맛 성질이 평(平)하고 약간 차며, 맛은 달다.

약리작용 혈중지질저하작용, 면역증강작용

효능 뿌리줄기는 음액을 보충하고 마른 것을 적셔주어 폐를 윤활하게 하며, 진액을 생기게 하고 갈증을 없애는 효능이 있어, 허약체질을 개선하고 마른기침, 폐결핵, 가슴이 답답하고 갈증이 나는 증상, 당뇨병, 협심통, 심장쇠약, 소변이 자주 마려운 증상 등을 치료한다.

둥굴레 **103**

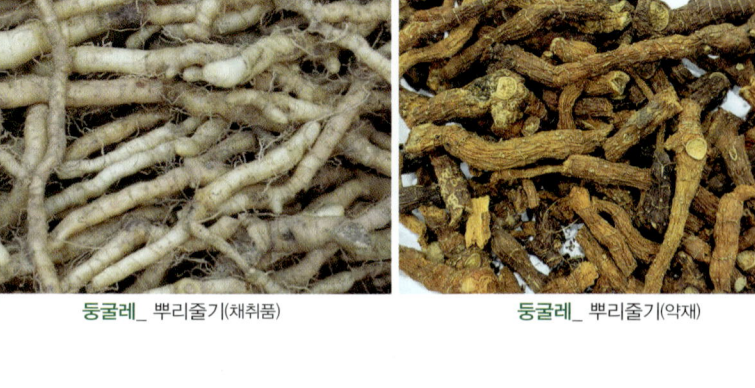

둥굴레_ 뿌리줄기(채취품)　　　　둥굴레_ 뿌리줄기(약재)

약용법 말린 뿌리줄기 10~20g을 물 1L에 넣고 끓기 시작하면 불을 약하게 줄여 1/3로 줄 때까지 달여서 하루 2회로 나누어 마신다. 볶거나 튀겨서 차로 만들어 마시면 잘 우러나오고 향도 좋다.

주의사항 습사(濕邪)가 쌓여 기혈의 운행을 막는 경우나 기가 울체된 경우에는 사용을 피하고, 비허(脾虛)로 인해 진흙 같은 변을 보거나 습담이 많은 사람은 신중하게 사용해야 한다. 황정(黃精)과 혼동하기 쉬운데, 황정은 층층갈고리둥굴레, 진황정 등의 뿌리줄기로 소화기능을 담당하는 중초의 기운을 돕고 기를 더하고 근육과 뼈를 튼튼하게 하여 허약한 원기를 돋우는 약재인 반면, 옥죽은 보음(補陰)하는 약재로 자양(滋養)과 윤폐(潤肺)의 효능이 있으므로 구분해서 사용하는 것이 좋다.

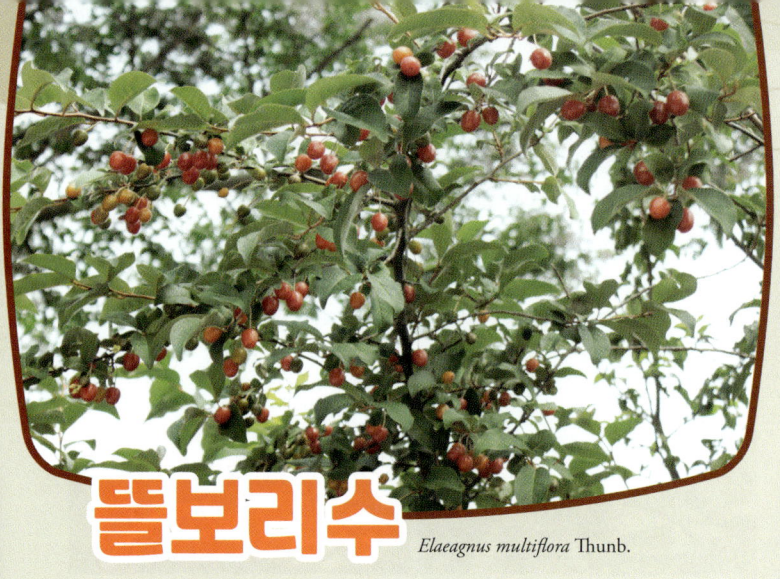

뜰보리수

Elaeagnus multiflora Thunb.

이 명 뜰보리수나무, 녹비늘보리수나무, 왕보리수

한약명 목반하(木半夏), 목반하과실(木半夏果實), 목반하근(木半夏根), 목반하엽(木半夏葉), 사월자(四月子), 야앵도(野櫻桃)

과 명 보리수나무과(Elaeagnaceae)

식물명 유래 정원(뜰)에 심어 기르고 보리수나무를 닮았다는 뜻

식품원료 사용 가능 여부 가능(열매)

생육특성 뜰보리수는 일본 원산의 낙엽 활엽 관목으로, 뜰이나 정원에 심어 가꾼다. 높이는 2~3m 내외이고, 가지가 많이 갈라지며 일년생 가지는 적갈색 별 모양의 비늘털로 덮여 있다. 잎은 어긋나며, 길이 3~10cm, 너비 2~5cm에 긴 타원형으로 양끝이 좁고 가장자리는 밋밋하다. 잎의 표면에는 어릴 때 비

뜰보리수 105

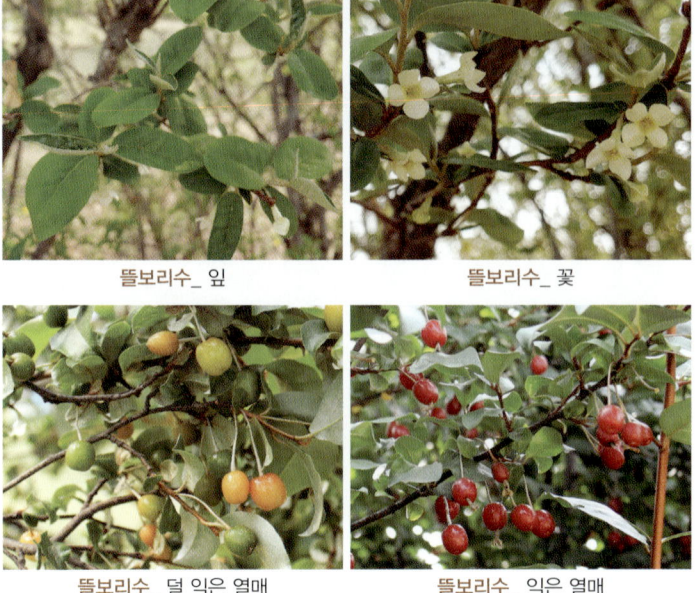

뜰보리수_ 잎   뜰보리수_ 꽃

뜰보리수_ 덜 익은 열매   뜰보리수_ 익은 열매

늘털이 있으나 점차 없어지고, 뒷면에는 흰색과 갈색 비늘털
이 섞여 있다. 꽃은 4~5월에 연한 노란색으로 피는데, 잎겨
드랑이에 1~2송이씩 달리며 흰색과 갈색 비늘털이 있다. 열
매는 긴 타원형의 핵과이고 아래로 처지며, 6~7월에 붉은색
으로 익는다. 전국에 식재한다. 관상용으로 심으며, 열매를
식용하거나 약재로 쓴다.

사용부위 및 채취시기 열매는 가을, 뿌리와 뿌리껍질은 9~10월
에 채취한다.

작용부위 심장, 비장에 작용한다.

성질과 맛 열매는 성질이 따뜻하고, 맛은 담백하고 떫다.

약리작용 항산화작용, 항염작용, 항노화작용

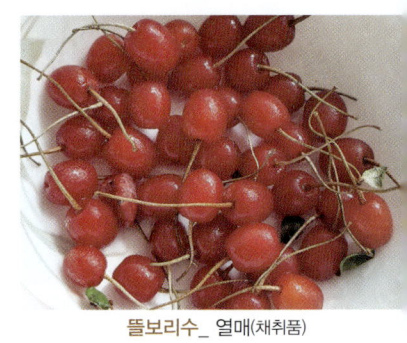

뜰보리수_ 열매(채취품)

효능 열매는 한약명이 목반하(木半夏) 또는 목반하과실(木半夏果實)이며, 혈액순환을 원활하게 하고 부은 종기나 상처를 없애며, 천식을 완화시키고 설사와 이질을 멈추게 하며 지혈 효능이 있어, 타박상, 천식, 이질, 치질을 치료한다. 열매 추출물은 항산화, 항염, 피부질환 치료에 효과가 있는 것으로 밝혀졌다. 뿌리와 뿌리껍질은 한약명이 목반하근(木半夏根)이며, 기(氣)를 소통시키고 혈액순환을 원활하게 하며, 설사를 멎게 하고 종기를 아물고 수렴시키는 효능이 있어, 요통, 타박상, 치창(痔瘡)을 치료한다.

약용법 말린 열매 15~30g을 물 1L에 넣고 반으로 줄 때까지 달여서 하루 2~3회로 나누어 마신다. 말린 뿌리와 뿌리껍질 9~24g을 물 1L에 넣고 반으로 줄 때까지 달여서 하루 2~3회로 나누어 마시거나 술을 담가 아침저녁으로 마신다. 치질에 외용할 경우에는 뿌리껍질 달인 물로 항문을 씻어준다.

뜰보리수 **107**

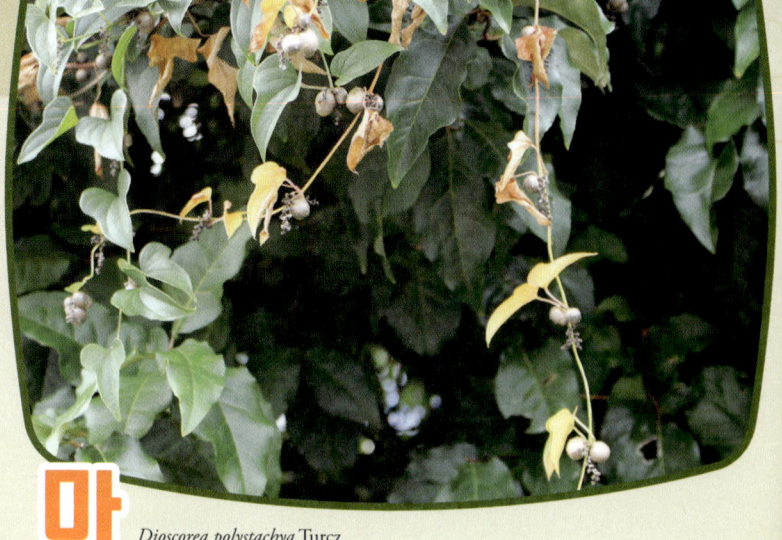

마

Dioscorea polystachya Turcz.

이 명	참마, 당마, 개마, 새삼
한약명	산약(山藥), 산우(山芋), 서여(薯蕷), 산여(山藷)
과 명	마과(Dioscoreaceae)
식물명 유래	먹을거리를 뜻하는 마복(ㄇㄠ)에서 마디 또는 맡의 형태로 유래했다는 뜻
식품원료 사용 가능 여부 가능	(뿌리, 뿌리줄기)

생육특성 마는 중국 원산의 덩굴성 여러해살이풀로, 산지에서 자생하거나 약초로 재배도 많이 한다. 길이는 3~4m이다. 덩굴줄기는 길이 1m 이상 뻗어 나가고 식물체 전체에 자줏빛이 돈다. 덩이뿌리는 곤봉 모양의 육질이며 땅속으로 깊이 들어간다. 잎은 마주나거나 돌려나며, 길이 4~13cm에 삼각상 달

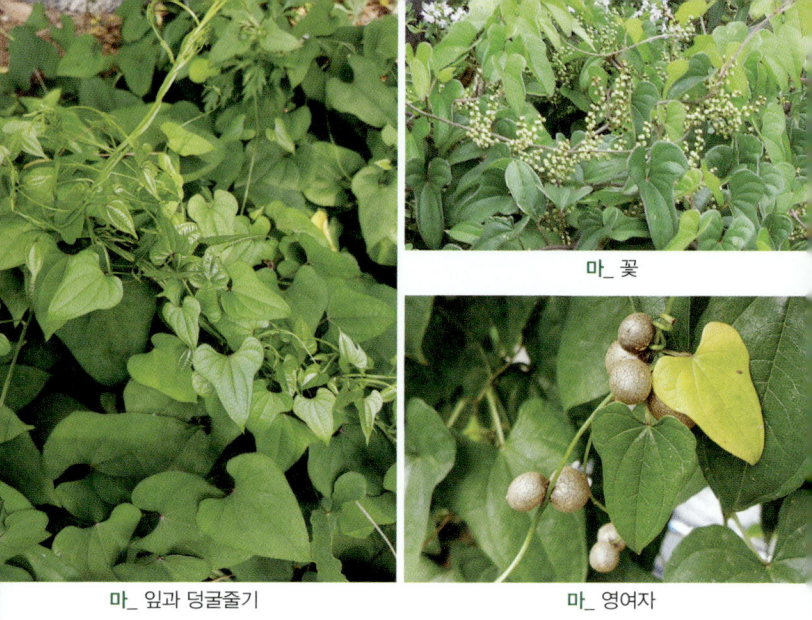

마_ 꽃

마_ 잎과 덩굴줄기

마_ 영여자

갈 모양 또는 달걀상 피침 모양으로 끝이 뾰족하고 밑부분은
심장 모양이며 잎자루가 있다. 7~8월에 잎겨드랑이에서 살
눈이 자라고 9월에 떨어져 번식한다. 흰색의 통꽃은 암수딴그
루로 6~7월에 피는데, 잎겨드랑이의 이삭꽃차례에 달려 수
꽃이삭은 곧게 서고, 암꽃이삭은 아래로 처진다. 암꽃과 수꽃
이 다른 개체에 피며, 수꽃이 피는 개체의 잎이 조금 크다. 열
매는 삭과로 3개의 날개가 있으며, 둥근 날개가 달린 종자가
들어 있고, 9~10월에 익는다. 뿌리는 식용 및 약용한다.

마 109

사용부위 및 채취시기 덩이뿌리는 가을에 잎이 떨어진 다음(남부 지방은 이듬해 이른 봄까지)에 채취하여, 뿌리꼭지를 제거하고 씻어서 겉껍질과 수염뿌리를 제거하여 말린다.

작용부위 폐, 신장, 비장에 작용한다.

성질과 맛 성질이 평(平)하고, 맛은 달다.

약리작용 혈당강하작용, 소화촉진작용, 면역증강작용

효능 신라의 향가인 〈서동요〉에 등장할 정도로, 우리 민족의 생활 속에 깊숙이 자리 잡고 있는 마는 알려진 효능만 해도 10여 가지에 달하며 '산약(山藥)'이라는 한약명에 걸맞게 널리 약용되어 왔다. 뿌리줄기는 비(脾)를 보하고 위(胃)를 자양(滋養)하며, 진액을 생기게 하고 폐를 보익(補益)하며, 신장을 보하고 정(精)을 보충·저장하는 효능이 있어, 자양강장, 소화불량, 위장장애, 기침, 폐질환, 당뇨병 등의 치료 효과가 두드러진다. 진정, 거담, 지사, 소갈 등의 효능이 있고 어지러움과 두통을 낫게 하며, 특히 신장 기능을 튼튼하게 하여 원기가 쇠약한 사람이 오래 복용하면 좋다고 한다. 또한 혈관에 콜레스테롤이 쌓이는 것을 예방하여 혈압을 낮추며, 장벽에 쌓인 노폐물을 흡착하여 배설하게 하는 정장작용이 매우 뛰어난 것으로도 알려져 있다.

약용법 한방에서는 팔미환(八味丸) 등에 산약을 섞어 체력이 떨어진 노인에게 처방하였다. 팔미환은 숙지황 320g, 산약·산

수유 각 160g, 목단피·백복령·택사 각 120g, 육계·부자포 각 40g을 가루 내고 꿀을 섞어 환으로 만든 것이다. 또한 가래에는 찜이나 구이로 먹고, 생으로 가늘게 썰거나 갈아서 복용하면 소화가 잘 된다. 찐 뒤에 말려서 가루 내어 먹기도 한다. 10cm 정도 길이로 잘라 적당히 구워서 꾸준히 먹으면 과로로 인한 식은땀이나 야뇨증 치료에 효과가 있다고 한다. 또한 강판에 갈아 종기에 붙이면 잘 낫는다고 한다. 그 밖에 소주에 담가 약술로 만들어 마시는 방법도 있다.

주의사항 몸에 습담이 많거나 음식물이 소화되지 않고 잘 체하는 사람은 복용에 주의한다.

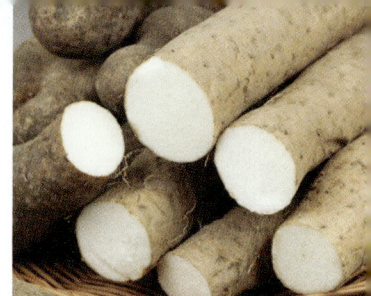

마_ 덩이뿌리(채취품)

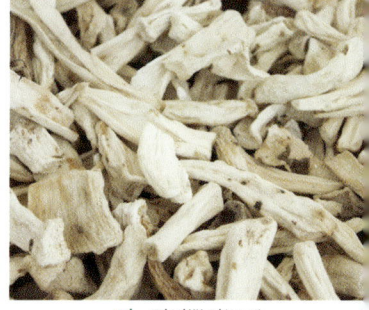

마_ 덩이뿌리(약재)

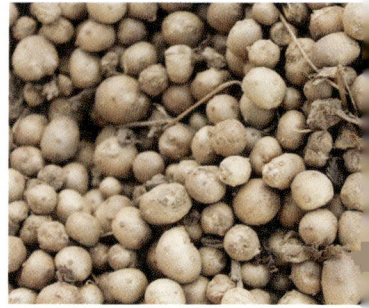

마_ 영여자(채취품)

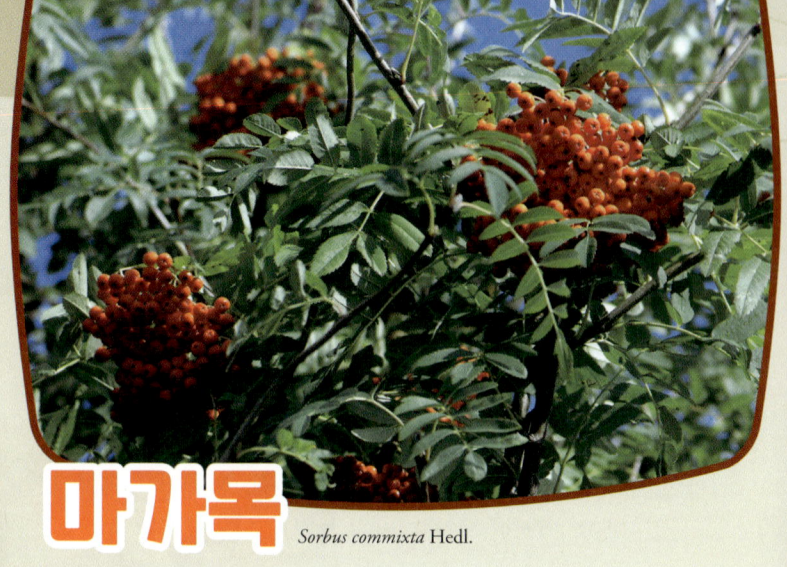

마가목

Sorbus commixta Hedl.

이 명	은빛마가목, 마께낭
한약명	화추(花楸), 화추과(花楸果), 화추경피(花楸莖皮), 마가목(馬家木), 마가목(馬加木)
과 명	장미과(Rosaceae)
식물명 유래	봄에 돋아나는 새순이 말의 이빨처럼 힘차게 솟아난다는 의미의 '마아목(馬牙木)'에서 유래했다는 뜻
식품원료 사용 가능 여부	**가능**(열매), **제한적 사용**(나무껍질)

생육특성 마가목은 중부와 남부 지방에 분포하는 낙엽 활엽 소교목으로, 높은 산의 능선에 주로 자라고 고산지대에서는 2~3m의 관목상으로 자란다. 여름이 시원한 고랭지 및 산지, 평지는 반음지가 적당하다. 높이는 6~8m이고, 나무껍질은 황갈색이며 일년생 가지와 겨울눈에는 털이 없고 겨울눈

은 점성이 있다. 원뿌리와 곁
뿌리가 있다. 잎은 어긋나고
5~7쌍으로 된 깃꼴겹잎이며,
작은잎은 길이 2.5~8cm에 피
침 모양으로 양면에 털이 없으
며 가장자리에 길고 뾰족한 톱
니 또는 겹톱니가 있다. 턱잎
은 일찍 떨어지고 가을에 황
적색으로 단풍이 든다. 꽃은
5~6월에 흰색으로 피고, 지름
이 8~12cm이며 가지 끝에 겹
산방꽃차례로 달린다. 열매는
둥근 이과이며 9~10월에 붉
은색 또는 황적색으로 익는다.
맹아력이 강하다. 봄에 돋아나
는 새순은 힘찬 용기와 생동감
을 일으켜 주며 마아목(馬牙木)
이라는 한자 이름에도 힘차게
돋는 새순이 말의 이빨과 같이
힘차게 돋아난다 하여 붙여졌
듯이, 마가목은 동적인 감정을
느끼게 하는 관상수이다. 나무

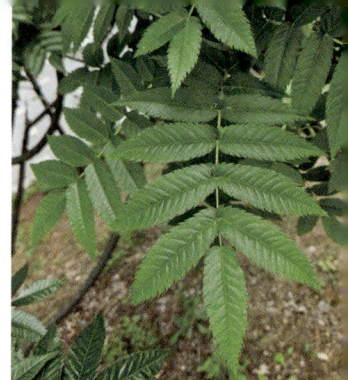

마가목_ 잎

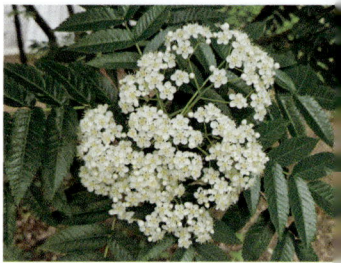

마가목_ 꽃

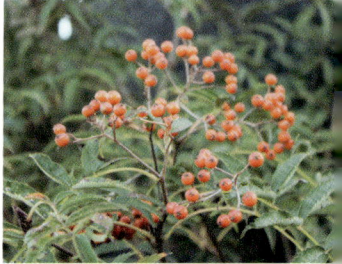

마가목_ 열매

마가목 113

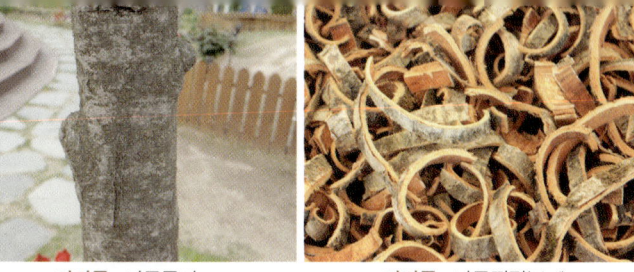

마가목_ 나무줄기

마가목_ 나무껍질(약재)

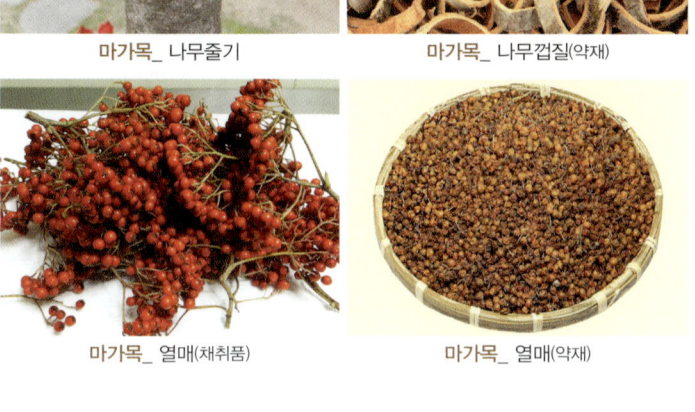

마가목_ 열매(채취품)

마가목_ 열매(약재)

껍질과 열매를 약용하며, 관상용으로 가로수, 조경수로 심는다. 나무줄기는 지팡이로도 만들어 이용했다. 중부 이북에 자라는 당마가목은 겨울눈에 흰털이 빽빽하게 나고, 점성이 없으므로 구분된다. 마가목은 겹산방꽃차례인데, 쉬땅나무는 총상꽃차례이므로 구분된다.

사용부위 및 채취시기 나무껍질은 봄, 열매는 9~10월에 채취한다. 익은 열매를 따서 햇볕에 말린 다음 열매꼭지를 제거한다.

작용부위 폐, 비장, 대장에 작용한다.

성질과 맛 열매는 성질이 평(平)하고, 맛은 달고 쓰다. 나무껍질은 성질이 차고, 맛은 쓰다.

약리작용 진해작용, 거담작용, 이뇨작용, 소화촉진작용

효능 열매는 한약명이 화추과(花楸果)이며, 기침을 멈추게 하고 가래를 삭이며, 비장을 튼튼하게 하고 소변이 잘 나오게 하는 효능이 있어, 위염, 신체허약, 해수, 기관지염, 폐결핵, 수종

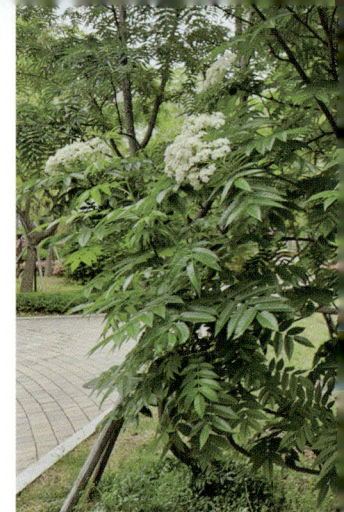

마가목_ 나무모양

(水腫) 등을 치료한다. 나무껍질은 한약명이 화추경피(花楸莖皮)이며, 폐의 기운을 맑게 식히고 기침을 멈추게 하며, 독소를 해독하고 설사와 이질을 멈추게 하는 효능이 있어, 신체허약, 허리와 무릎이 시큰거리고 아픈 증상, 풍습(風濕)으로 인한 통증, 머리가 빨리 세는 증상, 해수 등을 치료한다. 또한, 마가목 추출물에 해독작용이 있는 것으로 밝혀졌다.

약용법 말린 나무껍질 9~15g을 물 1L에 넣고 반으로 줄 때까지 달여서 하루 2~3회로 나누어 마신다. 말린 열매 30~60g을 물 1L에 넣고 반으로 줄 때까지 달여서 하루 2~3회로 나누어 마시거나 술을 담가 마신다.

마가목 115

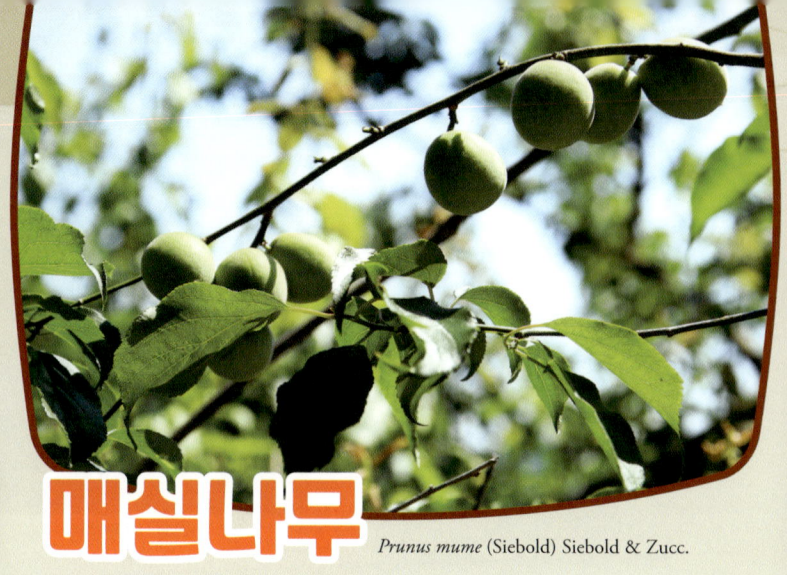

매실나무

Prunus mume (Siebold) Siebold & Zucc.

이 명	매화나무, 매화, 메설낭, 메슬낭, 세실, 메쥐낭, 메화낭
한약명	오매(烏梅), 매실(梅實), 흑매(黑梅), 매핵인(梅核仁), 청매(靑梅), 백매(白梅), 매근(梅根), 매경(梅莖), 매엽(梅葉), 매화(梅花)
과 명	장미과(Rosaceae)
식물명 유래	매화나무의 열매를 뜻하는 '매실(梅實)'과 '나무'의 합성어로, 매실이 열리는 나무라는 뜻
식품원료 사용 가능 여부 가능(열매-씨앗 제외, 꽃)	

생육특성 매실나무는 중국 원산의 낙엽 활엽 소교목으로, 중부와 남부 지방에서 주로 재배한다. 양지바른 곳이면 서울을 비롯한 중부 지방 어디에서나 잘 자라나 해안 지방에서는 잘 자라지 못한다. 관상용이나 과수로 정원이나 민가 근처에 식재

한다. 높이는 4~6m이고, 일
년생 가지는 녹색, 오래된 가
지는 암자색이며 나무껍질이
많이 갈라지는 우산 모양의
아름다운 수형이다. 잎은 어
긋나고, 4~10cm에 달걀 모
양 또는 타원형으로 양면에
잔털이 나 있으며 가장자리에
는 예리한 잔톱니가 있다. 흰
색 또는 연한 분홍색의 꽃은
3~4월에 잎보다 먼저 피는
데, 전년 가지의 잎겨드랑이
에 1~3개씩 달리며 꽃자루가
거의 없다. 향기가 강하고 빛
깔이 다양한데 기본종은 연한
붉은빛을 띤 흰색이다. 꽃잎
은 거꿀달걀 모양이고, 많은
수술이 1개의 암술을 감싸며,
씨방에 털이 밀생한다. 열매
는 공 모양의 핵과로, 지름이
2~3cm이고 짧은 털이 빽빽이
나 있으며, 6~7월에 녹색이

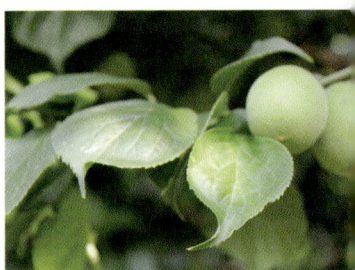

매실나무_ 잎

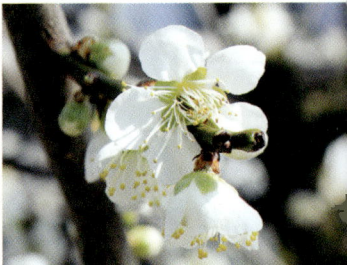

매실나무_ 꽃

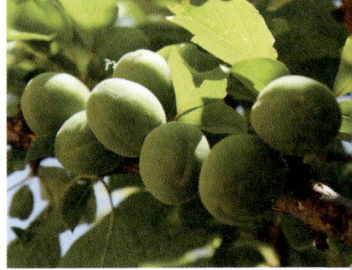

매실나무_ 열매

었다가 황록색으로 익는다. 열매의 한쪽에 얕은 골이 지고 종자 표면에 작은 구멍이 많이 있다. 국내에는 약 2,000년 전에 도입되어 정원수로 식재하였고, 최근에는 분재로 많이 키운다. 열매는 식용 또는 약용하며, 관상수로도 심는다. 매화나무라고 불리어온 수목으로 여러 품종이 있다.

사용부위 및 채취시기 열매는 6~7월, 뿌리는 연중 수시, 가지와 잎은 여름, 꽃봉오리는 2~3월, 종인은 6~7월에 채취한다. 열매가 거의 익었을 때 채취하여, 건조기에서 저온건조한 다음 검은색으로 변할 때까지 밀폐해둔다.

작용부위 간, 폐, 비장, 대장에 작용한다.

성질과 맛 열매는 성질이 평(平)하고, 맛은 시고 떫다. 종인은 성질이 평(平)하고, 맛은 시며, 독성이 약간 있다. 꽃봉오리는 성질이 시원하고, 맛은 쓰고 약간 달거나 시며, 독성이 없다. 뿌리는 성질이 평(平)하고, 맛은 쓰다. 가지와 잎은 성질이 평(平)하고, 맛은 시며, 독성이 없다.

약리작용 면역증강작용, 항균작용, 구충작용, 항미생물작용

효능 덜 익은 열매를 짚불에 검게 그을린 것을 오매(烏梅)라 하는데, 폐의 기운을 수렴하고 대장을 수렴하여 설사를 멎게 하며, 진액을 생기게 하고 회충을 제거하는 효능이 있다. 또한 항균, 항진균 작용이 있고 설사, 이질, 혈변, 혈뇨, 혈붕(血崩), 해수, 인후종통, 복통, 구토, 식중독 등을 치료한다. 종인

(씨)은 한약명이 매핵인(梅核仁)이며, 더위를 식혀주고 번조한 것을 제거하며 눈을 밝게 하는 효능이 있어, 기침을 멎게 하고 가래를 없애며, 번열과 더위를 먹어 일어나는 곽란을 치료한다. 꽃봉오리는 한약명이 매화(梅花)이며, 간기(肝氣)가 울결·울체된 것을 풀어주며, 위(胃)를 열어 소화 기능을 돕고 진액을 생기게 하며, 가래를

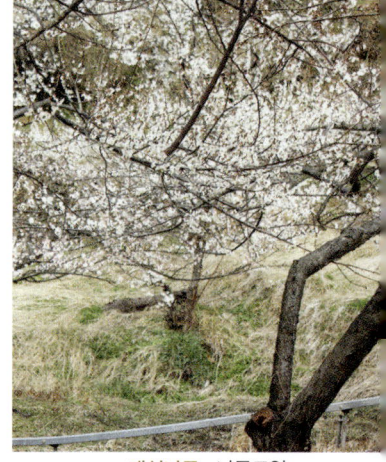

매실나무_ 나무모양

삭이는 효능이 있어, 식욕부진 등을 치료한다. 뿌리는 한약명이 매근(梅根)이며, 풍사(風邪)를 제거하고 혈액순환을 원활하게 하며 독소를 해독하는 효능이 있어, 담낭염 등을 치료한다. 잎이 달린 줄기와 가지는 한약명이 매경(梅莖)이며, 기(氣)를 소통시키고 태아를 편안하게 하는 효능이 있어, 유산 치료에 효과가 있다. 잎은 한약명이 매엽(梅葉)이며, 설사와 이질을 멈추게 하고 지혈하며 독소를 해독하는 효능이 있어, 곽란(霍亂) 등을 치료한다. 매실 추출물은 항알레르기, 항응고, 혈전용해 작용이 있고 화상 등에 치료 효과가 있다고 밝혀졌다.

매실나무 119

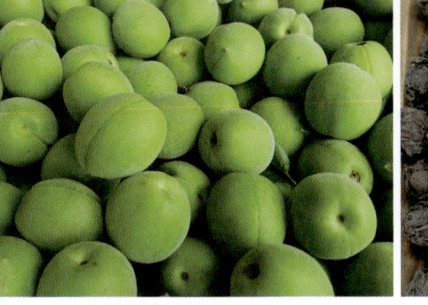

매실나무_ 열매(채취품)   매실나무_ 열매(약재)

약용법 말린 덜 익은 열매 8~16g을 물 1L에 넣고 반으로 줄 때까지 달여서 하루 2~3회로 나누어 마신다. 외용할 경우에는 강한 불로 볶거나 태워서 가루 내어 환부에 바르거나, 다른 약재와 섞어 환부에 붙인다. 말린 종인 2~5g을 물 1L에 넣고 반으로 줄 때까지 달여서 하루 2~3회로 마신다. 외용할 경우에는 짓찧어 환부에 바른다. 말린 꽃봉오리 2~6g을 물 1L에 넣고 반으로 줄 때까지 달여서 하루 2~3회로 나누어 마신다. 말린 뿌리 10~15g을 물 1L에 넣고 반으로 줄 때까지 달여서 하루 2~3회로 나누어 마신다. 말린 잎이 달린 줄기와 가지 10~15g을 물 1L에 넣고 반으로 줄 때까지 달여서 하루 2~3회로 나누어 마신다. 말린 잎을 가루 내어 하루 3~10g을 2~3회로 나누어 복용한다.

주의사항 너무 많이 먹거나 장기간 복용하는 것은 주의한다.

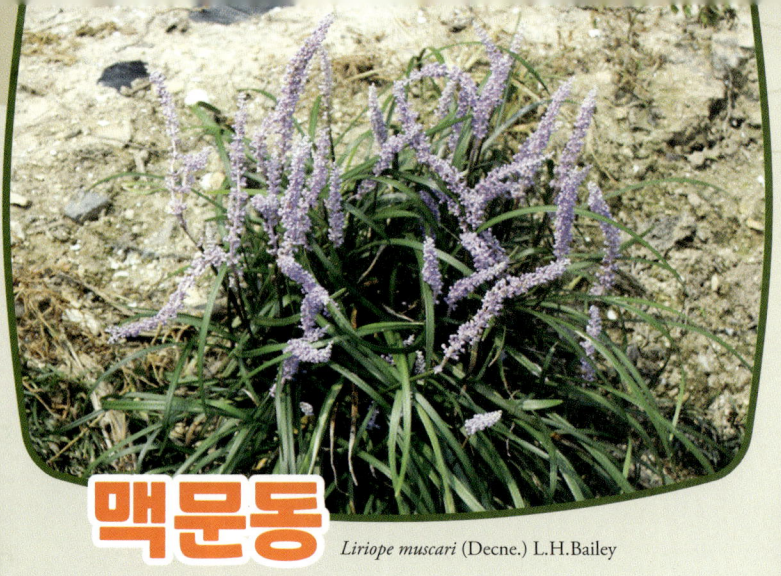

맥문동

Liriope muscari (Decne.) L.H.Bailey

이　명	알꽃맥문동, 넓은잎맥문동
한약명	맥문동(麥門冬), 맥동(麥冬), 대맥동(大麥冬), 토맥동(土麥冬)
과　명	백합과(Liliaceae)
식물명 유래	수염뿌리에 보리알 같은 것이 달리고(맥문, 麥虋), 겨울에도 잎이 시들지 않는다는(동, 冬) 뜻
식품원료 사용 가능 여부	제한적 사용(뿌리)

생육특성 맥문동은 중부 이남의 산지에 분포하는 상록 여러 해살이풀로, 그늘지고 물기가 많은 숲속이나 산지의 나무 그늘에서 자란다. 반그늘이나 햇빛이 잘 들어오는 나무 아래에서 자라거나 정원에 심어 가꾼다. 높이는 30~50cm 이고, 줄기는 곧게 서며 줄기와 잎이 따로 구분되지 않는

다. 뿌리줄기는 굵고 짧으며, 굵은 뿌리가 길게 뻗고 잔뿌리가 내린다. 뿌리 끝에는 땅콩 같은 덩이뿌리가 달린다. 잎은 뿌리줄기에서 모여나고, 길이는 30~50cm, 너비는 0.8~1.2cm에 줄 모양으로 짙은 녹색이며 밑부분이 가늘어져서 잎집처럼 된다. 잎끝이 뾰족하고, 끝부분이 아래로 쳐

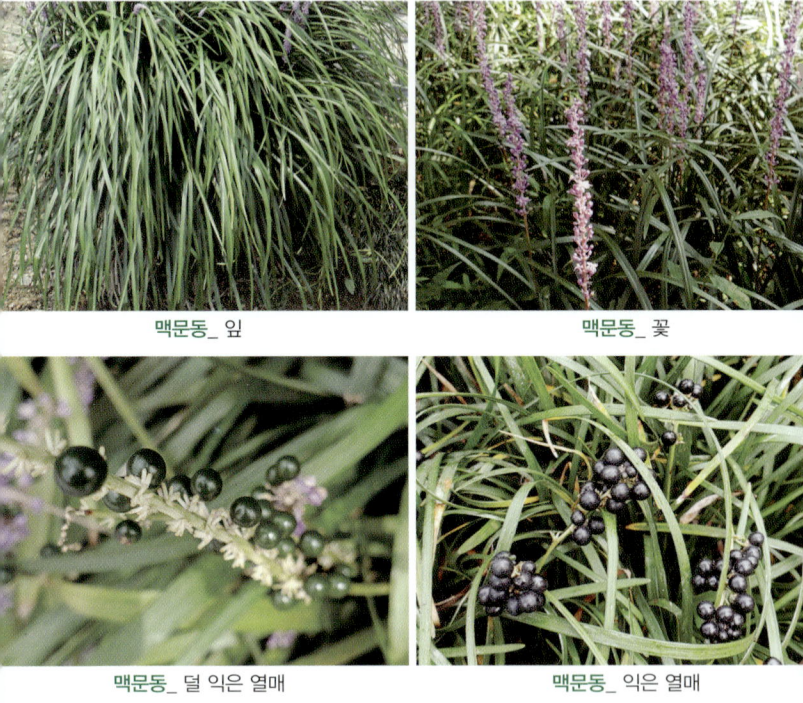

맥문동_ 잎

맥문동_ 꽃

맥문동_ 덜 익은 열매

맥문동_ 익은 열매

진다. 꽃은 5~6월에 잎 사이에서 연한 분홍색 또는 자줏빛으로 피는데, 꽃대 마디마다 3~5개씩 모여 달리며 총상꽃차례를 이룬다. 열매는 둥근 삭과이며 10~11월에 푸른색이 도는 검은색으로 익는데, 일찍 껍질이 벗겨져 검은색 종자가 나타난다. 조경용으로 많이 심어 친숙한 식물로, 겨울에도 잎이 남아 있어 쉽게 찾을 수 있다. 개맥문동(*Liriope spicata*)은 가늘고 긴 기는줄기가 있고, 소엽맥문동(*Ophiopogon japonicus*)은 잎이 작고 가늘며 짙은 파란색 열매가 달리는 점에서 차이가 있다.

사용부위 및 채취시기 덩이뿌리(뿌리의 팽대부)를 봄(4월 하순~5월 초순)에 채취하여 씻어서, 햇볕에 말리고 쌓아두기를 반복하여 거의 마르면 수염뿌리를 제거하고 말린다.

작용부위 심장, 폐, 위에 작용한다.

성질과 맛 성질이 약간 차고, 맛은 달고 조금 쓰며, 독성이 없다.

약리작용 체액성 면역 촉진작용, 핵산대사 조절작용, 조혈장기 개선작용, 항염작용, 항균작용, 혈당강하작용, 진해작용, 강심이뇨작용, 혈관확장작용, 항부정맥작용

효능 덩이뿌리는 음액을 보충하고 진액을 생기게 하며, 폐를 윤택하게 하고 심열(心熱)을 식혀주는 효능이 있어, 가슴이 답답하고 괴로운 증상을 낫게 하고, 위의 기운을 북돋우며, 마른기침, 입안이 마르는 증상, 열병으로 진액이 손상된 증상,

맥문동 **123**

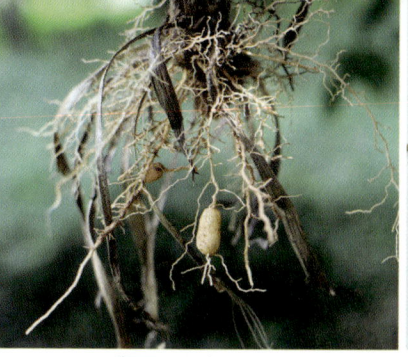

맥문동_ 뿌리(채취품)

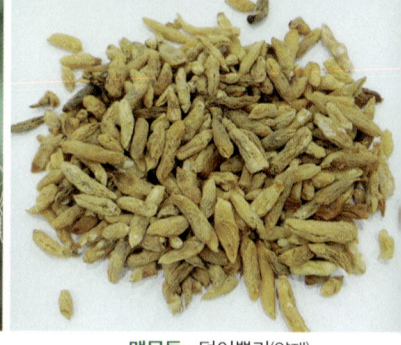

맥문동_ 덩이뿌리(약재)

소갈, 폐의 기운이 위축된 증상, 각혈, 토혈, 변비 등을 치료한다.

약용법 말린 덩이뿌리 3~18g을 물 1L에 넣고 끓기 시작하면 불을 약하게 줄여 1/3로 줄 때까지 달여서 하루 2회로 나누어 마신다. 여름철에 땀을 많이 흘려 기력이 약해졌을 때는 인삼, 오미자 등과 함께 달여 음료수 대용으로 마신다. 또한 위의 진액이 손상된 경우에는 사삼, 건지황, 옥죽(玉竹) 등을 배합하여 쓴다. 보통 정신불안에는 맥문동을 쓰고, 강장, 유정등의 처방에는 천문동을 사용한다. 맥문동과 천문동을 배합하여 마른기침과 지나친 성행위로 인한 기침을 치료한다.

주의사항 달고 자윤한 성질, 약간의 찬 성질이 있으므로, 비위가 허하고 차서 설사를 하거나 풍한사에 의한 담음과 기침, 천식이 있는 경우에는 복용에 주의한다.

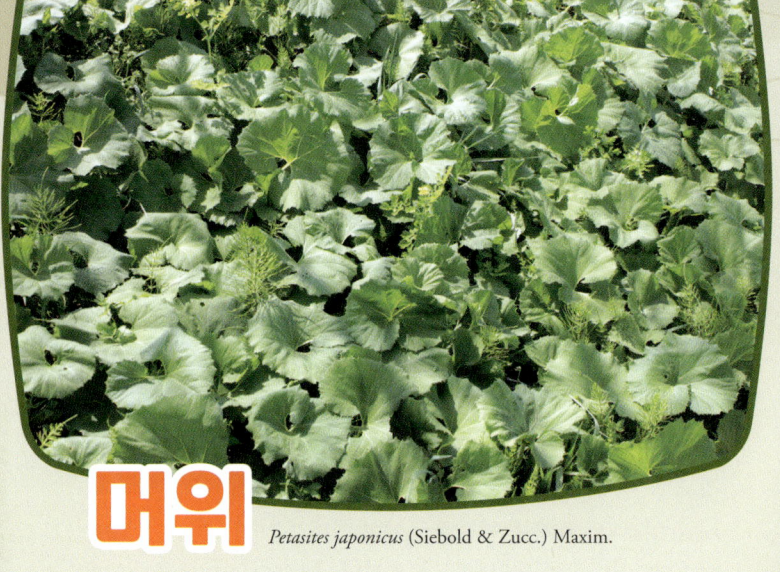

머위

Petasites japonicus (Siebold & Zucc.) Maxim.

이 명 머웃대, 머우, 머구, 머으, 꼼치

한약명 봉두채(蜂斗菜), 사두초(蛇斗草), 야남과(野南瓜)

과 명 국화과(Compositae)

식물명 유래 '머휘'에서 유래한 것으로, '머'는 물(水)을 의미하며 물가나 습한 곳에서 자라는 식물이라는 뜻, 또는 머리 위에 쓰고 다닐 정도로 큰 잎을 가진 식물이라는 뜻

식품원료 사용 가능 여부 가능(줄기, 잎)

생육특성 머위는 중남부 지방에서 주로 분포하는 여러해살이 풀로, 햇빛이 잘 드는 습한 곳에서 무리 지어 자라고 집 주변과 울타리 주변에 심어 가꾸기도 하며 밭작물로 재배하기도 한다. 일반적으로 쇠뜨기가 나는 땅에 머위가 잘 자란다고 하

머위 125

며 산성에는 강하다. 높이는 5~45cm이고, 굵은 뿌리줄기가 사방으로 뻗으면서 번식한다. 암수딴그루로, 잎은 땅속줄기에서 몇 장이 나며, 수그루의 뿌리잎은 잎자루가 길고 지름 15~30cm에 콩팥 모양이며, 가장자리에 치아 같은 톱니가 있고 전체적으로 구부러진 털이 나 있다가 자라면서 없어진다. 이른 봄에 수그루의 잎보다 먼저 암그루의 꽃대가 자라며, 꽃이삭은 커다란 포로 싸여 있다. 잎 모양의 포가 어긋나게 달린다. 4~5월에 암꽃은 흰색, 수꽃은 옅은 노란색으로 여러 송이가 뭉쳐서 피는데, 암꽃차례는 꽃이 핀 다음 길이 30cm 정도로 자라서 총상으로 된다. 많은 머리모양꽃이 산방꽃차례를 이룬다. 열매는 원통형의 수과이며, 겉에는 흰색 갓털이 달린다. 어린잎과 잎자루를 식용하며, 어린순은 약용한다. 머

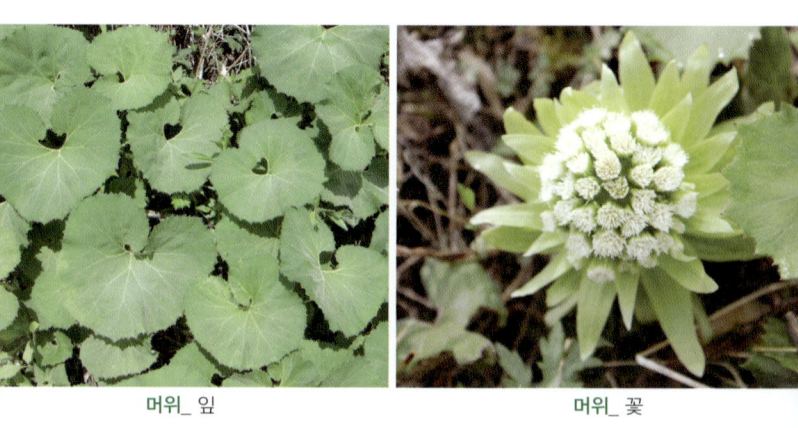

머위_ 잎   머위_ 꽃

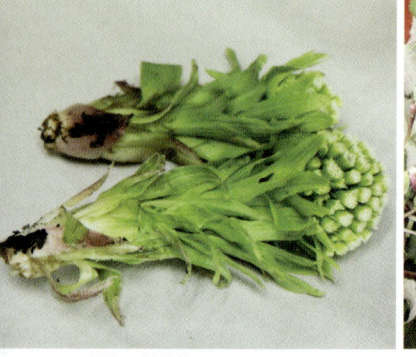

머위_ 지상부(암그루. 채취품)

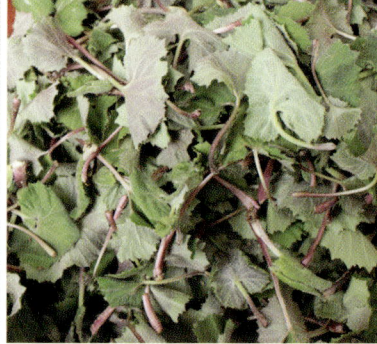

머위_ 잎(채취품)

위의 꽃줄기를 관상하려면 뿌리털을 붙여서 캐내야만 한다. 머위의 꽃줄기에는 암·수의 구별이 있어서 꽃이 질 무렵에 꽃줄기가 신장하는 것이 암그루이다.

사용부위 및 채취시기 뿌리와 뿌리줄기를 여름부터 가을에 채취한다.

작용부위 심장, 폐, 간에 작용한다.

성질과 맛 성질이 시원하고, 맛은 쓰고 맵다.

약리작용 항산화작용, 항균작용, 항염작용, 항미생물작용, 항암작용

효능 뿌리줄기 및 전초는 열을 내리고 열독을 해독하며, 뭉친

것을 풀어주고 부은 종기나 상처를 없애는 효능이 있어, 타박상, 인후염, 편도염, 기관지염, 옹종, 뱀에 물린 상처 등을 낫게 한다. 한의학에서는 진해제(鎭咳劑)로 사용하며, 해독작용이 뛰어나 물을 정화하는 특성이 있다. 가을에 잎을 따 그늘에 말린 것은 항산화 효과가 뛰어나고, 꽃봉오리와 잎은 식욕을 증진하고 가래를 없애는 데 효과적이다.

약용법 말린 뿌리와 뿌리줄기 9~15g을 물 1L에 넣고 끓기 시작하면 불을 약하게 줄여 1/3로 줄 때까지 달여서 하루 3회로 나누어 식사 전에 마시거나, 양치질 액으로 사용한다. 염좌에는 생잎을 불에 약간 구워 부드럽게 만들어서 환부에 온습포하면 통증이 가라앉고 빨리 낫는다.

머위_ 줄기(약재)

주의사항 시원하고 쓰고 매운 성미가 있으므로 비위가 허하고 찬 사람은 주의해서 사용해야 한다.

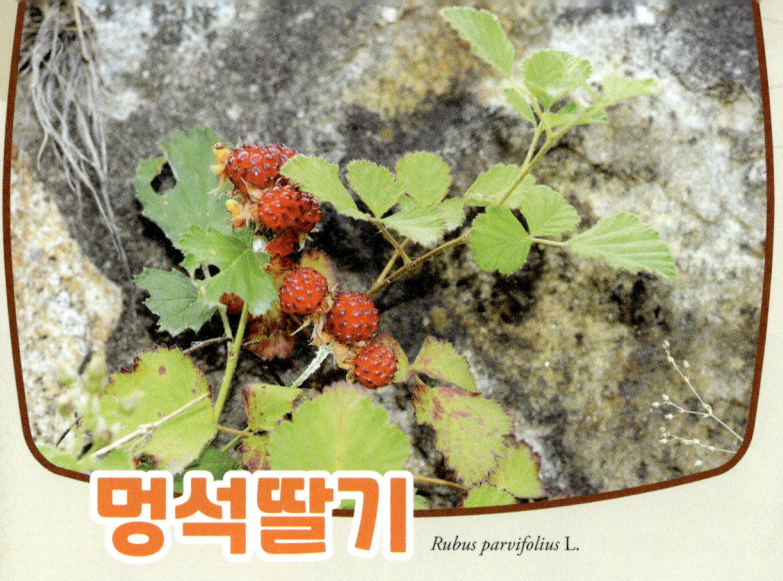

멍석딸기

Rubus parvifolius L.

이 명	번둥딸나무, 멍두딸, 수리딸나무, 멍딸기, 덤풀딸기, 사수딸기, 멍석딸, 제주 멍석, 콩탈
한약명	호전표(薅田藨), 호전표근(薅田藨根), 모매근(茅苺根), 사포륵(蛇泡勒)
과 명	장미과(Rosaceae)
식물명 유래	멍석을 깔아놓은 것처럼 줄기가 땅바닥을 기면서 자라는 산딸기라는 뜻
식품원료 사용 가능 여부	**가능**(열매)

생육특성 멍석딸기는 전국 각지에 분포하는 덩굴성 낙엽 활엽 관목으로, 산과 들 햇빛이 잘 드는 낮은 산지와 들에서 자생한다. 산기슭 및 논이나 밭둑에 난다. 높이는 30cm~1m 내외이며, 줄기는 처음에 곧게 서다가 옆으로 길게 뻗으며 구부러지고, 짧고 부드러운 털과 갈고리 모양의 가시가 있다. 잎

멍석딸기 **129**

은 어긋나고 홀수깃꼴겹잎이며, 작은잎은 보통 3개인데 5개
씩 달리는 것도 있다. 작은잎은 넓은 거꿀달걀 모양이며 끝
부분의 것은 흔히 3갈래로 갈라지고, 끝이 둔하고 가장자리
에 톱니가 있다. 잎 뒷면은 짧고 흰 털이 많다. 꽃은 5~6월
에 연분홍색으로 피는데, 산방꽃차례, 원추꽃차례, 총상꽃차

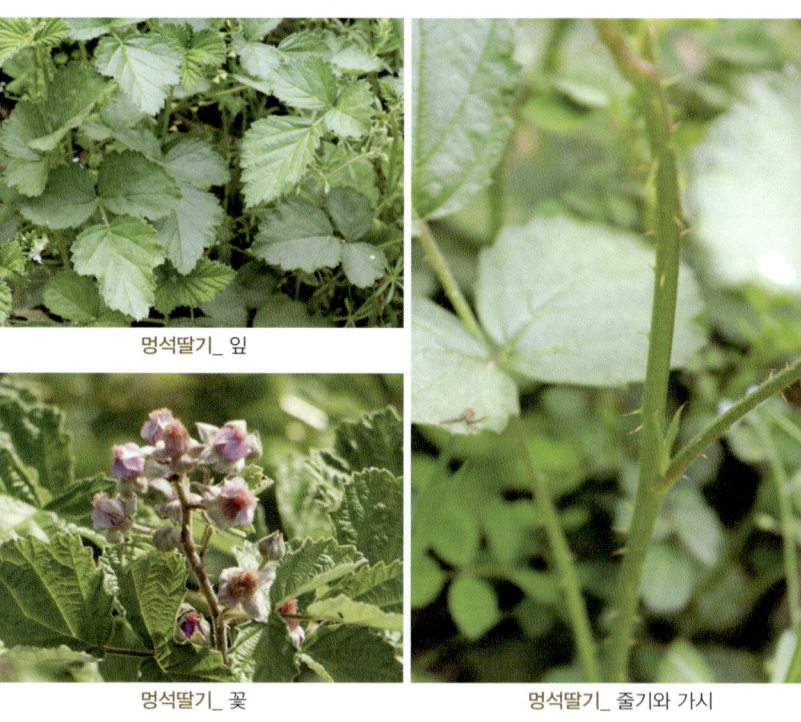

멍석딸기_ 잎

멍석딸기_ 꽃

멍석딸기_ 줄기와 가시

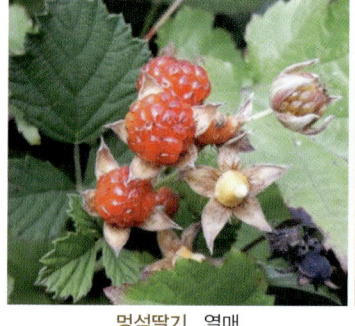

멍석딸기_ 열매

멍석딸기_ 열매(채취품)

례에 달려 위를 향하여 핀다. 꽃잎은 달걀 모양이고, 길이는
0.5~0.7cm로 꽃받침조각보다 짧고, 곧게 선다. 열매는 둥근
집합과이며, 7~8월에 붉게 익는다. 맹아력이 강하다.

사용부위 및 채취시기 지상부는 7~8월, 뿌리는 가을·겨울에 채
취한다.

작용부위 간, 비장, 신장에 작용한다.

성질과 맛 지상부는 성질이 시원하고, 맛은 쓰고 떫으며, 독성
이 없다. 뿌리는 성질이 시원하고, 맛은 달고 쓰다.

약리작용 지혈작용, 항혈전작용, 항심근허혈작용

효능 잎과 줄기는 한약명이 호전표(薅田藨)이며, 열을 내리고
열독을 해독하며, 어혈을 제거하고 출혈을 멎게 하며, 기생충

멍석딸기 **131**

을 없애고 부스럼을 치료하는 효능이 있어, 어혈, 토혈, 부딪치거나 칼로 베인 상처, 출산 후 어혈로 인한 복통, 이질, 치질, 옴 등을 치료한다. 뿌리는 한약명이 호전표근(薅田藨根)이며, 열을 내리고 열독을 해독하며, 풍사(風邪)를 제거하고 하초(下焦)의 습을 제거하며, 혈액순환을 원활하게 하고 혈분(血分)의 열을 내리는 효능이 있어, 감기로 인한 고열, 인후종통, 류머티즘에 의한 비통(痹痛), 설사, 요로감염, 신염부종, 간염, 결석, 타박상, 종기 등을 치료한다.

약용법 말린 잎과 줄기 10~15g을 물 1L에 넣고 반으로 줄 때까지 달여서 하루 2~3회로 나누어 마신다. 외용할 경우에는 짓찧어 환부에 바른다. 말린 뿌리 6~15g을 물 1L에 넣고 반으로 줄 때까지 달여서 하루 2~3회로 나누어 마신다. 외용할 경우에는 짓찧어 환부에 바르거나, 가루 내어 연고 등에 섞어 바른다.

주의사항 임산부는 복용에 주의한다.

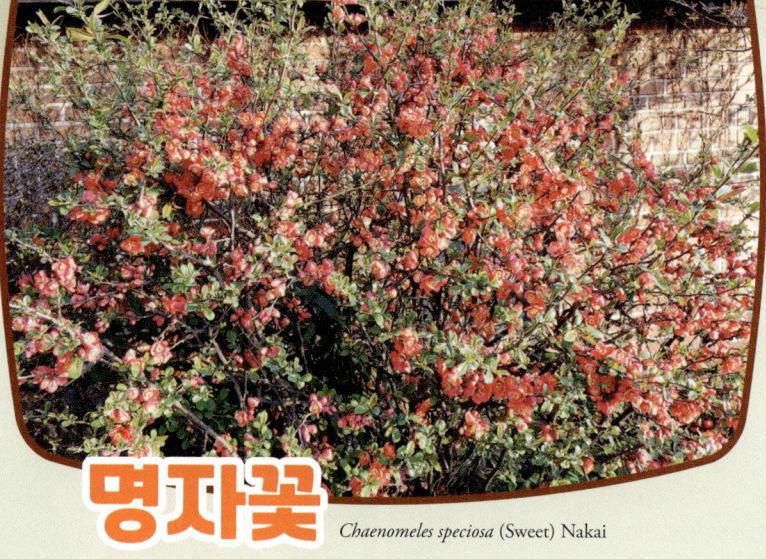

명자꽃

Chaenomeles speciosa (Sweet) Nakai

이 명	산당화, 가시덱이, 당명자나무, 잔털명자나무, 자주해당, 헤당화
한약명	모과 · 목과(木瓜), 목과실(木瓜實), 목과핵(木瓜核), 목과화(木瓜花), 목과근(木瓜根), 목과지(木瓜枝), 목과피(木瓜皮)
과 명	장미과(Rosaceae)
식물명 유래	한자 이름 '명사(榠樝)'에서 유래한 것으로, 명사의 열매를 명자(榠子)라고도 하고, 명(榠)과 사(樝) 모두 명자나무라는 뜻
식품원료 사용 가능 여부	**가능**(열매)

생육특성 　명자꽃은 중국 원산의 낙엽 활엽 관목으로, 정원이나 울타리에 관상용으로 심는다. 해가 잘 드는 양지바른 곳을 좋아하며 건조한 곳에서는 생장이 좋지 않다. 높이는 1~2m이고 줄기가 비스듬히 서며, 가지 끝이 가시로 변한 것도 있

명자꽃 **133**

다. 일년생 가지에는 계란 모양 또는 피침 모양의 큰 턱잎이 있으나 일찍 떨어진다. 잎은 어긋나고, 길이 4~8cm, 너비 1.5~5cm에 타원형으로 양 끝이 뾰족하며 가장자리에 잔톱니가 있다. 꽃은 4~5월에 흰색, 연한 홍색 또는 붉은색으로 피는데, 짧은 가지 끝에 단성화가 1개 또는 여러 개 모여 달린

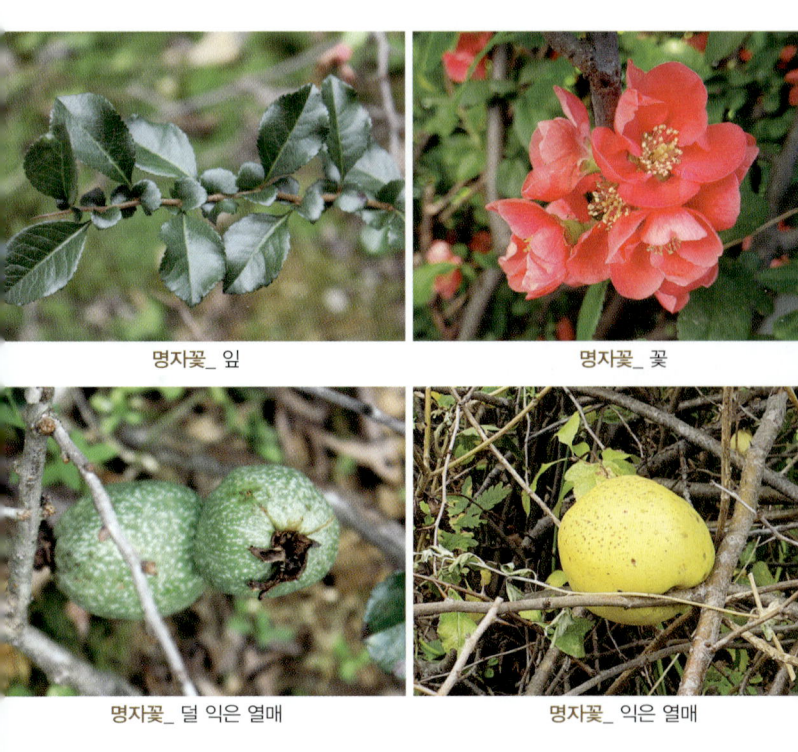

명자꽃_ 잎

명자꽃_ 꽃

명자꽃_ 덜 익은 열매

명자꽃_ 익은 열매

다. 꽃잎은 원형, 거꿀달걀형 또는 타원형이며, 밑부분이 뾰족하다. 열매는 타원형으로 생김새가 모과와 비슷하며, 가을에 누렇게 익으면 열매 속은 딱딱하나 신맛이 나는 향기가 있다. 이른 봄에 진분홍색으로 피는 꽃은 화려하지는 않으나 은은하고 청초한 느낌을 주어 '아가씨나무'라고도 한다. 생장이 빠르다. 열매를 약용하며, 관상용으로 식재한다. 풀명자는 줄기가 지면 가까이 눕기 때문에 명자꽃과 구분된다. 지름 10cm 이상 자라는 모과나무 열매가 가장 크고, 다음으로 5~10cm 정도인 명자꽃 열매, 2~3cm 정도로 둥근 모양의 풀명자 열매 순이다.

사용부위 및 채취시기 열매와 종자는 9~10월, 뿌리는 연중 수시, 가지는 봄·가을·겨울에 채취한다. 열매가 녹황색일 때 채취하여, 끓는 물에 겉껍질이 회백색으로 될 때까지 데친 다음 세로로 갈라서 햇볕에 말린다.

작용부위 간, 비장, 위에 작용한다.

성질과 맛 열매는 성질이 따뜻하고, 맛은 시다. 종자는 성질이 따뜻하고, 맛은 떫다. 뿌리와 가지는 성질이 따뜻하고, 맛은 시고 떫으며, 독성이 없다.

약리작용 간보호작용, 항균작용

효능 열매는 한약명이 목과·모과(木瓜)이며, 근육을 이완시키고 경락(經絡)을 소통시키며, 위기(胃氣)를 조화시키고 상초(上

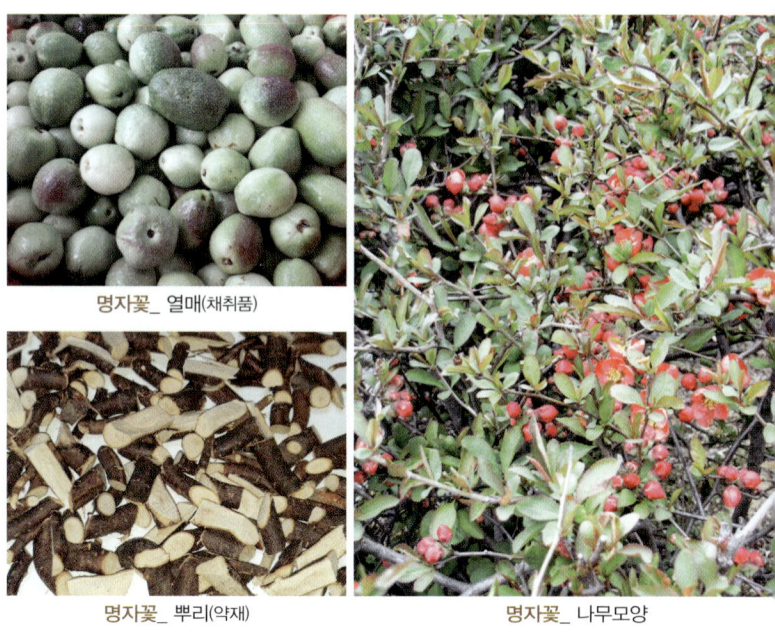

명자꽃_ 열매(채취품)

명자꽃_ 뿌리(약재)

명자꽃_ 나무모양

焦)나 표에 있는 습을 제거하는 효능이 있어, 구토, 설사, 근육경련, 류머티즘에 의한 마비, 각기, 수종, 이질을 치료한다. 종자는 한약명이 목과핵(木瓜核)이며, 습사(濕邪)를 제거하고 근육을 이완시키는 효능이 있어, 급성위장병과 가슴 속이 달아오르면서 답답하고 팔다리를 가만히 두지 못하는 증상을 치료한다. 꽃은 한약명이 목과화(木瓜花)이며, 안면(낯)을 자

136

양해주고 피부를 촉촉하게 하는 효능이 있다. 뿌리 및 가지는 각각 목과근(木瓜根)과 목과지(木瓜枝)이며, 습사(濕邪)를 제거하고 근육을 이완시키는 효능이 있어, 각기, 신경통, 풍습으로 인한 마비를 치료한다. 나무껍질은 한약명이 목과피(木瓜皮)이며, 습사(濕邪)를 제거하고 근육을 이완시키는 효능이 있어, 관절통, 토사곽란을 치료한다.

약용법 말린 열매 8~16g을 물 1L에 넣어 반으로 줄 때까지 달여서 하루 2~3회로 나누어 마신다. 종자를 적당량 씹어서 먹거나 달여서 마신다. 말린 뿌리 400~600g을 소주 1L에 담가 두 달 동안 숙성하여 매 식전에 50mL씩 마신다. 말린 가지 10~15g을 물 1L에 넣고 반으로 줄 때까지 달여서 하루 2~3회로 나누어 마신다.

주의사항 많이 먹거나 오래 복용하면 치아와 뼈를 손상시키므로 복용에 주의한다.

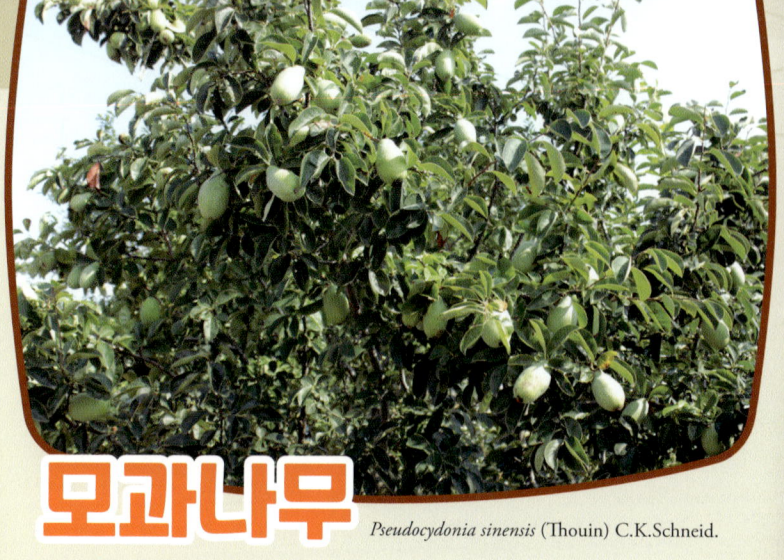

모과나무

Pseudocydonia sinensis (Thouin) C.K.Schneid.

이 명	모과
한약명	모과 · 목과(木瓜), 목과실(木瓜實), 명사(榠樝), 목이(木李), 목이(木梨)
과 명	장미과(Rosaceae)
식물명 유래	목과(木瓜)의 발음에서 'ㄱ'이 탈락한 것으로, 나무에 달리는 오이 또는 참외라는 뜻
식품원료 사용 가능 여부	**가능**(열매)

생육특성 모과나무는 중부와 남부 지방에 분포하는 낙엽 활엽 교목 또는 소교목으로, 산야에서 야생하거나 과수 또는 관상수로 재배한다. 수세는 강건하며 양수로서 추위에 잘 견딘다. 높이는 5~10m 정도이고, 일년생 가지에는 가시가 없으며 어릴 때는 털이 있고 이년생 가지는 자갈색으로 윤채가 있

다. 나무껍질은 붉은 갈색과 녹색 얼룩무늬가 있으며 비늘 모
양으로 벗겨진다. 조각으로 벗겨져 얼룩덜룩한 회갈색 무늬
가 생긴다. 잎은 어긋나며, 타원상 달걀 모양 또는 긴 타원형
으로 양 끝이 좁고 가장자리에 뾰족한 잔톱니가 있다. 잎의
앞면에 광택이 나고 표면에는 털이 없으며, 뒷면에 털이 있으

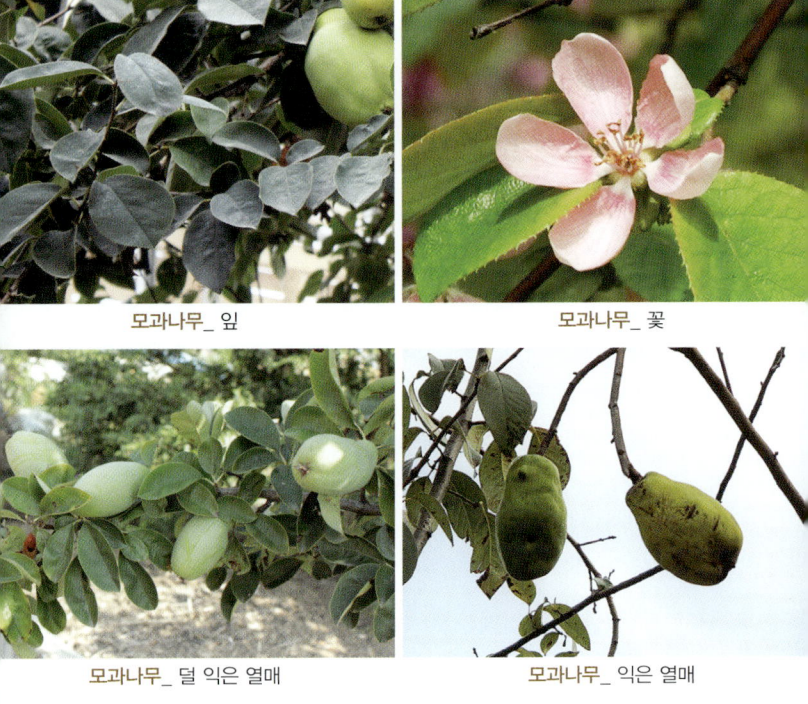

모과나무_ 잎

모과나무_ 꽃

모과나무_ 덜 익은 열매

모과나무_ 익은 열매

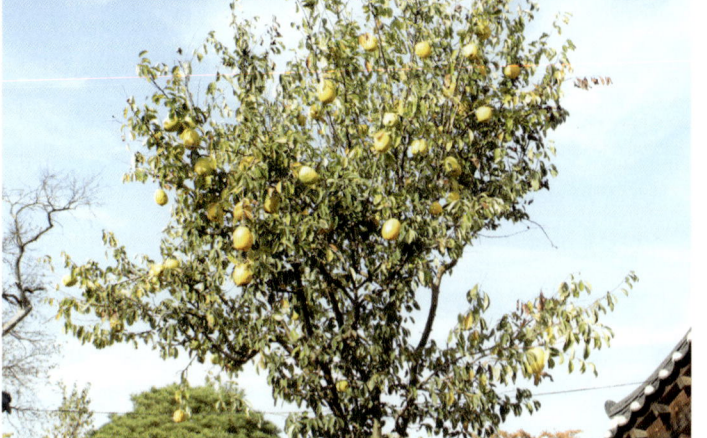

모과나무_ 나무모양

나 점차 없어지고 턱잎은 피침 모양이며 일찍 떨어진다. 꽃은 4~5월에 가지 끝에 1개씩 달리며, 연한 홍색으로 핀다. 꽃잎은 거꿀달걀 모양이고 끝이 오목하게 들어간다. 열매는 지름 8~15cm로 크고 둥근 이과이며 9~10월에 노란색으로 익어 향기를 내지만, 열매살은 시큼하다. 열매는 식용 또는 약용하며, 과수용, 관상용으로 식재한다. 맹아력이 왕성하다. 모과나무는 명자나무속(*Chaenomeles*) 식물 중에서 키가 큰 나무이며 일년생 가지에 가시가 없는 것이 특징이다.

사용부위 및 채취시기 열매를 9~10월에 채취한다.

작용부위 간, 폐, 위에 작용한다.

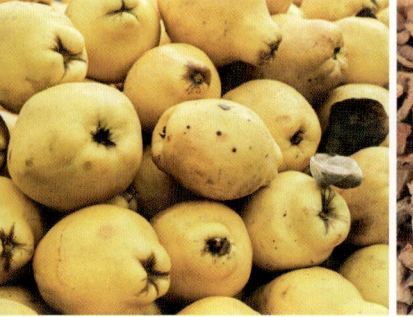

모과나무_ 열매(채취품)

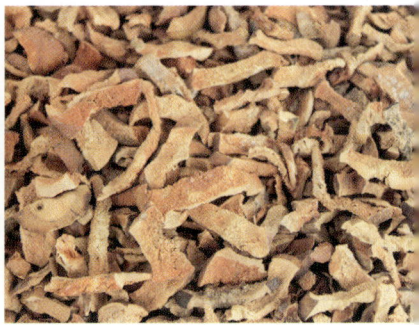

모과나무_ 열매(약재)

성질과 맛 성질이 평(平)하고, 맛은 시고 떫다.

약리작용 간보호작용, 항균작용

효능 열매는 한약명이 목과·모과(木瓜) 또는 명사(榠樝)이며, 위기(胃氣)를 조화시키고 근육을 이완시키며, 풍습(風濕)을 제거하고 막혀 있는 탁한 담(痰)을 없애 기침을 멈추게 하는 효능이 있어, 근골통, 오심, 이질 등을 치료한다. 열매의 추출물은 당뇨병의 예방 치료에 도움을 준다는 연구결과가 있다.

약용법 말린 열매 3~10g을 물 1L에 넣고 반으로 줄 때까지 달여서 하루 2~3회로 나누어 마신다.

주의사항 많이 먹거나 오래 복용하면 치아와 뼈를 손상시키므로 주의를 요한다.

모과나무 **141**

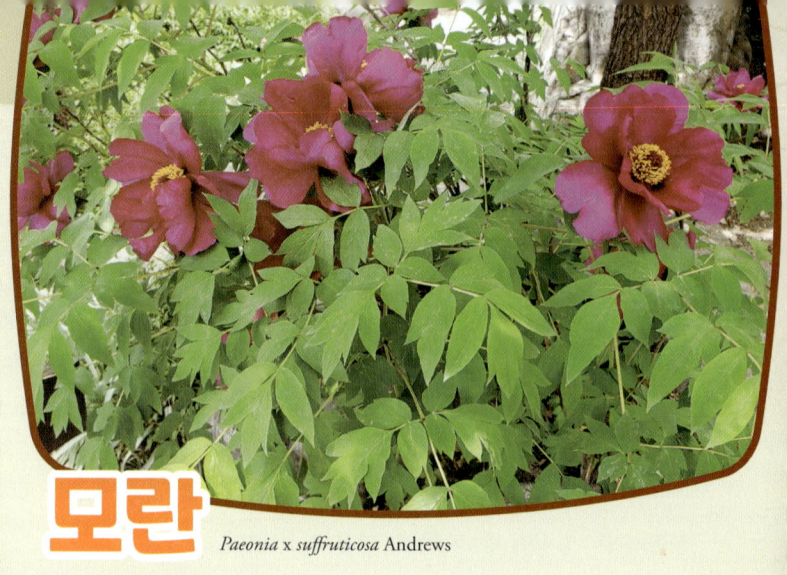

모란

Paeonia x *suffruticosa* Andrews

이 명	목단, 부귀화
한약명	목단피(牡丹皮), 목단화(牡丹花), 단피(丹皮), 목단(牡丹)
과 명	작약과(Paeoniaceae)
식물명 유래	한자 이름 '모단(牡丹)'의 발음에서 'ㄷ'이 'ㄹ'로 변한 것
식품원료 사용 가능 여부	가능(꽃잎)

생육특성 모란은 중국 원산의 낙엽 활엽 관목으로, 전국 각지에 분포하고 정원이나 꽃밭에 심어 가꾼다. 한냉지 식물이므로 오전 중에는 해를 많이 받고 여름의 서향볕을 피할 수 있는 곳이 이상적이다. 높이는 1~2m에 달하며, 줄기는 굵고 가지가 갈라지며 털이 없다. 뿌리는 굵고 튼튼하며 잔

뿌리가 적고 희다. 잎은 크고 2회 깃꼴겹잎으로 어긋나며,
크게 3부분으로 나뉘고, 작은잎은 달걀 모양 또는 피침 모
양에 보통 3개로 갈라진다. 잎의 표면에는 털이 없고 뒷면
에 잔털이 있으며 흔히 흰빛을 띤다. 잎 앞면은 녹색, 뒷면
은 연한 녹색이다. 꽃은 4~5월에 지름 15cm 이상의 큰 꽃

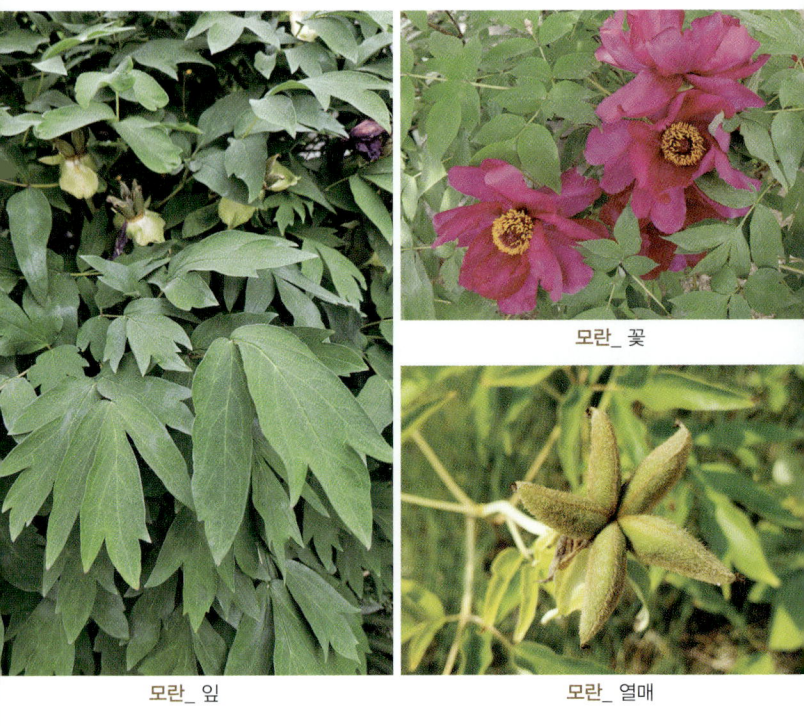

모란_ 잎

모란_ 꽃

모란_ 열매

이 가지 끝에 1송이씩 달리는데, 빛깔은 자주색이 보통이
나, 개량종은 진홍색, 분홍색, 노란색, 흰색 등으로 다양하
며 홑겹 외에 겹꽃도 있다. 꽃잎은 8개 이상이고 꽃턱이 주
머니처럼 되어 씨방을 둘러싼다. 열매는 가죽질의 골돌과이
며 짧은 털이 빽빽하게 나 있고 8~9월에 익어 가장자리에
서 터져 검은색의 둥근 종자가 나온다. 약 1,500년 전에 약
용 식물로 도입되었고, 홍색, 흰색 등 원예품종이 많다. 작
약속 식물 가운데 꽃이 크고 목본 식물이다. 뿌리껍질을 약
용하며, 목단 또는 부귀와 명예를 상징하는 꽃이라 하여 부
귀화라고도 한다.

사용부위 및 채취시기 4~5년생 뿌리껍질은 가을부터 이듬해 초
봄, 꽃은 4~5월에 채취한다. 뿌리의 잔뿌리와 흙모래를 제거
하고 뿌리껍질을 채취하여 햇볕에 말리거나, 코르크와 목심
을 제거하고 햇볕에 말린다.

작용부위 심장, 간, 신장에 작용한다.

성질과 맛 뿌리껍질은 성질이 약간 차고, 맛은 쓰고 맵다. 꽃은
성질이 평(平)하고, 맛은 쓰고 담백하며, 독성이 없다.

약리작용 항염작용, 진통·진정·항경궐·해열 등 중추 억제작용,
항균작용, 면역증강작용

효능 뿌리껍질은 한약명이 목단피(牡丹皮)이며, 열을 내리고 혈
분(血分)의 열을 식히며, 혈액순환을 원활하게 하여 어혈을 제

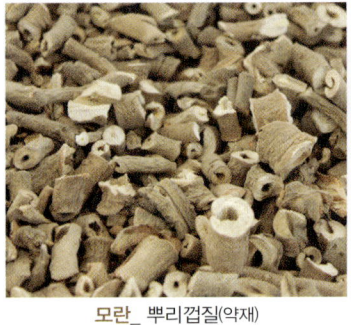
모란_ 뿌리껍질(약재)

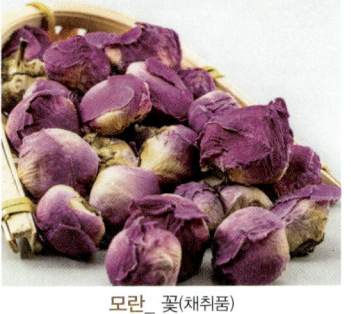
모란_ 꽃(채취품)

거하며, 진통, 진정, 항균, 지혈 등의 효능이 있어, 열사가 혈액으로 침범한 증상, 토혈, 비출혈, 혈변, 타박상, 경간(驚癇) 등을 치료한다. 또한 소염진통제, 건위제 등으로도 쓴다. 꽃은 한약명이 목단화(牡丹花)라 하여 월경을 조화롭게 하고 혈액순환을 원활하게 하는 효능이 있어, 월경불순, 경행복통(經行腹痛)을 치료한다.

약용법 말린 뿌리껍질 8~16g을 물 1L에 넣고 반으로 줄 때까지 달여서 하루 2~3회로 나누어 마신다. 말린 꽃 3~6g을 물 1L에 넣고 반으로 줄 때까지 달여서 하루 2~3회로 나누어 마신다.

주의사항 체력저하, 피로 등으로 차거나 체내의 혈(血)이 부족한 사람, 월경량이 지나치게 많은 사람이나 임산부는 주의를 요한다.

모란 **145**

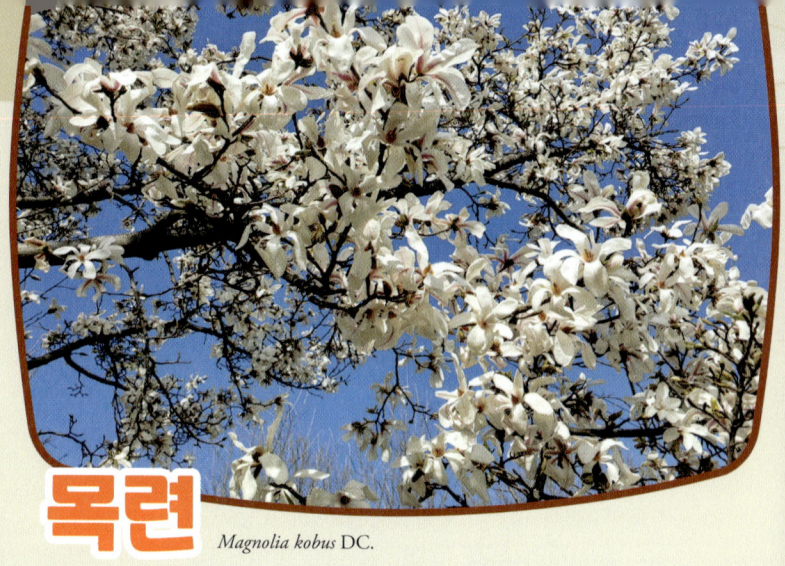

목련

Magnolia kobus DC.

이 명	영춘화, 목란, 두란, 고시부, 목남, 생정(生庭)
한약명	신이(辛荑), 신이(辛夷), 목필화(木筆花), 방목(房木), 영춘(迎春)
과 명	목련과(Magnoliaceae)
식물명 유래	한자 이름 '목련(木蓮)'에서 유래한 것으로, 나무에 피는 연꽃이라는 뜻
식품원료 사용 가능 여부	**가능**(꽃잎)

생육특성 목련은 전국 각지에 분포하는 낙엽 활엽 교목으로, 추자도, 제주도, 남부 지방에서 자생한다. 높은 산의 숲속에서 자라거나 심어 가꾼다. 양지, 음지를 가리지 않으나 음지에서는 개화와 결실이 불가능하다. 높이는 5~10m 내외이며, 줄기가 곧게 서고 가지가 많이 갈라지며, 굵고 털이 없다. 꺾

으면 향기가 난다. 나무껍질은 진갈색 또는 회백색으로 조밀하게 갈라지고, 잎눈에는 털이 없으나 꽃눈의 포에는 털이 빽빽이 난다. 원뿌리와 잔뿌리가 자란다. 잎은 길이 5~15cm, 너비 3~6cm에 넓은 달걀 모양 또는 타원형으로 끝이 급하게 뾰족해지며, 표면에는 털이 없고 뒷면은 털이 없거나 잔털이 약간 있다. 꽃은 3~4월에 흰색으로 잎보다 먼저 피는데, 꽃은 지름이 10cm 정도로 크고 긴 타원형의 꽃잎은 6~9개(백목련은 9개)이며 기부가 연한 붉은색이 돌기도 하고 향기가 있다. 열매는 원통 모양의 골돌과이며, 겉껍질은 적색을 띠고 종자는 타원형으로 9~10월에 익는다. 꽃은 약용하며, 정원수, 공원수로 심는다. 백목련과 유사하나, 목련은 6~9개의 꽃잎을 가지며 꽃의 지름이 10cm 이하로 밑부분에 연한 홍색

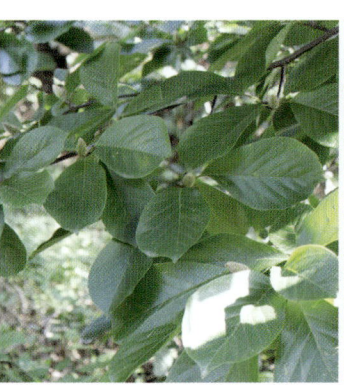

목련_ 잎

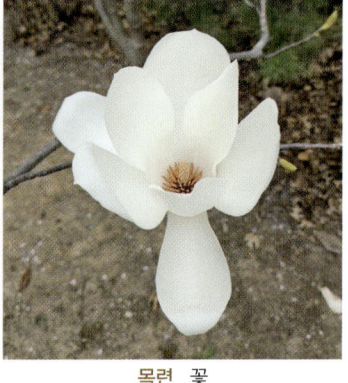

목련_ 꽃

줄이 있고 기부에 1개의 어린 잎이 붙어 있는 것이 다르다. 백목련은 꽃잎이 9개이고 흰색이나 기부에 담홍색도 없고 어린잎도 없다.

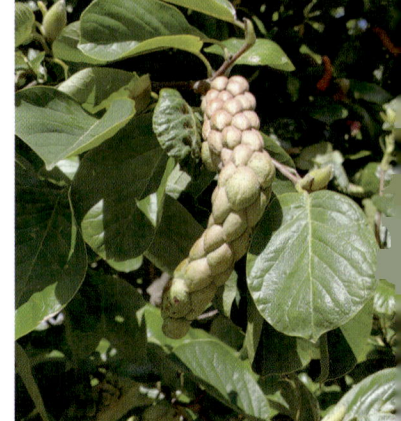

목련_ 열매

사용부위 및 채취시기 꽃봉오리는 늦겨울부터 초봄까지, 꽃은 피기 시작할 때 채취한다. 꽃이 아직 피지 않았을 때 꽃봉오리를 채취하여, 잔가지를 제거하고 그늘에서 말린다.

작용부위 폐, 위에 작용한다.

성질과 맛 성질이 따뜻하고, 맛은 맵다.

약리작용 국부 침윤마취작용, 항알레르기작용, 항염작용, 혈압강하작용, 자궁흥분작용, 항혈소판 및 항응고작용, 항미생물작용, 항균작용, 진통 및 진정작용

효능 꽃봉오리는 한약명이 신이(辛夷)이며, 풍한(風寒)의 사기(邪氣)를 없애고, 코가 막힌 것을 뚫어주는 효능이 있어, 코막힘, 축농증, 비염, 두통, 치통, 고혈압 등을 낫게 한다. 그 밖에 항진균 작용이 있으며 방향약(芳香藥)으로 쓴다. 꽃은 한약명이 옥란화(玉蘭花)이며, 생리통과 불임증을 치료한다. 목련

148

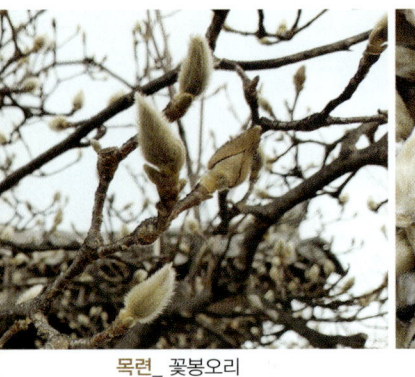

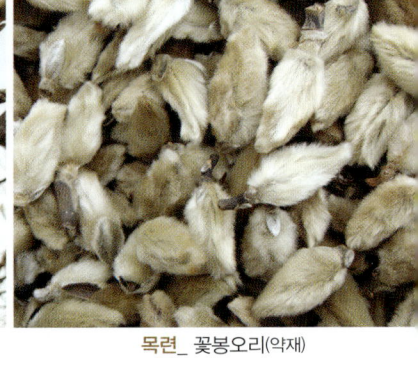

목련_ 꽃봉오리

목련_ 꽃봉오리(약재)

추출물은 퇴행성 중추신경계질환 증상을 개선하고 골질환을 예방·치료하며, 췌장암, 천식 등을 낫게 한다는 연구 결과도 있다.

약용법 말린 꽃봉오리 4~12g을 물 1L에 넣고 반으로 줄 때까지 달여서 하루 2~3회로 나누어 마신다. 외용할 경우에는 가루 내어 환부에 바른다. 말린 꽃 4~12g을 물 1L에 넣고 반으로 줄 때까지 달여서 하루 2~3회로 나누어 마신다.

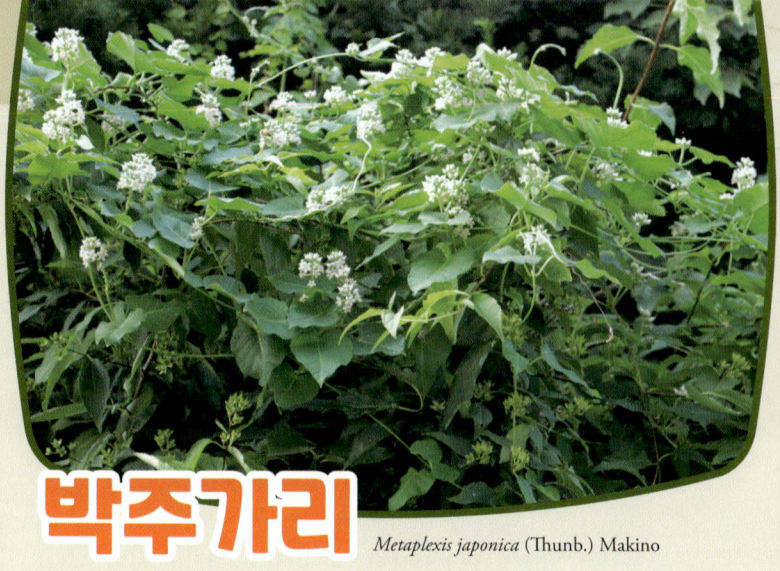

박주가리

Metaplexis japonica (Thunb.) Makino

한약명 나마(蘿藦), 환란(芄蘭), 작표(雀瓢), 고환(苦丸), 나마자(蘿藦子), 천장각(天漿殼)

과 명 박주가리과(Asclepiadaceae)

식물명 유래 '박'과 '주가리(쪼가리. 작은 조각)'의 합성어로, 열매가 박과 비슷하고 익어서 벌어진 모습이 박이 쪼개진 모습을 닮아 박의 쪼가리라는 뜻

식품원료 사용 가능 여부 식품원료 목록에 없음

생육특성 박주가리는 전국 각지에 자생하는 덩굴성 여러해살이풀로, 햇볕이 잘 드는 양지바르고 건조한 곳에서 잘 자란다. 길이는 2~4m 정도이다. 덩굴줄기는 길이가 3m 이상에 달하고 녹색이며, 자르면 젖 같은 액체가 나온다. 뿌리줄기가 길게 뻗어 번식한다. 잎은 마주나며, 길이 5~10cm, 너비

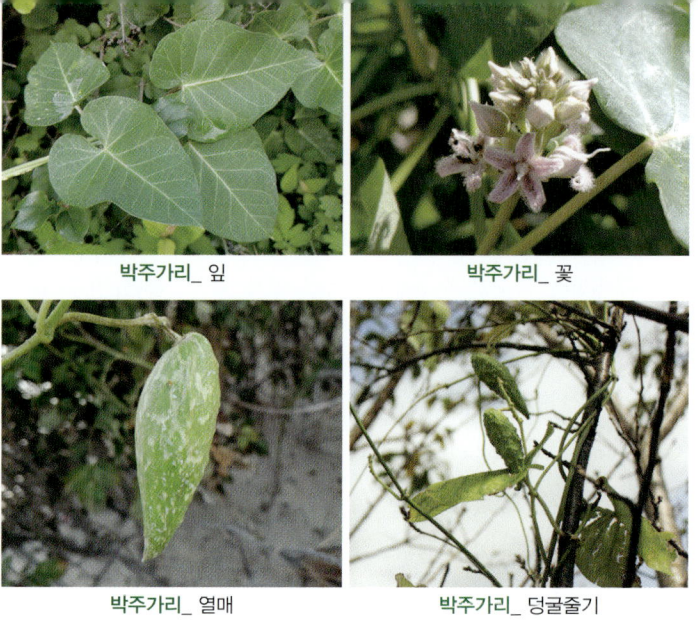

박주가리_ 잎

박주가리_ 꽃

박주가리_ 열매

박주가리_ 덩굴줄기

3~6cm에 긴 심장 모양으로 끝이 뾰족하고 가장자리가 밋밋
하다. 잎자루는 2~5cm이다. 꽃은 7~8월에 흰색 또는 옅은
자주색으로 피며, 잎겨드랑이에 총상꽃차례로 달린다. 녹색
의 꽃받침은 5갈래로 깊게 갈라진다. 꽃부리는 넓은 종 모양
이고 5개로 깊게 갈라지며 안쪽에 털이 빽빽이 나 있다. 열매
는 뿔 모양의 골돌과이며, 전면에 고르지 않은 작은 돌기가
있고, 종자는 편평한 거꿀달걀 모양이며 흰색 실 같은 갓털이
달려 있어 바람에 잘 날리고 8월에 익는다. 세계에는 수종,

박주가리 **151**

우리나라에는 1종이 분포한다. 큰조롱에 비해서 꽃은 흰색 또는 연한 자주색이며, 수평으로 퍼지는 꽃부리 갈래와 안쪽의 많은 긴 털로 구분된다. 갓털은 솜의 대용으로 인주를 만드는 데 쓰기도 한다. 박주가리와 유사한 식물로 큰조롱(*Cynanchum wilfordii*)과 하수오(*Reynoutria multiflora*)가 있다. 같은 박주가리과의 큰조롱은 한약명이 백수오(백하수오)이고 은조롱이나 하수오라고도 불리는데, 이 하수오라는 이명 때문에 마디풀과에 속하는 하수오와 혼동하기 쉽다. 큰조롱은 박주가리처럼 줄기에서 유즙이 나오며 꽃이 연한 황록색인데, 하수오는 유즙이 없으며 꽃은 흰색이다.

사용부위 및 채취시기 전초와 뿌리는 7~8월, 열매와 열매껍질은 가을에 채취한다.

작용부위 전초는 비장, 신장에 작용한다. 열매는 신장에 작용하고, 열매껍질은 간, 폐에 작용한다.

성질과 맛 전초는 성질이 평(平)하고, 맛은 달고 맵다. 열매는 성질이 따뜻하고, 맛은 달고 맵다. 열매껍질은 성질이 평(平)하고, 맛은 달고 매우며, 독성이 없다.

약리작용 항산화작용

효능 전초 또는 뿌리는 한약명이 나마(蘿藦)이며, 정(精)을 보하고 원기를 더하여 주며, 젖이 잘 나오게 하고 독소를 해독하는 효능이 있어, 단독(丹毒), 창독(瘡毒), 뱀이나 벌레 물린 상처 등의 치료와 발기불능, 신장이 허해서 오는 유정(遺精), 성행위를 지나치게 많이 하여 오는 기의 손상, 여성의 냉이나 대하, 젖이 잘 나오지 않는 증상에 사용할 수 있다. 열매는 한약명이 나마자(蘿藦子)이며, 신장을 보하고 정(精)을 더해주며, 새살을 돋게 하고 출혈을 멎게 하는 효능이 있다. 잘 익은 열매껍질은 한약명이 천장각(天漿殼)이며, 폐의 기운을 맑게 식히고 가래를 삭이며, 어혈을 제거하고 출혈을 멎게 하는

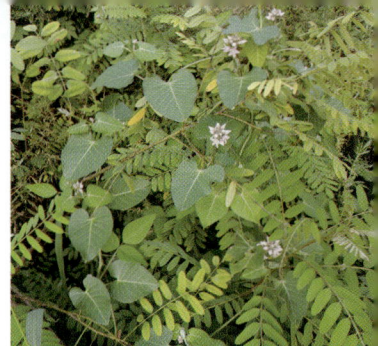

박주가리_ 지상부

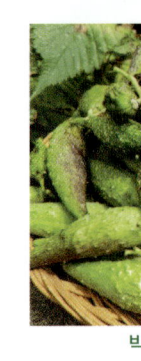

박주가리_ 열매(채취품)

효능이 있어, 해수, 백일해, 천식, 홍역 등의 치료에 쓴다.

약용법 말린 전초 또는 뿌리 15~60g을 물 1L에 넣고 끓기 시작하면 불을 약하게 줄여 1/3로 줄 때까지 달여서 하루 2회로 나누어 마신다. 말린 열매껍질 6~9g을 물 1L에 넣고 끓기 시작하면 불을 약하게 줄여 1/3로 줄 때까지 달여서 하루 2회로 나누어 마신다. 외용할 경우에는 짓찧어 환부에 붙인다.

박주가리 **153**

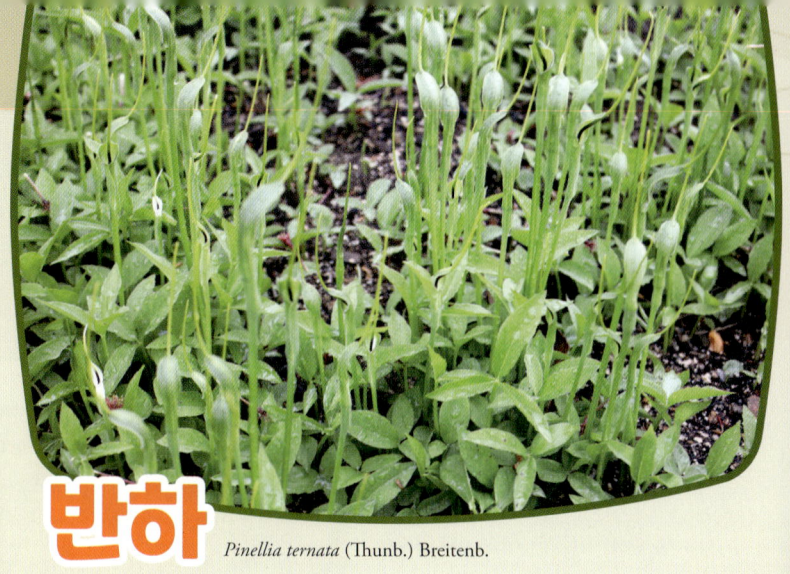

반하

Pinellia ternata (Thunb.) Breitenb.

이 명	끼무릇, 가마귀수까락, 반화, 산마, 살마
한약명	반하(半夏), 지교(地交), 수옥(水玉), 수전(守田)
과 명	천남성과(Araceae)
식물명 유래	한자 이름 '반하(半夏)'에서 유래한 것으로, 여름의 중간쯤 음력 오월에 약효가 뛰어나다는 뜻
식품원료 사용 가능 여부	식품원료 목록에 없음

생육특성 반하는 전국 각지에 분포하는 여러해살이풀로, 물 빠짐이 좋은 양지나 반음지의 밭에서 자란다. 햇빛이 잘 드는 경작지 주변이나 숲 가장자리의 습한 곳에서 잘 자란다. 토질은 가리지 않고 산기슭의 산, 개간지 등 어떤 곳이든 재배가 가능하다. 높이는 20~40cm이고, 지름 1~2cm 정도의 땅

속 덩이줄기에서 1~2개의 잎이 나온다. 잎은 3개의 작은잎으로 된 겹잎이며 잎자루는 길이가 10~20cm이고, 밑부분이나 위쪽에 1개의 살눈이 달린다. 작은잎은 길이 3~12cm, 너비 1~5cm에 긴 타원형 또는 선상 피침 모양으로 잎자루가 거의 없으며 가장자리가 밋밋하다. 꽃은 5~7월에 노란빛을 띤 흰색으로 피며, 육수꽃차례 밑부분에 암꽃이 달리고 윗부분에

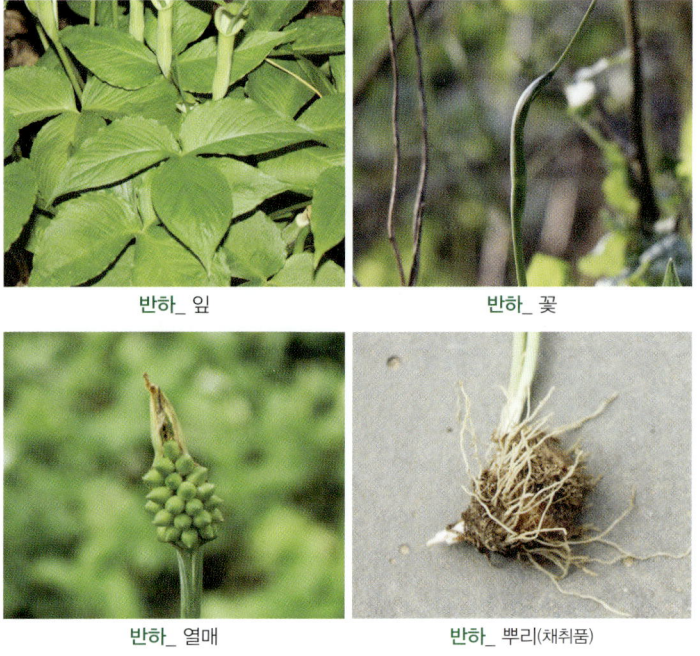

반하_ 잎

반하_ 꽃

반하_ 열매

반하_ 뿌리(채취품)

는 수꽃이 달리는데, 수꽃은 대가 없는 꽃밥만으로 이루어져 있다. 꽃줄기는 가늘고, 높이 20~40cm다. 불염포(꽃덮개)는 녹색으로 끝이 자색을 띠기도 한다. 열매는 녹색의 작은 장과이며 8~10월에 맺힌다. 가련한 자태를 하고 있으며 이것이 자라는 때가 여름 중간이라 하여 반하(半夏)라고 하는, 계절감을 느끼게 하는 반가운 풀로서 성질도 강건하다. 간혹 꽃대의 안쪽에 자색을 띤 것을 '자색반하'라고 부르는데 아름다운 품종이다. 대반하는 잎이 3갈래로 깊게 갈라지는데 비해, 반하는 작은잎이 3장으로 완전히 나누어지며 전체적으로 작아 구분된다.

사용부위 및 채취시기 덩이줄기를 여름철과 가을철에 채취하여, 씻어서 겉껍질과 수염뿌리를 제거하고 햇볕에 말린다.

작용부위 폐, 비장, 위에 작용한다.

성질과 맛 성질이 따뜻하고, 맛은 맵고, 독성이 있다.

약리작용 진토작용(법제반하), 최토작용(생반하), 진해거담작용, 항암작용, 조기 임신 길항작용, 항부정맥작용, 항궤양작용

효능 덩이줄기는 습을 말리고 가래를 삭이며, 기가 치밀어오르는 것을 내려 구토를 멈추게 하며, 가슴이 걸리고 뭉친 것을 풀어주며 종기를 가라앉히는 등의 효능이 있어, 오심, 구토, 반위(反胃), 기침, 가래, 어지럼증, 가슴이 두근거리면서 불안해하는 증상, 급성 위염, 구안와사, 반신불수, 간질, 경

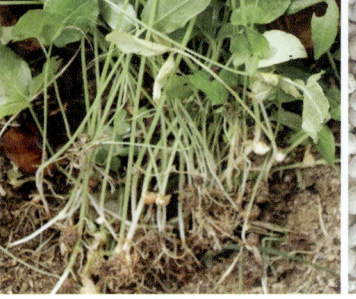

반하_ 전초(채취품)

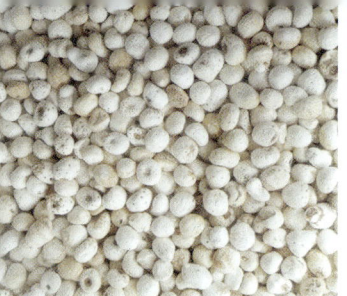

반하_ 덩이줄기(약재)

련, 부스럼이나 종기 등을 낫게 한다.

약용법 말린 덩이줄기 4~12g을 물 1L에 넣고 1/3로 줄 때까지 달여서 하루 2~3회로 나누어 마신다. 처방에 따라 다른 약재와 배합하여 사용한다.

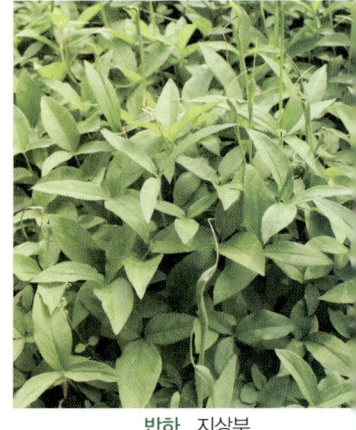

반하_ 지상부

주의사항 초오, 오두류의 약물과는 함께 쓰지 않는다. 진액 손상으로 인한 갈증이 심한 사람은 복용에 주의한다. 독성이 있으므로 반드시 정해진 방법에 따라 포제하여 사용해야 한다. 쪼개서 혀끝에 댔을 때 톡 쏘는 느낌이 없을 때까지 물에 담가 독성을 제거한다. 또는 생강 달인 물이나 백반 녹인 물에 끓여서 포제하여 쓰는데, 사용할 때에는 전문가의 지도를 받아야 한다. 독성이 있으므로 전문가의 상담 없이 함부로 복용해서는 안 된다.

반하 157

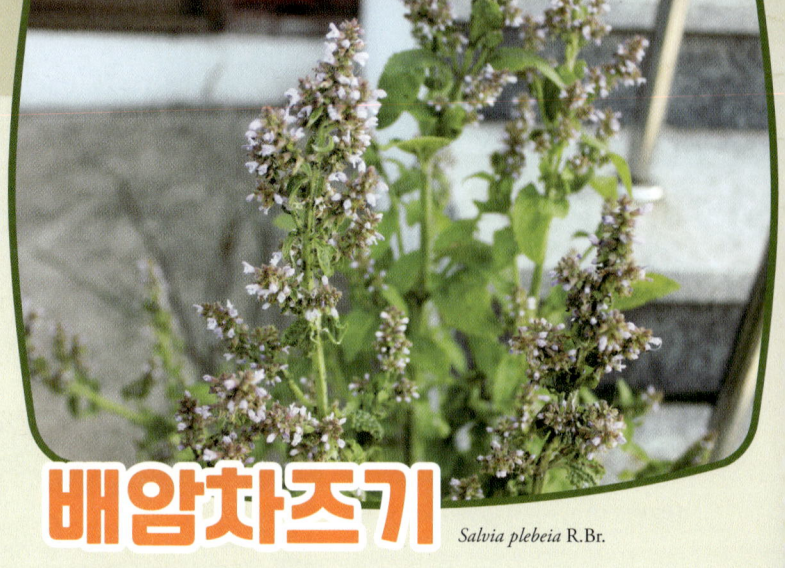

배암차즈기

Salvia plebeia R.Br.

이 명 배암차즈키, 뱀차즈기, 배암배추, 뱀배추, 곰보배추
한약명 여지초(荔枝草), 수양이(水羊耳), 과동청(過冬靑), 천명정(天明精)
과 명 꿀풀과(Labiatae)
식물명 유래 '배암(뱀)'과 '차즈기(소엽)'의 합성어로, 뱀이 자주 나타나는 들녘에서 자라거나, 꽃이 뱀을 닮았다는 뜻 또는 차즈기와 비슷하지만 쓰임새가 그보다 못하다는 뜻
식품원료 사용 가능 여부 가능(잎)

생육특성 배암차즈기는 전국 각지에 자생하는 두해살이풀로, 산과 들의 습지에서 자란다. 고도가 낮은 지역의 약간 습기 있는 들판, 논둑이나 개울가 등 습지에서 자란다. 높이는 30~70cm이고, 줄기가 네모지며 곧게 서고 아래를 향한 잔털

이 빽빽이 나 있다. 뿌리잎은 모여나서 지면으로 퍼지지만 겨울을 나고 꽃이 필 때쯤 말라 없어진다. 줄기잎은 마주나고, 길이 3~6cm, 너비 1~2cm에 긴 타원형으로 끝이 둔하며 밑부분이 뾰족하고 가장자리에 둔한 톱니가 있다. 꽃은 5~7월에 연한 자주색으로 피며, 줄기 윗부분의 잎겨드랑이에 총상꽃차례로 달린다. 꽃부리는 입술 모양이며, 꽃받침에 털과 샘점이 있다. 열매는 넓은 타원형으로 4개의 분과이며 짙은 갈색으로 익는다.

사용부위 및 채취시기 전초를 6~7월에 채취한다.

작용부위 폐, 위에 작용한다.

성질과 맛 성질이 시원하고, 맛은 쓰고 매우며, 독성이 없다.

약리작용 항미생물작용, 지해평천작용

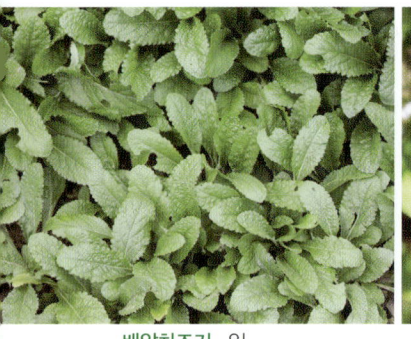

배암차즈기_ 잎

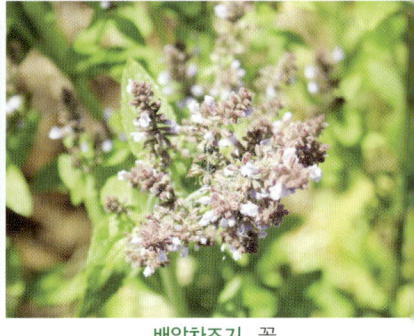

배암차즈기_ 꽃

효능 전초는 열을 내리고 열
독을 해독하며, 혈분(血分)
의 열을 내리고 어혈을 제거
하며, 소변이 잘 나오게 하
여 부종을 없애는 효능이 있
어, 기침, 가래, 감기, 편도
염, 폐결핵, 토혈, 혈뇨, 치
질, 국부 종기, 타박상, 피부
병, 복수(腹水), 단백뇨 등을
치료한다. 생리불순, 냉증,
자궁출혈, 자궁염 등의 여성
질환에도 쓴다.

약용법 말린 전초 9~30g(생것
은 15~60g)을 물 1L에 넣고
1/3로 줄 때까지 달여서 하
루 2~3회로 나누어 마신다.
가루나 환으로 만들어 복용
하기도 한다. 외용할 경우에
는 짓찧어 환부에 바른다.
또는 즙을 내어 입안에 머금
거나 귀에 떨어뜨려 넣거나,
달인 물로 씻어낸다.

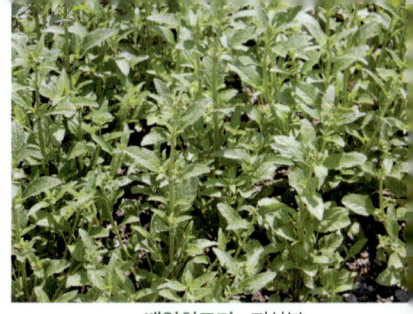

배암차즈기_ 지상부

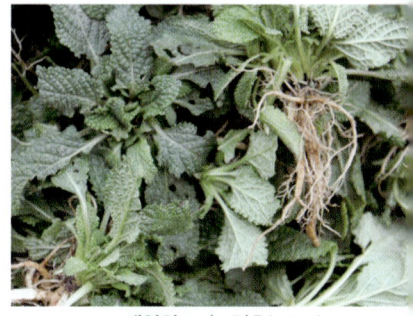

배암차즈기_ 전초(채취품)

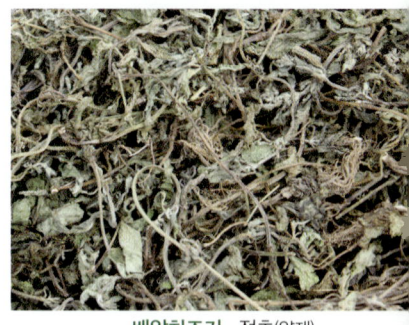

배암차즈기_ 전초(약재)

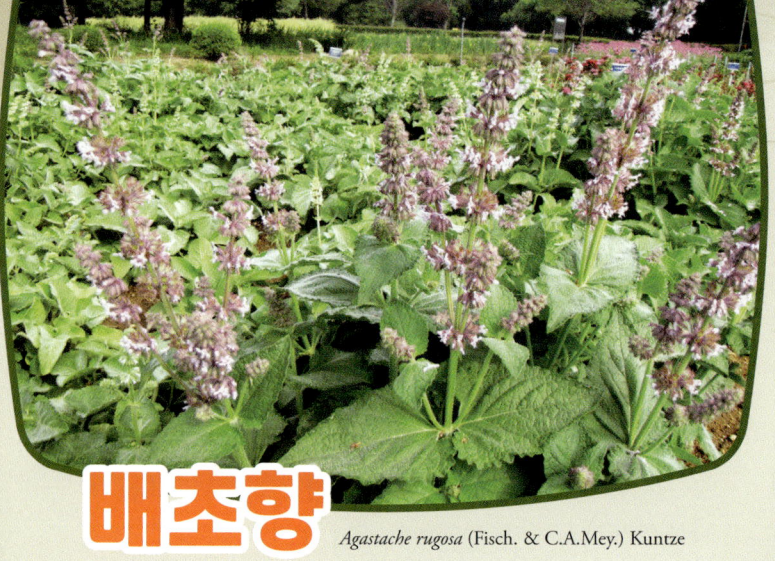

배초향

Agastache rugosa (Fisch. & C.A.Mey.) Kuntze

이 명	방앳잎, 방아잎, 중개풀, 방애잎, 방아풀
한약명	곽향(藿香), 배초향(排草香), 토곽향(土藿香), 두루자향(兜婁麥香)
과 명	꿀풀과(Labiatae)
식물명 유래	한자 이름 '배초향(排草香)'에서 유래한 것으로, 다른 풀의 향기를 밀쳐낼 정도로 그 향기가 강하다는 뜻
식품원료 사용 가능 여부	**가능**(잎), **제한적 사용**(지상부)

생육특성 배초향은 전국 각지에 분포하는 여러해살이풀로, 산과 들의 부엽질이 풍부한 양지나 반그늘에서 자란다. 햇볕이 잘 들고 다소 습한 보수력이 있는 비옥한 땅이 좋다. 그늘진 곳에서는 향기가 옅어진다. 높이는 40~100cm이고, 줄기는 곧게 서며 네모지고 윗부분에서 가지가 갈라진다.

배초향 **161**

줄기 표면에는 잔털이 적거나 없으며 단면의 중앙에는 흰색의 부드러운 속심이 있다. 잎은 마주나며, 길이 5~10cm, 너비 3~7cm에 달걀상 심장 모양으로 끝이 뾰족하고 가장자리에 둔한 톱니가 있다. 잎의 표면에는 털이 없으며, 뒷면에 약간의 털과 흰빛을 띠는 것도 있다. 꽃은 7~9월에 자주색으로 피며, 입술 모양의 꽃이 원줄기와 가지 끝에 이삭 모양 윤산꽃차례에 촘촘하게 달린다. 향기가 있다. 거꿀달걀 모양의 타원형 열매는 삼릉과상의 분과로 10~11월에 익는데, 짙은 갈색의 씨방에 미세한 종자가 많이 들어 있다. 풀 전체에서 특유의 향기가 진하게 난다. '방아잎' 또는 '깨나물'이라고도 하며, 전체에서 강한 향기를 풍기는 방향성

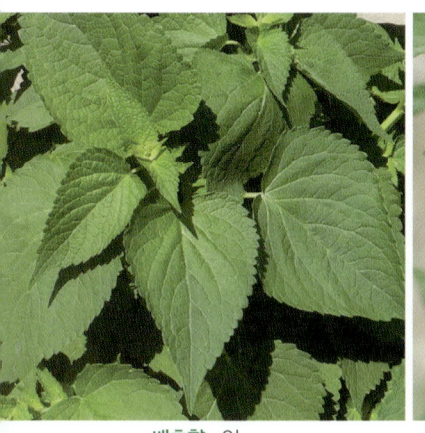

배초향_ 잎

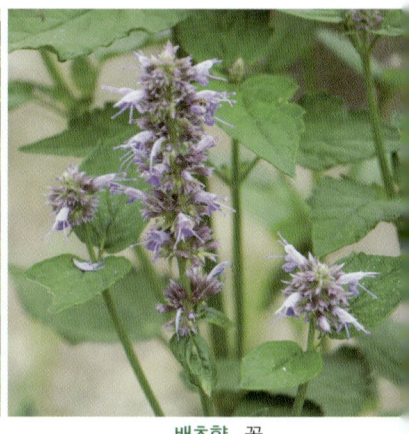

배초향_ 꽃

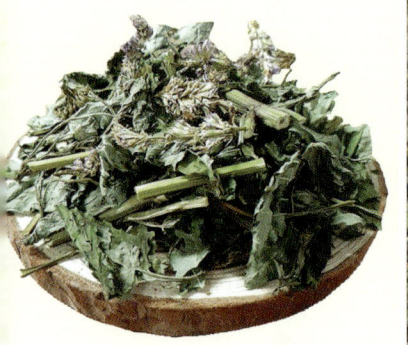

배초향_ 지상부(채취품)　　　　　　　　**배초향**_ 지상부(약재)

식물이다. 향유속의 꽃차례는 축을 중심으로 한쪽에 붙는
특징이 있어 배초향속과 구분된다.

사용부위 및 채취시기　지상부를 6~7월에 가지와 잎이 무성할
때 채취하여, 낮에는 햇볕에 내놓고 밤에는 들여놓기를 마를
때까지 반복한다.

작용부위　폐, 위, 비장에 작용한다.

성질과 맛　성질이 약간 따뜻하고, 맛은 맵고, 독성이 없다.

약리작용　항균작용, 항스피로헤타작용(항나선상균작용), 항바이
러스작용

효능　지상부는 서병(暑病)을 낮게 하고 표증(表證)을 풀어주며,

배초향 **163**

상초(上焦)에 있는 습을 제거하고 위기(胃氣)를 조화시키는 효능이 있다. 방향성 향기가 있어 건위, 진통, 소화를 돕고 감기 등에 효과가 있다. 또한 습사를 없애고 중초를 조화롭게 하며, 구토를 멎게 하고 표사(表邪)를 흩어지게 하며 더위 먹은 것을 낫게 한다. 그 밖에 복부팽만, 식욕부진, 설사, 설태가 두텁게 끼는 증상 등에도 사용한다.

약용법 말린 지상부 6~10g을 물 1L에 넣고 끓기 시작하면 불을 약하게 줄여 1/3로 줄 때까지 달여서 하루 동안 나누어 마신다. 가루나 환으로 만들어 복용하기도 한다. 민간요법으로 옴이나 버짐에는 달인 물에 환부를 30분간 담그고, 구취가 날 때에는 달인 액으로 양치를 한다.

주의사항 진한 향기와 따뜻하고 매운 성질 때문에 음기를 손상하고 기를 소모할 우려가 있으므로, 혈액이 부족하거나 건조한 경우, 또는 음기가 부족한 경우에는 사용을 피한다. 오래 끓이는 것은 좋지 않다. 중국에서는 배초향과 비슷한 효능으로 꿀풀과의 여러해살이풀인 광곽향[廣藿香, *Pogostemon cablin* (Blanco.) Benth.]을 사용한다.

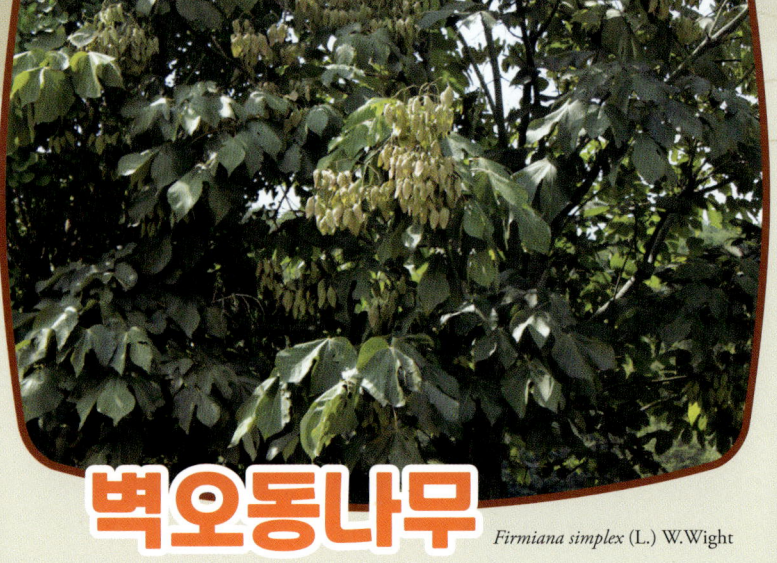

벽오동나무

Firmiana simplex (L.) W.Wight

이 명 벽오동, 청오동나무

한약명 오동자(梧桐子), 오동근(梧桐根), 오동백피(梧桐白皮), 오동엽(梧桐葉), 오동화(梧桐花)

과 명 벽오동과(Sterculiaceae)

식물명 유래 한자 이름 '벽오동(碧梧桐)'에서 유래한 것으로, 나무줄기에서 푸른빛이 나고 오동나무의 잎과 비슷하다는 뜻

식품원료 사용 가능 여부 가능(씨앗)

생육특성 벽오동나무는 중국과 인도차이나 원산의 낙엽 활엽 교목으로, 남부 지방의 과수원 주위에 심거나 가로수로 심는다. 내한성이 약해 중부내륙에서는 1년생 지상부가 종종 동해를 받으나 연수가 경과하면 추위에 강해진다. 높이

는 10~15m 정도이고, 굵은 가지가 벌어지며 나무껍질은 녹색이다. 잎은 어긋나고 가지 끝에서는 모여나며, 넓은 달걀 모양에 가장자리가 3~5개로 갈라지고 밑부분은 심장 모양이며 끝이 날카롭다. 어릴 때에는 표면에 털이 나 있다가 시간이 지나면 없어진다. 잎자루는 잎의 길이와 거의 같거나 잎보다 길다. 꽃은 암수한그루로 6~7월에 피는데 담황색이고, 하나의 원추꽃차례에 암꽃과 수꽃이 함께 달린다. 꽃잎은 없고, 5장의 꽃받침조각은 긴 타원형이며 뒤로 젖혀진다. 열매는 골돌과이며, 익기 전에 5개로 벌어져서 쭈글쭈글한 둥근 종자가 드러나고 10월에 성숙한다. 줄기의 나무껍질이 벽색으로 나타나기 때문에 벽오동이라 한다. 생장 속도는 어릴 때는 빠르나 자람에 따라 보통이다. 목재의 변

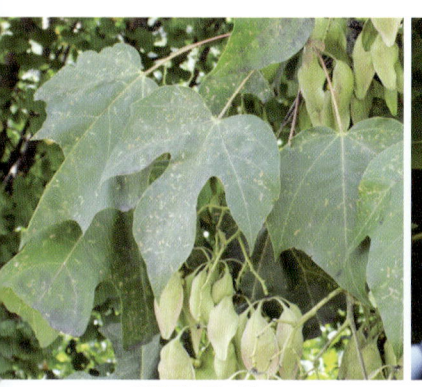

벽오동나무_ 잎

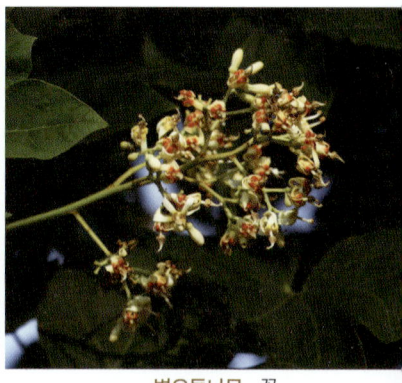

벽오동나무_ 꽃

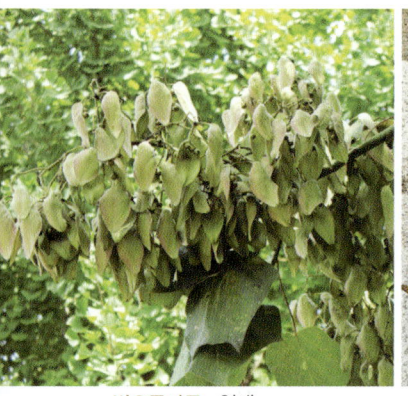
벽오동나무_ 열매

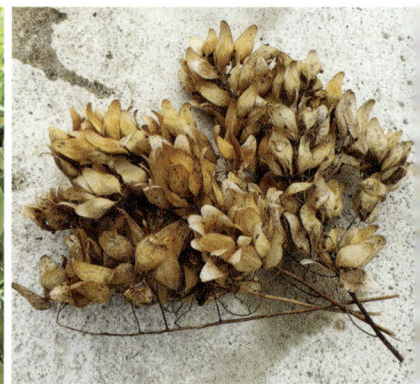
벽오동나무_ 열매(채취품)

재는 담황백색, 심재는 담황갈색으로 뚜렷이 구분되지는 않으나 나이테는 뚜렷하다. 관상용으로 심고, 목재는 가구용, 나무껍질은 섬유용, 종자는 약차로 마신다.

사용부위 및 채취시기 종자는 9~10월에 열매가 익었을 때, 뿌리는 9~10월, 나무껍질은 가을·겨울, 잎은 여름, 꽃은 6~7월에 채취한다.

작용부위 종자는 심장, 폐, 신장에 작용한다. 잎은 간, 심장, 신장에 작용한다.

성질과 맛 종자와 꽃은 성질이 평(平)하고, 맛은 달다. 뿌리는 성질이 평(平)하고, 맛은 달고, 독성이 없다. 나무껍질은 성질이 시원하고, 맛은 달고 쓰다. 잎은 성질이 차고, 맛은 쓰고, 독성이 없다.

약리작용 혈압강하작용, 지혈작용, 진정작용

효능 종자(씨)는 한약명이 오동자(梧桐子)이며, 기를 순조롭게 소통시키고 위기(胃氣)를 조화시키며, 비장을 튼튼하게 하고 음식물을 소화시키며 지혈의 효능이 있어, 위통, 식체를 치료하고 고환이나 음낭이 커지면서 아랫배가 켕기고 아픈 병증과 어린아이의 구내염 등을 치료한다. 뿌리는 한약명이 오동근(梧桐根)이며, 풍사(風邪)와 습사(濕邪)를 제거하고, 월경을 순조롭게 하고 출혈을 멎게 하며, 독소를 해독하고 부스럼을 치료하는 효능이 있어, 타박상, 류머티즘에 의한 관절통, 월경불순, 장풍하혈 등을 치료한다. 나무껍질은 한약명이 오동백피(梧桐白皮)이며, 풍사(風邪)와 습사(濕邪)를 제거하고, 혈액순환을 원활하게 하고 경락을 잘 통하게 하는 효능이 있어, 타박상, 류머티즘에 의한 마비통, 이질, 단독(丹毒), 월경불순 등을 치료한다. 잎은 한약명이 오동엽(梧桐葉)이며, 풍사(風邪)와 습사(濕邪)를 제거하고, 독소를 해독하고 부은 종기나 상처를 없애며 혈압을 내리는 효능이 있어, 류머티즘에 의한 동통, 마비, 창상출혈, 종기, 고혈압 등을 치료한다. 꽃은 한약명이 오동화(梧桐花)이며, 하초(下焦)의 습을 제거하고 부종을 없애며, 열을 내리고 열독을 해독하는 효능이 있어, 부종, 화상 등

을 치료한다. 외용할 경우에
는 가루 내어 환부에 바른다.

약용법 말린 종자 3~9g을 물
1L에 넣고 반으로 줄 때까
지 달여서 하루 2~3회로 나
누어 마신다. 외용할 경우
에는 약간 태워 가루로 만들
어서 환부에 바른다. 뿌리
(9~15g), 나무껍질(10~30g),
잎(10~30g), 꽃(6~15g)도 같
은 방법으로 사용한다.

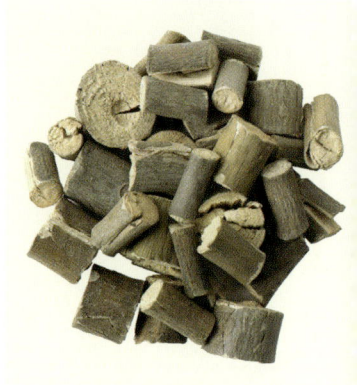

벽오동나무_ 가지(채취품)

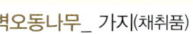 생으로 먹는 것은 무익하고, 너무 많이 먹으면 귀가 먹먹해진다.

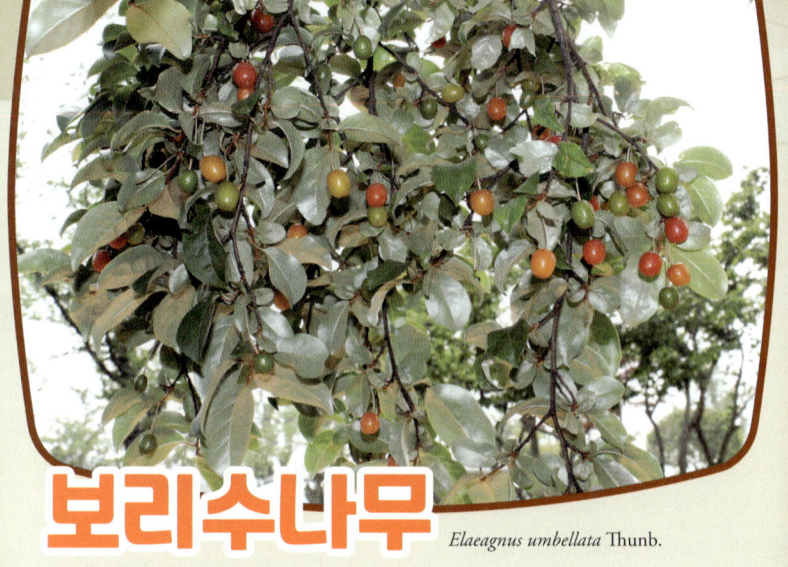

보리수나무

Elaeagnus umbellata Thunb.

이 명	볼네나무, 보리장나무, 보리화주나무, 보리똥나무, 산보리수나무, 벌레낭, 볼레낭
한약명	우내자(牛奶子), 호퇴자(胡頹子), 호퇴자엽(胡頹子葉), 호퇴자피(胡頹子皮)
과 명	보리수나무과(Elaeagnaceae)
식물명 유래	열매의 과육을 먹고 남은 씨앗이 보리를 닮은 나무라는 뜻
식품원료 사용 가능 여부	**가능**(잎, 열매)

생육특성 보리수나무는 평안남도 이남에 분포하는 낙엽 활엽 관목으로, 산기슭의 풀밭 또는 숲 가장자리, 계곡 주변에서 자생한다. 관상용으로 정원에 심기도 한다. 양지에서도 잘 자라며 전국적으로 재배가 가능하고 습지에서 잘 자란다. 높이는 3~4m이다. 가지가 많이 갈라지고, 가시가 있으며, 일년

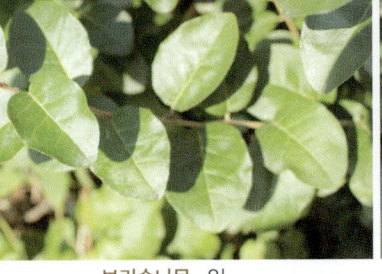

보리수나무_ 잎

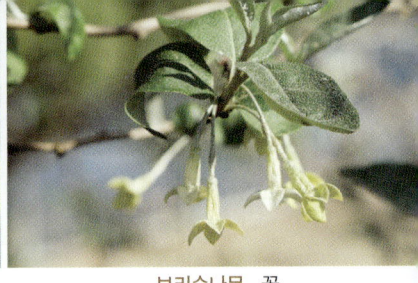

보리수나무_ 꽃

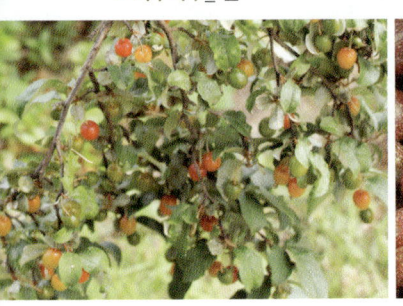

보리수나무_ 열매

보리수나무_ 열매(채취품)

생 가지는 은백색 또는 갈색이다. 곁뿌리가 잘 발달되어 있다. 잎은 어긋나고, 길이 3~7cm, 너비 1~3cm에 긴 타원형으로 잎끝이 짧고 뾰족하며 가장자리가 말려서 오그라들고 톱니가 없다. 잎은 가을에 떨어지며, 앞면은 은빛이 나는 녹색이고 뒷면은 은빛이 나는 흰색이다. 꽃은 5~6월에 피는데, 새 가지의 잎겨드랑이에 산형꽃차례로 달리며, 처음에는 흰색이다가 연한 노란색으로 변하고 방향성 향기가 있다. 열매는 장과로 지름 0.6~0.8cm이며 둥글고 9~10월에 옅은 붉은

색으로 익는다. 겉면이 갈
색 또는 은색의 비늘털로
덮여 있다. 다른 보리수나
무속 식물들과 달리 꽃은
봄에 피고, 열매는 둥근 모
양으로 가을에 익는다. 맹
아력이 강하다.

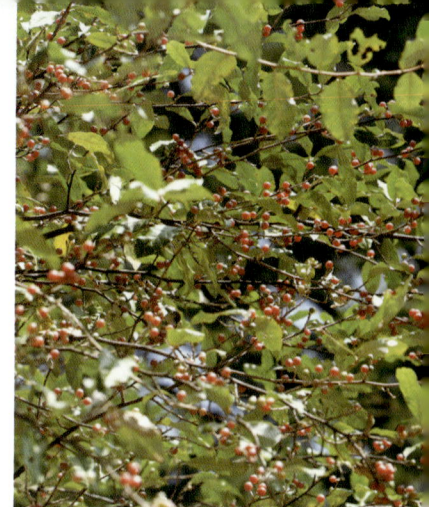

보리수나무_ 나무모양

사용부위 및 채취시기 뿌리는
겨울부터 이듬해 봄, 잎은
여름, 열매는 가을에 채취
한다.

작용부위 폐, 비장, 대장에 작용한다.

성질과 맛 성질이 시원하고, 맛은 쓰고 시다.

약리작용 항산화작용, 항염작용, 항균작용, 항종양작용

효능 뿌리와 잎, 열매는 한약명이 우내자(牛奶子)이며, 열을 내
리고 기침을 멈추게 하며, 하초(下焦)의 습을 제거하고 독소를
해독하는 효능이 있어, 해수, 하리, 이질, 임병, 붕루와 대하
를 치료한다.

약용법 말린 약재 15~30g(열매는 3~9g)을 물 1L에 넣고 반으
로 줄 때까지 달여서 하루 2~3회로 나누어 마신다.

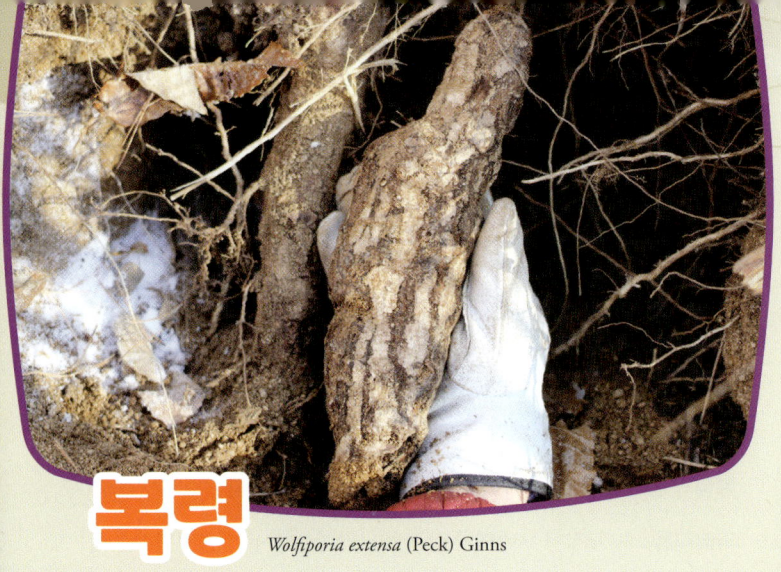

복령

Wolfiporia extensa (Peck) Ginns

한약명 복령(茯苓), 백복령(白茯苓), 적복령(赤茯苓), 복신(茯神), 복령피(茯苓皮), 복토(茯
兎), 운령(雲苓), 송령(松苓)

과　명 구멍장이버섯과(Polyporaceae)

식물명 유래 한자 이름 '복령(茯苓)'에서 유래한 것으로, 소나무의 신령(神靈)스러운 것
이 땅속 깊이 잠복(潛伏)하여 있다는 뜻

식품원료 사용 가능 여부 제한적 사용(균핵)

생육특성 복령은 한반도 전역에 생육한다. 벌채한 지 3~10년
된 땅속 10~30cm 깊이의 소나무, 드물게는 참나무류의 뿌리
에서 기생하여 성장하는 균핵이다. 균핵은 구형이거나 울퉁
불퉁하여 형체가 일정하지 않고, 지름은 보통 10~30cm이나
30cm 이상, 무게 1kg 이상까지 성장하는 것도 있다. 표면은

회갈색이나 적갈색이고, 속은 회백색의 육질로 되어 있다. 포자는 긴 타원형이며 흰색을 띠고 표면은 평활하다. 내부에 소나무 뿌리가 남아 있는 것은 복신, 뿌리가 없어지고 속이 흰 것은 백복령, 붉은 것은 적복령이라고도 한다.

사용부위 및 채취시기 균핵은 연중 수시로 채취할 수 있다. 균핵의 흙을 털고 겉껍질을 벗긴 다음 일정한 크기로 잘라서 햇볕에 말린다.

작용부위 심장, 폐, 비장, 신장에 작용한다.

성질과 맛 성질이 평(平)하고, 맛은 달고 담백하다.

약리작용 이뇨작용, 면역증강작용, 항종양작용, 진정작용, 항균작용

효능 소나무 뿌리의 균핵은 소변이 잘 나오게 하여 인체 내의 습을 배출시키며, 비장을 튼튼하게 하고 심장을 편안하게 하는 효능이 있다. 소변을 원활하게 하여 부종, 요도염, 방광염 등에 사용하는데, 위장을 튼튼하게 하고 정신을 안정시키는 효능이 있어 몸이 약한 사람에게 좋다. 따라서 인삼, 황기, 백출, 감초 등과 배합하면 위장이 약하여 소화가 안 되고 설사하는 증상을 치료할 수 있다. 또한 담음으로 인한 해수, 구토, 신경과민에 의한 건망증, 유정, 심장부종에도 쓴다. 그 밖에 항균, 항종양, 혈당강하, 면역증강, 심장수축력 증가 작용과 궤양 예방 효과 등이 보고되었다.

약용법 자연산 복령은 7월부터 이듬해 3월 사이에 채취하고, 인공 재배한 복령은 종균을 접종한 2년 후 7~8월에 채취하여 사용한다. 말린 복령 10~15g을 다른 약초와 배합하여 달여서 마시거나 가루나 환으로 만들어 한 번에 복용한다. 소변이 자주 마렵고 요실금이 있을 때에는 같은 양의 백복령과 산약을 가루 내어 묽은 미음으로 만들어 먹는다.

주의사항 정기(正氣)가 허해 속이 찬 증후로 인한 유정이나 소변을 자주 보는 사람은 복용에 주의한다.

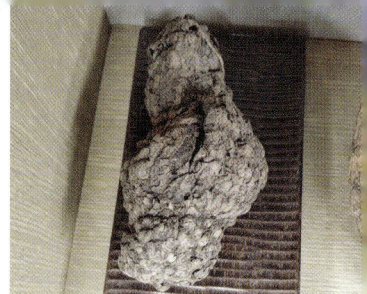

복령_ 균핵(채취품)

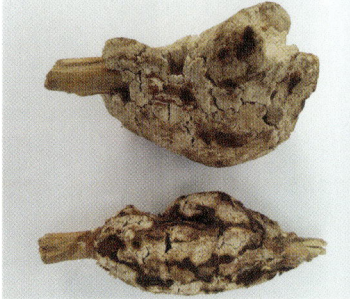

복령_ 복신(채취품)

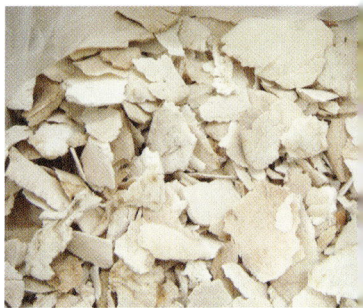

복령_ 균핵(약재)

복령 175

복분자딸기

Rubus coreanus Miq.

이 명	곰딸, 곰의딸, 복분자딸, 복분자, 고무딸
한약명	복분자(覆盆子), 복분자근(覆盆子根), 복분자경엽(覆盆子莖葉), 복분(覆盆), 오포자 (烏藨子), 삽전포과(揷田泡果)
과 명	장미과(Rosaceae)
식물명 유래	한자 이름 '복분자(覆盆子)'와 고유어 '딸기'의 합성어로, 열매를 먹으면 오줌 줄기가 너무 세어 요강(동이)을 뒤엎을 정도로 정력과 신장을 좋게 한다는 뜻 또는 열매의 모양이 동이를 엎어놓은 것과 비슷하다는 뜻
식품원료 사용 가능 여부	**가능**(열매)

생육특성 복분자딸기는 중부와 남부 지방에 분포하는 낙엽 활엽 관목으로, 산기슭 양지, 숲 가장자리 쪽에 자생하거나 재배하기도 한다. 높이는 1~3m 정도이고, 줄기는 곧게 서

지만 끝이 휘어져 땅에 닿으면 뿌리를 내리며, 나무껍질은 자줏빛을 띠는 붉은색에 백분(白粉)으로 덮여 있고 갈고리 모양의 가시가 나 있다. 잎은 어긋나고 5~7개의 작은잎으로 된 깃꼴겹잎이며, 작은잎은 길이 3~7cm에 달걀 모양으로 끝이 뾰족하고 가장자리에는 불규칙하고 예리한 톱니가 있다. 잎의 표면과 뒷면의 맥 위에 솜털이 나 있고, 잎자루에는 굽은 가시가 있다. 꽃은 5~6월에 연홍색으로 피는데, 가지 끝이나 잎겨드랑이에 산방 또는 겹산형꽃차례로 달린다. 꽃자루에도 굽은 가시와 회색 털이 있다. 열매는 달걀 모양의 취과이며, 7~8월에 붉게 익지만 점차 검게 된다. 하얀 분을 쓴 듯한 줄기는 낙엽이 진 후 더욱 돋보이고 황폐지나 사방지의 1차 천이 계열이며 맹아력이 강하다.

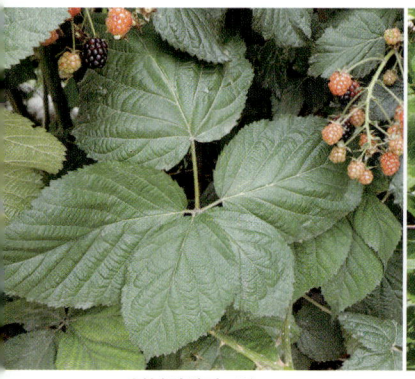

복분자딸기_ 잎

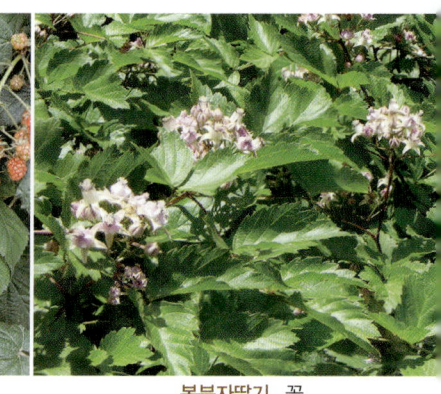

복분자딸기_ 꽃

사용부위 및 채취시기 덜 익은 열매는 7~8월, 뿌리는 연중 수시, 줄기와 잎은 봄부터 가을에 채취한다. 열매가 녹색에서 녹황색으로 변할 때 채취하여, 꼭지와 잎을 제거하고 끓는 물에 약간 데치거나 약간 찐 다음 꺼내어 말린다.

작용부위 간, 신장, 방광에 작용한다.

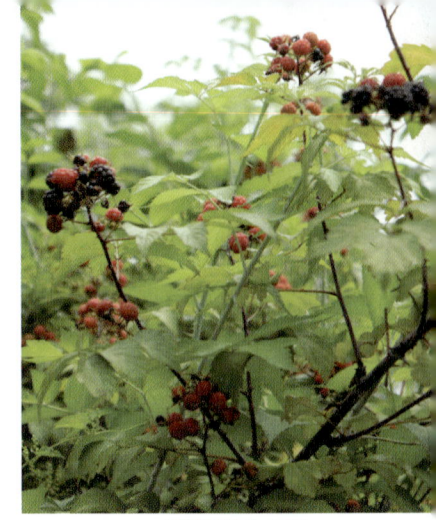
복분자딸기_ 열매

성질과 맛 열매는 성질이 따뜻하고, 맛은 달고 시다. 뿌리는 성질이 평(平)하고, 맛은 쓰며, 독성이 없다. 줄기와 잎은 성질이 평(平)하고, 맛은 약간 시고 짜며, 독성이 없다.

약리작용 항균작용, 항미생물작용, 항종양작용, 에스트로겐 유사작용

효능 덜 익은 열매는 한약명이 복분자(覆盆子)이며, 신장의 기능을 돕고 정(精)을 튼튼히 하여 소변을 다스리며, 간 기능을 길러주어 눈을 밝게 하고, 혈기가 왕성하게 하는 효능이 있어, 정력감퇴, 발기불능, 유정 등을 낫게 한다. 열매 추출물은 기억력과 비뇨기능 개선, 골다공증, 우울증, 치매 등의 예

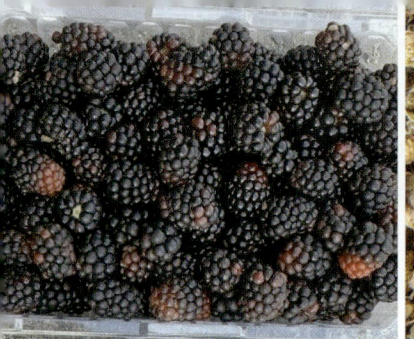

복분자딸기_ 열매(채취품)

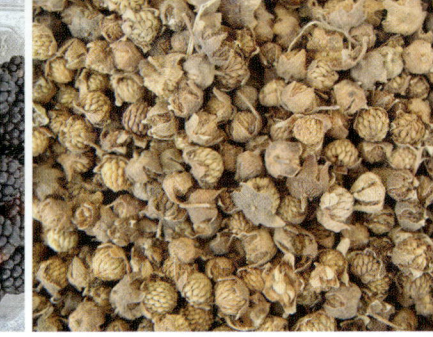

복분자딸기_ 열매(약재)

방 및 치료 효과도 인정되고 있다. 뿌리는 한약명이 복분자근 (覆盆子根)이며, 혈액순환을 원활하게 하고 출혈을 멎게 하여, 타박상, 비출혈, 토혈, 월경불순 등을 치료한다. 줄기와 잎은 한약명이 복분자경엽(覆盆子莖葉)이며, 눈을 밝게 하고 눈물이 저절로 흐르는 것을 낫게 하며, 치통, 부스럼 등을 치료한다.

약용법 말린 열매 8~16g을 물 1L에 넣고 반으로 줄 때까지 달여서 하루 2~3회로 나누어 마신다. 또는 술을 담그거나 가루, 환, 고(膏)로 만들어 사용한다. 말린 뿌리 9~15g을 물 1L에 넣고 반으로 줄 때까지 달여서 하루 2~3회로 나누어 마신다. 외용할 경우에는 짓찧어 환부에 붙인다. 줄기와 잎은 즙을 내어 살균한 것이나 달인 액을 눈에 넣는다. 가루 내어 환부에 바르기도 한다.

주의사항 신장이 약하고 소변이 찔끔찔금 나오는 사람은 복용에 주의한다.

복분자딸기 **179**

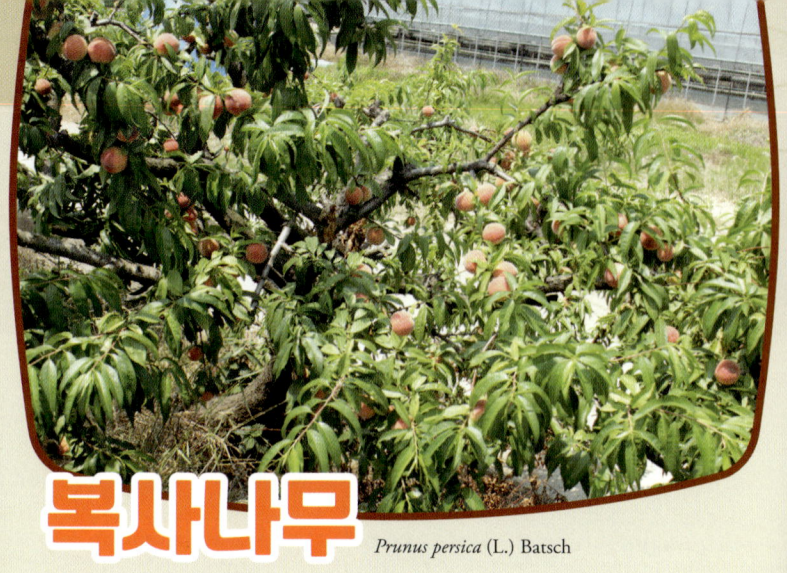

복사나무

Prunus persica (L.) Batsch

이 명	복숭아나무, 복성아나무, 복사, 복숭아, 똘복숭아, 산복숭아, 복송개낭
한약명	도인(桃仁), 도근(桃根), 도엽(桃葉), 벽도간(碧桃干), 도자(桃子), 도모(桃毛), 도화(桃花), 도지(桃枝), 도경백피(桃莖白皮), 도교(桃膠)
과 명	장미과(Rosaceae)
식물명 유래	'복성화', '복상화'에서 '복숭아'로 변한 것으로, 열매에 털이 많아 털복숭이에서 복숭아라는 뜻 또는 복(福)을 주는 신선의 꽃(仙花)이라는 뜻
식품원료 사용 가능 여부	**가능**(열매─씨앗 제외), **제한적 사용**(꽃)

생육특성 복사나무는 중국 원산의 낙엽 활엽 소교목으로, 전국의 산과 들에서 자라거나 정원수 또는 과수로 널리 재배한다. 양수로서 음지에서는 생장이 불량하고 내건성이 약하다. 높이는 5~6m 정도이고, 나무껍질은 짙은 적갈색으로 거칠

고, 줄기와 가지에 수지(樹脂)가 들어 있어 상처가 나면 분비된다. 일년생 가지에는 털이 없고, 겨울눈에는 털이 나 있다. 잎은 어긋나고, 길이 8~15cm, 너비 1.5~3.5cm에 피침 모양으로 끝이 길게 뾰족해지며 가장자리에 둔한 잔톱니가 있다. 꽃은 4~5월에 잎보다 먼저 피는데, 빛깔은 흰색 또는 옅은 홍색이며 꽃잎과 꽃받침조각이 각각 5개로 묶은 가지의 잎겨드랑이에 1~2개씩 달린다. 열매는 달걀상 원형의 핵과이고, 겉에 짧고 가는 털이 나 있으며, 7~9월에 노란색이나 붉은색으로 익는다. 열매살은 흰색 또는 노란색이고 속에 깊은 주름이 있는 딱딱한 씨가 들어 있다. 약 2,000년경 전에 도입되었으며 맹아력이 좋다.

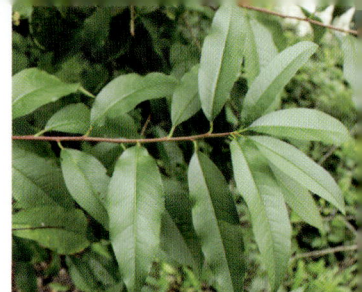

복사나무_ 잎

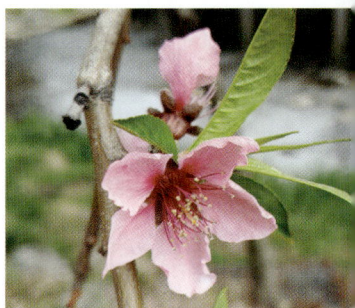

복사나무_ 꽃

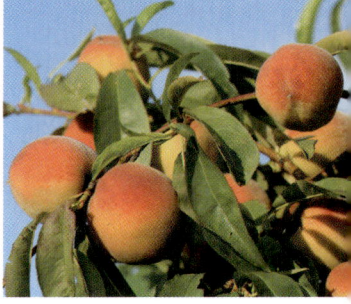

복사나무_ 열매

복사나무 열매는 크고 둥글며 털이 적고 단맛이 나는데 비해, 산복사나무 열매는 작고 둥글며 털이 많고 신맛이 나서 구분된다.

사용부위 및 채취시기 종인은 7~8월, 뿌리는 연중 수시, 잎은 여름에 채취한다. 잘 익은 열매의 과육과 핵껍질을 제거하고 씨를 채취하여 햇볕에 말린다.

작용부위 간, 심장, 대장에 작용한다.

성질과 맛 종인은 성질이 평(平)하고, 맛은 쓰고 달다. 뿌리는 성질이 평(平)하고, 맛은 쓰고, 독성이 없다. 잎은 성질이 평(平)하고, 맛은 쓰고 맵다.

약리작용 혈관확장작용, 항응혈작용, 항혈전작용, 항염작용, 항알레르기작용, 진해작용

효능 종인(씨)은 한약명이 도인(桃仁)이며, 혈액순환을 원활하게 하고 어혈을 제거하며, 장(腸)을 적셔주고 대변을 잘 통하게 하며, 기침을 멈추게 하고 천식을 완화시키는 효능이 있어, 타박상, 류머티즘, 말라리아, 무월경, 종독, 변비 등을 낫게 한다. 뿌리는 한약명이 도근(桃根)이며, 열을 내리고 하초(下焦)의 습을 제거하며, 혈액순환을 원활하게 하고 통증을 멈추게 하며 종창을 없애는 효능이 있어, 황달, 토혈, 월경폐지, 옹종, 치창 등을 치료한다. 잎은 한약명이 도엽(桃葉)이며, 풍사(風邪)를 제거하고 열을 내리며, 습을 말리고 독소를

해독하며 기생충을 없애는 효능이 있어, 신경성 두통, 류머티즘, 습진, 종창 등을 치료한다. 복사나무의 추출물은 항산화 작용이 있고, 동맥경화증, 혈전 등의 예방 및 치료에도 사용할 수 있다.

약용법 말린 종인 6~12g을 물 1L에 넣고 반으로 줄 때까지 달여서 하루 2~3회로 나누어 마신다. 외용할 경우에는 짓찧어 환부에 붙인다. 말린 뿌리 15~30g을 물 1L에 넣고 반으로 줄 때까지 달여서 하루 2~3회로 나누어 마신다. 외용할 경우에는 달인 액으로 환부를 씻어낸다. 말린 잎 3~6g을 물 1L에 넣고 반으로 줄 때까지 달여서 하루 2~3회로 나누어 마신다. 외용할 경우에는 달인 액을 환부에 바르거나 환부를 씻어낸다.

주의사항 임산부는 복용을 금한다.

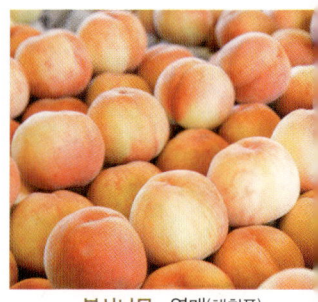

복사나무_ 열매(채취품)

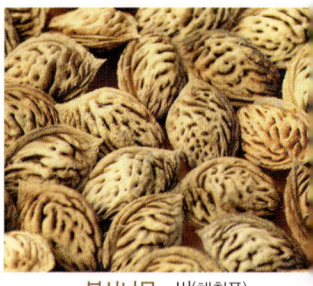

복사나무_ 씨(채취품)

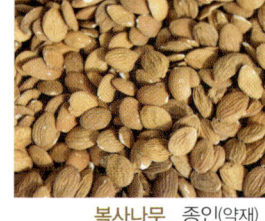

복사나무_ 종인(약재)

복사나무 **183**

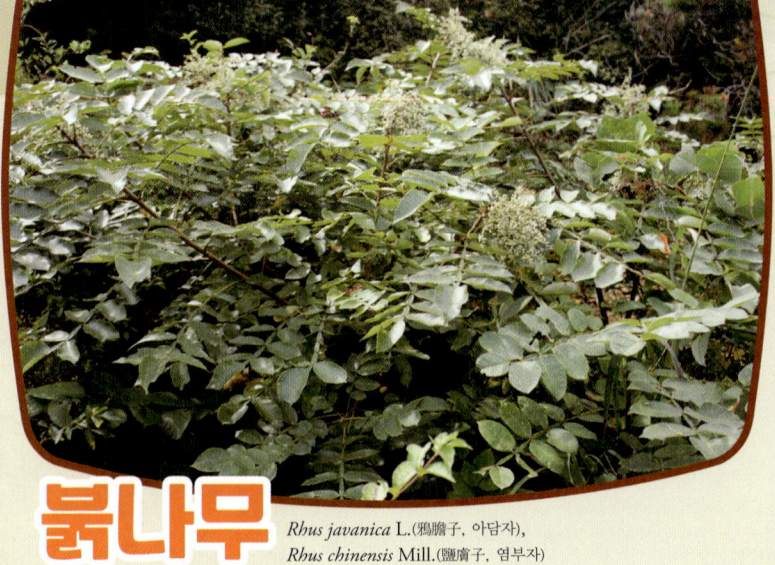

붉나무

Rhus javanica L.(鴉膽子, 아담자),
Rhus chinensis Mill.(鹽膚子, 염부자)

이 명	오배자나무, 굴나무, 불나무, 염목목, 뿔나무, 동녕바치낭, 북낭, 북칠낭
한약명	오배자(五倍子), 염부자(鹽膚子), 염부목근(鹽膚木根), 염부목근피(鹽膚木根皮), 염부엽(鹽膚葉), 염부목화(鹽膚木花)
과 명	옻나무과(Anacardiaceae)
식물명 유래	가을에 잎이 붉게 물들어 단풍이 유난히 곱고 붉은 나무라는 뜻
식품원료 사용 가능 여부	식품원료 목록에 없음

생육특성 붉나무는 전국 각지에 분포하는 낙엽 활엽 소교목으로, 산기슭이나 산골짜기에서 자란다. 높이는 5~7m 정도이고, 굵은 가지가 드문드문 나오며 일년생 가지에는 노란빛을 띤 갈색 털이 있고, 나무껍질에 상처를 주면 흰 수액이 나온

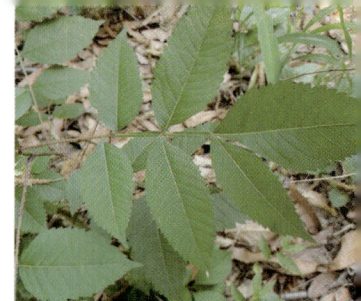

붉나무_ 잎

다. 잎은 어긋나고 7~13개의 작은잎으로 된 깃꼴겹잎이며, 작은잎은 길이 5~12cm, 너비 2.5~6cm에 달걀 모양으로 끝이 뾰족하고 가장자리에 거친 톱니가 있다. 잎의 표면에는 짧은 털이 있고 뒷면에 갈색 털이 있으며, 잎줄기에 날개가 있다. 꽃은 암수딴그루 또는 잡성주로 8~9월에 피는데, 가지 끝의 원추꽃차례에 황백색으로 달린다. 열매는 납작한 공 모양의 핵과로, 노란빛을 띤 갈색 털로 덮여 있으며 10~11월에 익는다. 열매의 겉에 소금 같은 흰색 물질이 생기는데 시고 짠맛이 나며, 이 때문에 붉나무를 '염부목'이라고도 부른다. 잎자루 날개에 진딧물의 일종이 기생하여 벌레혹(충영)을 만드는데, 벌레혹 안에는 날개 달린

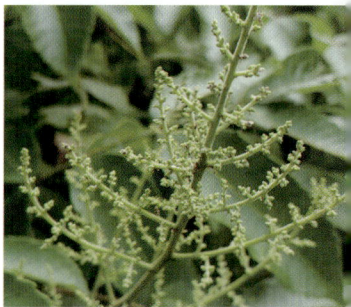

붉나무_ 꽃

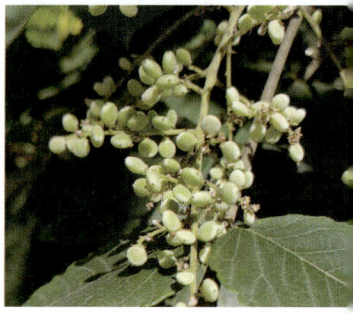

붉나무_ 열매

붉나무 **185**

암벌레가 1만 마리가량 들어 있으며, 근처의 이끼 틈에서 겨울을 지낸다. 충영을 오배자(五倍子)라 한다. 오배자는 붉나무에 오배자면충이 기생하여 생기는 벌레집으로서 오배자면충이 다 자라서 날벌레가 되면 구멍을 뚫고 나온다.

사용부위 및 채취시기 열매는 10~11월, 뿌리와 뿌리껍질은 연중 수시, 잎은 여름, 벌레집은 가을에 채취한다. 열매가 잘 익었을 때 채취하여, 이물질을 제거하고 햇볕에 말린다. 벌레집은 표면이 회색이 될 때까지 끓는 물에 살짝 데치거나 쪄서 진드기를 죽인 뒤 꺼내어 말린다. 외형에 따라 '두배(肚倍)'와 '각배(角倍)'로 구분한다.

작용부위 간, 폐, 대장, 신장에 작용한다.

성질과 맛 열매는 성질이 시원하고, 맛은 시고 짜다. 뿌리는 성질이 평(平)하고, 맛은 시고 짜다. 뿌리껍질은 성질이 시원하고, 맛은 시고 짜다. 잎은 성질이 시원하고, 맛은 시고 약간 쓰다. 벌레집은 성질이 차고, 맛은 시고 떫다.

약리작용 수렴작용, 항균작용, 항종양작용, 피임작용(살정자작용-정자를 죽임)

효능 열매는 한약명이 염부자(鹽膚子)이며, 진액을 생기게 하고 폐를 윤택하게 하며, 화의 기운을 내리고 가래를 삭이며, 땀이 나는 것을 수렴하고 설사와 이질을 멈추게 하는 효능이 있어, 신경통, 관절염, 해수, 황달, 식은땀, 이질, 백선증, 두풍

(頭風) 등을 치료한다. 뿌리는 한약명이 염부목근(鹽膚木根)이며, 풍습(風濕)을 제거하며, 소변이 잘 나오게 하여 부종을 없애며 혈액순환을 원활하게 하는 효능이 있어, 감기에 의한 발열, 해수, 타박상, 류머티즘에 의한 동통, 하리, 수종, 유선염, 주독 등을 치료한다. 뿌리껍질은 한약명이 염부목근피(鹽膚木根皮)이며, 열을 내리고 하초(下焦)의 습을 제거하며, 독소를 해독하고 어혈을 제거하는 효능이 있어, 해수, 요통, 기관지염, 황달, 타박상, 어혈(瘀血), 외상출혈, 수종, 종독, 독사교상 등을 치료한다. 잎은 한약명이 염부엽(鹽膚葉)이며, 기침을 멈추게 하고, 지혈, 수렴, 해독의 효능이 있

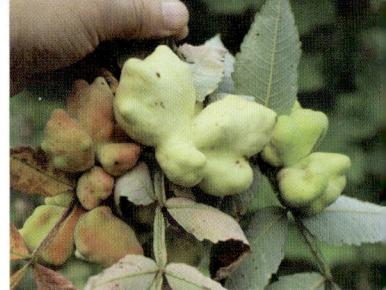

붉나무_ 벌레집

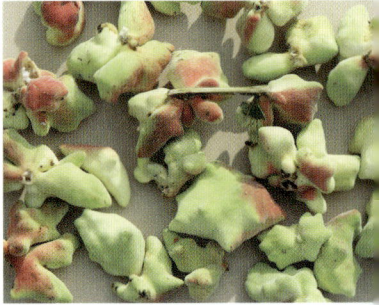

붉나무_ 벌레집(채취품)

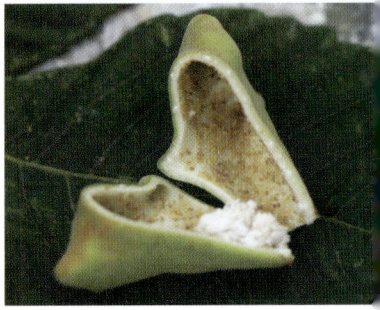

붉나무_ 벌레집 내부

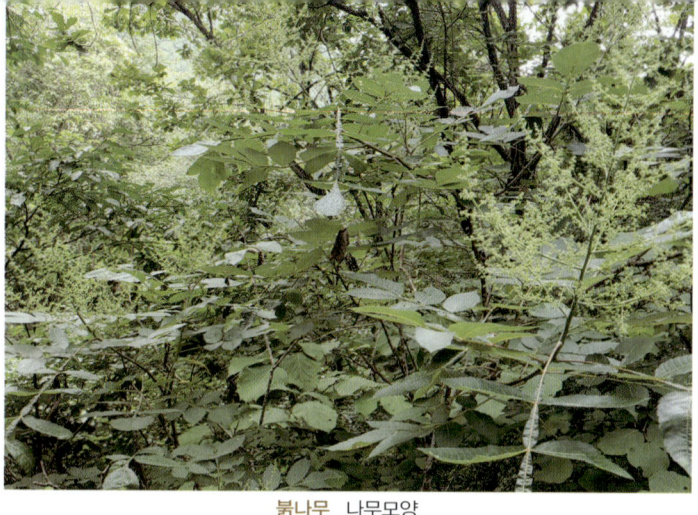

붉나무_ 나무모양

다. 벌레집은 한약명이 오배자(五倍子)이며, 폐의 기운을 수렴
하고 화의 기운을 내리며, 대장을 수렴하여 설사를 멎게 하는
효능이 있고, 진해·항균·항염작용과 수렴(收斂), 지사제로 출
혈, 설사, 식은땀을 멎게 하며, 구내염, 궤양, 습진, 창상, 화
상, 동상 등의 치료에 쓴다. 붉나무의 추출물은 뇌기능 개선,
당뇨병의 예방 및 치료에도 사용할 수 있다.

약용법 말린 열매 9~15g을 물 1L에 넣고 반으로 줄 때까지 달
여서 하루 2~3회로 나누어 마신다. 가루 내어 복용하기도 한
다. 외용할 경우에는 달인 액으로 환부를 씻거나 짓찧어 환부
에 도포하거나, 가루 내어 참기름 또는 들기름에 섞어 환부에

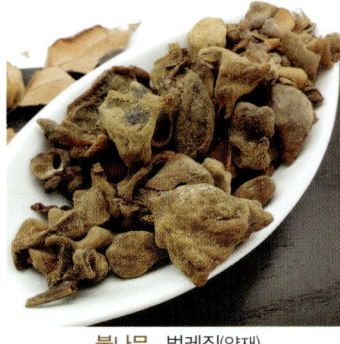

붉나무_ 벌레집(약재)

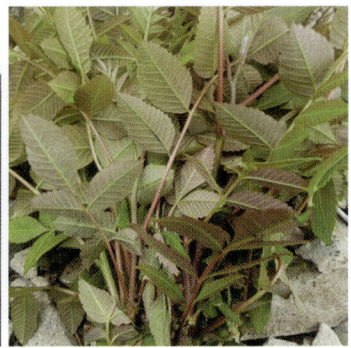

붉나무_ 새순(채취품)

바른다. 말린 뿌리 및 뿌리껍질 9~15g(생것은 30~60g)을 물 1L에 넣고 반으로 줄 때까지 달여서 하루 2~3회로 나누어 마신다. 외용할 경우에는 열매와 같은 방법으로 사용한다. 말린 잎 9~15g(생것은 30~60g)을 물 1L에 넣고 반으로 줄 때까지 달여서 하루 2~3회로 나누어 마신다. 외용할 경우에는 짓찧어 환부에 바른다. 말린 벌레집 4~8g을 물 1L에 넣고 반으로 줄 때까지 달여서 하루 2~3회로 나누어 마신다. 외용할 경우에는 가루 내어 연고제 등과 섞어서 환부에 바른다.

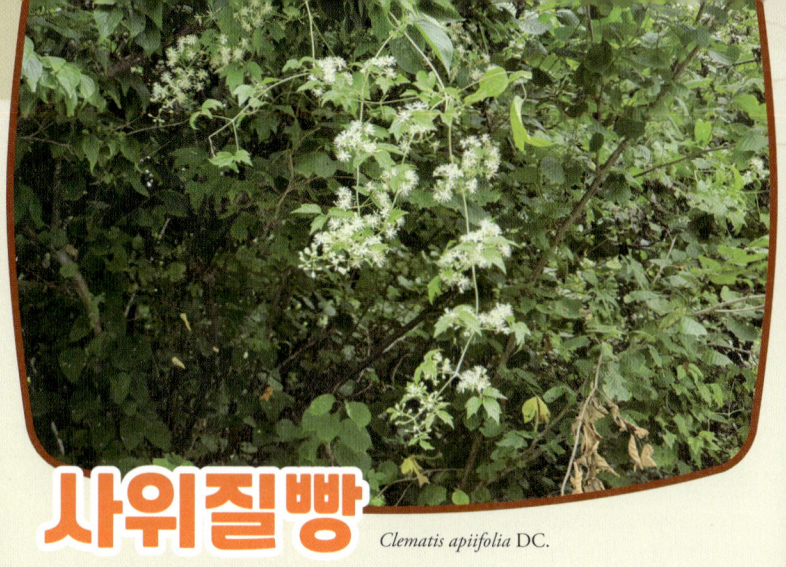

사위질빵

Clematis apiifolia DC.

이 명	질빵풀, 사위질방, 위령선, 질빵풀, 넌출, 분지쿨, 쇠
한약명	여위(女萎), 만초(蔓楚), 모단만(牡丹蔓), 산목통(山木通)
과 명	미나리아재비과(Ranunculaceae)
식물명 유래	'사위'와 '질빵'의 합성어로, 덩굴이 연약하기 때문에 사위의 지게 무게가 가볍도록 한 마음에서 유래한 이름이다. 사위가 메는 질빵(짐을 지는 멜빵 또는 줄)이라는 뜻
식품원료 사용 가능 여부	식품원료 목록에 없음

생육특성 사위질빵은 전국에서 분포하는 낙엽 활엽 덩굴 식물로, 산과 들에서 흔히 자란다. 덩굴줄기의 길이는 3~4m이고, 줄기에 세로 능선이 있으며 가지가 갈라져 옆의 나무나 다른 물체를 타고 올라간다. 일년생 가지에는 잔털이 있다.

잎은 마주나고 1회 또는 2회 3출 겹잎이며, 작은잎은 길이 4~7cm, 너비 2.5~4cm에 달걀상 피침 모양으로 끝이 뾰족하고 가장자리에는 결각상의 톱니가 드문드문 있다. 잎의 표면에는 털이 있다가 점차 없어지며 뒷면 맥 위에 잔털이 있다. 꽃은 7~9월에 흰색으로 피는데, 꽃잎은 없으며 수술과 암술은 많고, 잎겨드랑이의 취산상 원추꽃차례에 4개의 꽃받침조각이 십자모양으로 달린다. 열매는 좁은 달걀 모양 수과로 5~10개씩 모여 달리고, 흰색 또는 연한 갈색 털이 난 긴 암술대가 달려 있으며, 9~10월에 익는다. 돌이나 나무를 기어오르는 습성이 있고 맹아력이 강하다. 사위질빵은 꽃차례에 꽃이 5~10개씩 달리는 반면,

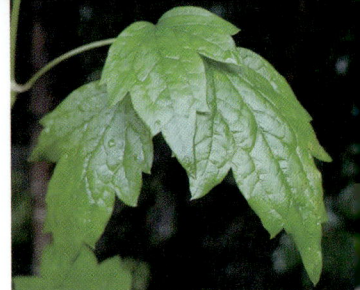

사위질빵_ 잎

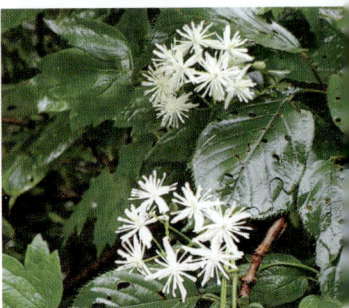

사위질빵_ 꽃

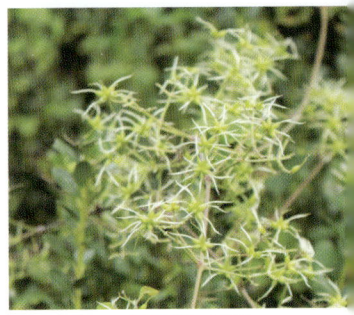

사위질빵_ 열매

사위질빵 **191**

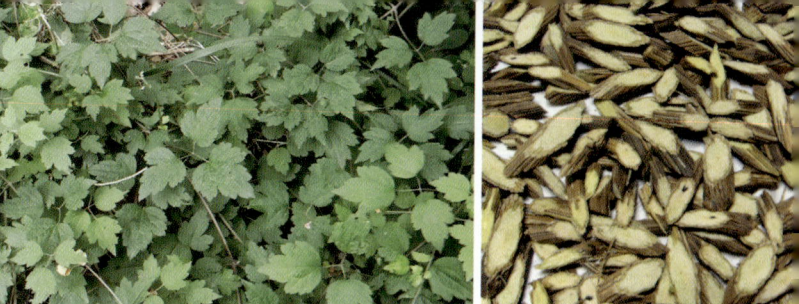

사위질빵_ 나무모양   사위질빵_ 덩굴줄기(약재)

할미밀망은 꽃차례에 꽃이 3개씩 달려 구분된다.

사용부위 및 채취시기 덩굴줄기를 가을에 채취한다.

작용부위 간, 대장, 방광에 작용한다.

성질과 맛 성질이 따뜻하고, 맛은 맵고, 독성이 약간 있다.

효능 덩굴줄기와 잎 및 뿌리는 풍사(風邪)와 습사(濕邪)를 제거하며, 중초(中焦)를 따뜻하게 하여 기(氣)를 소통시키며, 소변이 잘 나오게 하고 음식물을 소화시키는 효능이 있어. 근골동통, 관절통, 설사, 탈항, 간질, 곽란, 임산부 부종 등을 치료한다.

약용법 말린 덩굴줄기 15~30g을 물 1L에 넣고 반으로 줄 때까지 달여서 하루 2~3회로 나누어 마신다.

주의사항 과량 복용하면 소화불량, 구토, 설사, 두통 등을 유발할 수 있다.

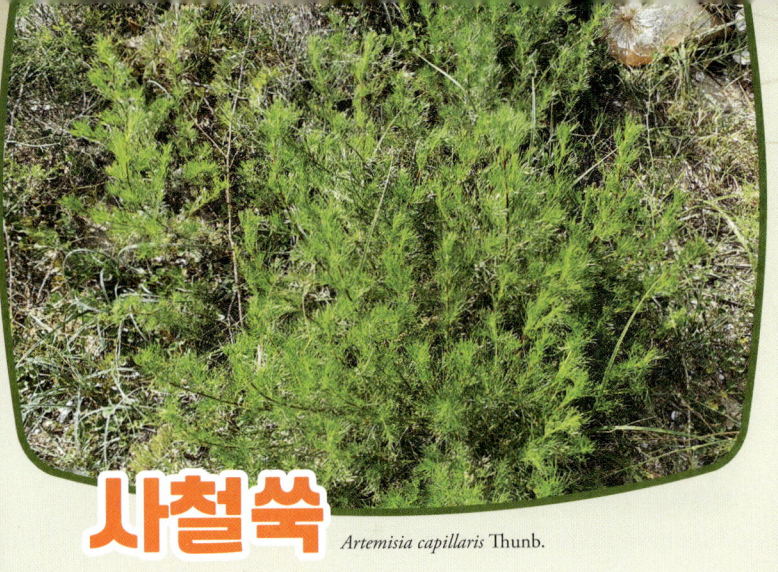

사철쑥

Artemisia capillaris Thunb.

이 명	애땅쑥, 인진쑥
한약명	인진호(茵蔯蒿), 인진호(茵陳蒿, 因陳蒿), 인진(茵陳), 마선(馬先)
과 명	국화과(Compositae)
식물명 유래	겨울에도 죽지 않고 사철(사계절) 살아있는 쑥이라는 뜻
식품원료 사용 가능 여부	**가능**(지상부)

생육특성 사철쑥은 전국 각지에 분포하는 여러해살이풀로, 생육환경에 따라 형태변이가 심하며, 언덕이나 들판의 풀숲, 강가나 바닷가의 모래땅에 자생한다. 높이는 30~100cm이고, 밑부분은 목질이 발달하여 나무처럼 되고 가지가 많이 갈라지며, 처음에는 부드러운 털로 덮여 있다. 뿌리잎은 꽃이 피

사철쑥 193

기 전에 마르며, 난형으로 2~3회 깃 모양으로 갈라진다. 잎
은 꽃이 달리지 않는 가지 끝에 뭉쳐나고 긴 잎자루가 원줄기
를 감싸며, 갈래조각은 실처럼 가늘고 보통 겉모로 덮여 있
다. 꽃이 피는 가지 중앙부의 잎은 어긋나고 2회 깃꼴로 갈라
지며, 밑부분이 원줄기를 감싸고 위로 올라갈수록 작아진다.
꽃은 8~9월에 노란색으로 피는데, 지름 0.2cm 정도의 머리
모양꽃이 원줄기 끝에 큰 원추꽃차례를 형성하고 꽃이 피기
전에는 밑으로 처진다. 열매는 수과를 맺는다. 머리모양꽃차
례(두상화서) 가운데의 양성꽃은 열매를 맺지 못한다.

사용부위 및 채취시기 지상부는 봄철에 싹이 6~10cm 높이일
때 채취하거나, 가을철에 꽃봉오리가 발달하여 꽃이 피기 시
작할 때 채취하여, 이물질과 오래된 줄기를 제거하고 햇볕에

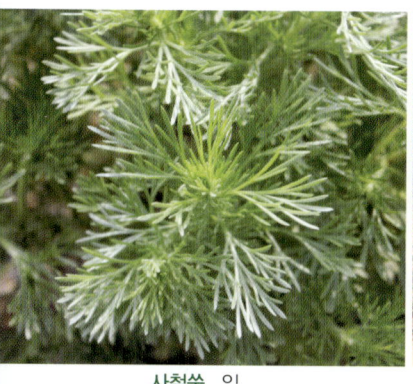

사철쑥_ 잎

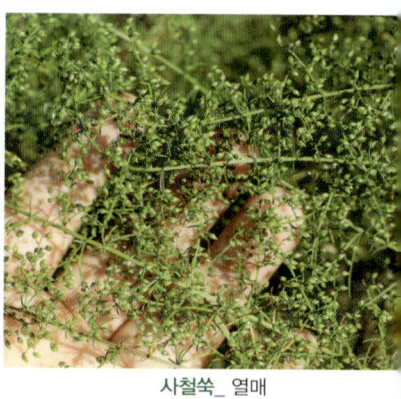

사철쑥_ 열매

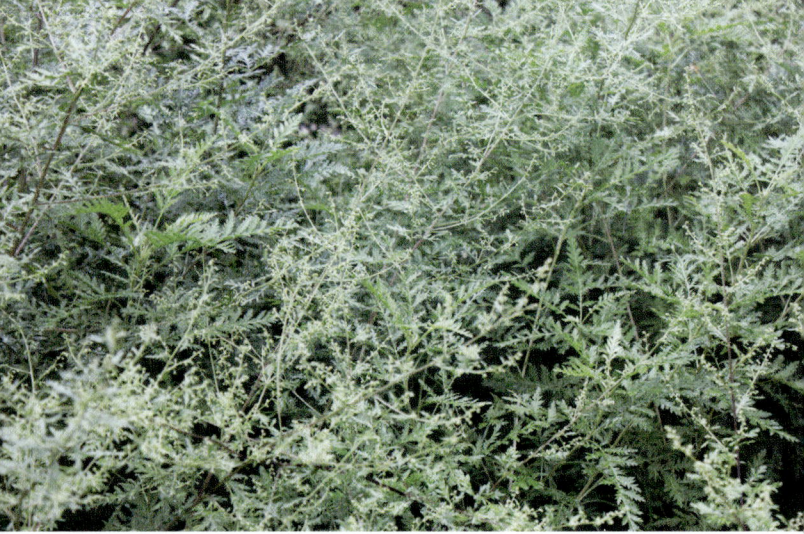

사철쑥_ 지상부

말린다. 봄에 채취한 것은 '면인진(綿茵蔯)'이라고 부르고, 가을에 채취한 것은 '인진호(茵蔯蒿)' 또는 '화인진(花茵蔯)'이라고 부른다.

작용부위 간, 담낭, 비장, 위에 작용한다.

성질과 맛 성질이 약간 차고(서늘하다고도 함), 맛은 쓰고 매우며, 독성이 없다(독성이 약간 있다고도 함).

약리작용 이담작용, 간보호작용, 해열·진통·항염작용, 항미생물작용, 항종양작용

효능 지상부는 습열(습과 열)을 내보내며, 담즙 분비를 촉진시켜 황달을 없애는 효능이 있어, 열을 내리고 염증을 없애며 소변이 잘 나가게 하여, 급성열병, 두통, 황달, 소변불리, 요독증 등을 치료하고 간염의 해독, 담즙 분비 촉진 등에도 효과가 있다.

약용법 말린 지상부 8~16g을 물 1L에 넣고 반으로 줄 때까지 중불에서 달여 하루 2~3회로 마신다. 이렇게 한 달 동안 복용하면 효과를 볼 수 있다. 민간에서는 쑥을 넣어 떡을 해 먹거나 즙을 내어 먹기도 한다. 입안이 허는 증세에는 달인 물로 자주 양치질한다.

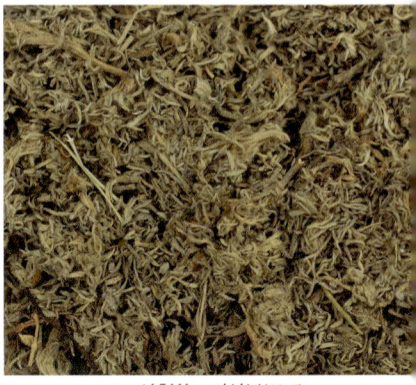

사철쑥_ 지상부(약재)

주의사항 몸 안의 습사(濕邪)를 제거하므로 열사가 속으로 들어가 어혈이 몰려서 생긴 황달에는 적당하지 않다. 허증의 황달, 용혈성 황달이나 임산부는 복용에 주의한다.

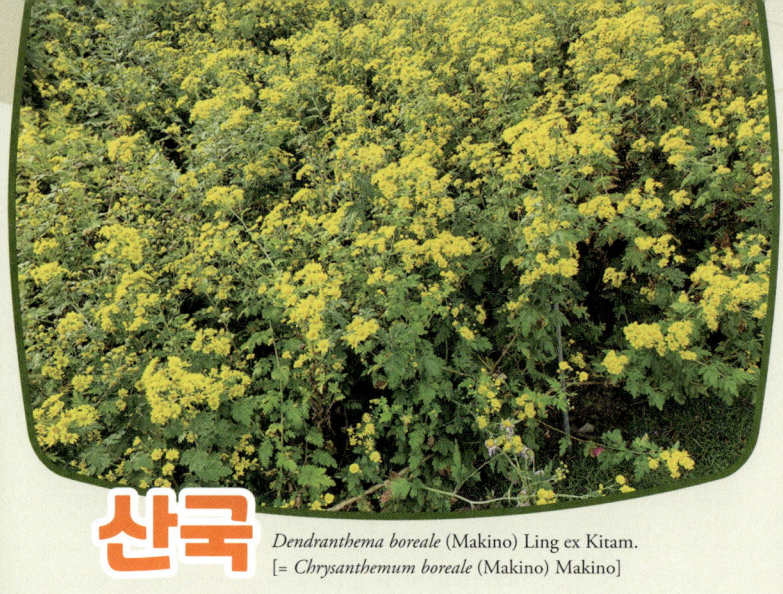

산국

Dendranthema boreale (Makino) Ling ex Kitam.
[= *Chrysanthemum boreale* (Makino) Makino]

이 명	감국, 개국화, 나는개국화, 들국, 황국, 들국화
한약명	야국(野菊), 산국(山菊), 야국화(野菊花)
과 명	국화과(Compositae)
식물명 유래	한자 이름 '산국(山菊)'에서 유래한 것으로, 산에서 자라는 국화라는 뜻
식품원료 사용 가능 여부 가능(순, 꽃)	

생육특성 산국은 전국 각지에 분포하는 숙근성 여러해살이풀로, 산지의 부엽질이 많고 햇빛이 들어오는 반그늘에서 자란다. 토양은 가리지 않는 편이며, 비옥한 곳에서 잘 자란다. 배수가 잘 되는 양지바른 곳이 적당하고, 습한 곳보다 건조한 곳을 좋아하는 식물이다. 높이는 1~1.5m이고, 줄기

가 모여나 곧게 서며 가지가 많이 갈라지고 전체에 짧은 흰
색 털이 많다. 사방으로 많은 뿌리가 뻗어 있다. 뿌리잎은
넓은 난형으로 꽃이 필 때 마르며, 줄기잎은 어긋나고 깃꼴
로 깊게 갈라지며 길이 5~7cm, 너비 4~6cm에 타원상 달
걀 모양이다. 갈래조각은 크기가 거의 비슷하며 가장자리에
날카로운 톱니가 있다. 꽃은 9~10월에 노란색으로 피는데
향기가 좋으며, 원줄기와 가지 끝에 지름 1.5cm 정도의 머
리모양꽃이 산형 비슷하게 달린다. 열매는 거꿀달걀 모양의
수과이며, 10~11월에 익는다. 들국화란 이름은 가을에 피
는 국화과의 야생화들을 통칭하여 부르는 이름이다. 가을이
되면 찬바람이 이는 쓸쓸한 산기슭이나 들에 노랗게 피어
국화 향기를 짙게 내뿜는 꽃이 바로 산국이다. 산국은 꽃의

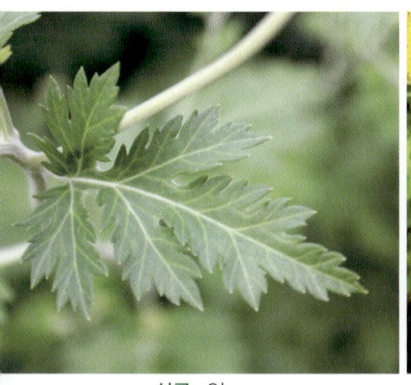

산국_ 잎

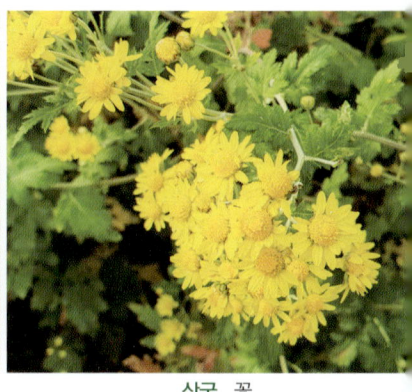

산국_ 꽃

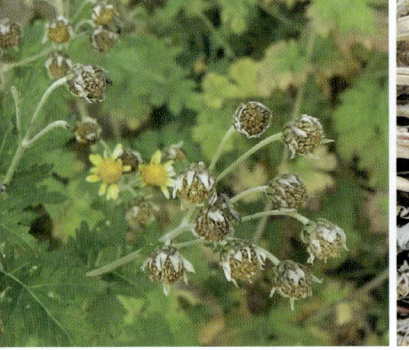

산국_ 종자 결실

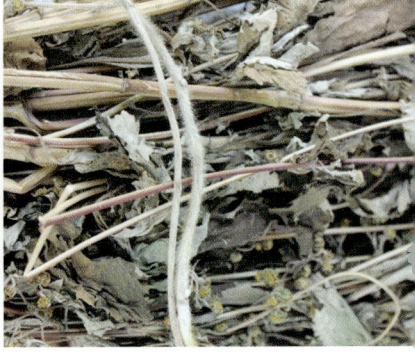

산국_ 지상부(약재)

지름이 1.5cm 정도로 감국에 비해 작고 꽃싸개잎의 길이가 조금 짧아 구분된다. 관상용으로 심으며, 꽃을 식용 또는 약용한다.

사용부위 및 채취시기 전초를 여름에서 가을 사이에 채취한다.

작용부위 간, 폐, 위에 작용한다.

성질과 맛 성질이 시원하고, 맛은 쓰고 맵다.

약리작용 항균작용, 항종양작용, 혈압강하작용, 해열작용

효능 뿌리 또는 전초는 열을 내리고 열독을 해독하며, 진정시키고 종기를 가라앉히는 효능이 있어, 두통, 감기로 인한 발열, 구내염, 기관지염, 폐렴, 위염, 장염, 림프샘염, 고혈압,

산국 199

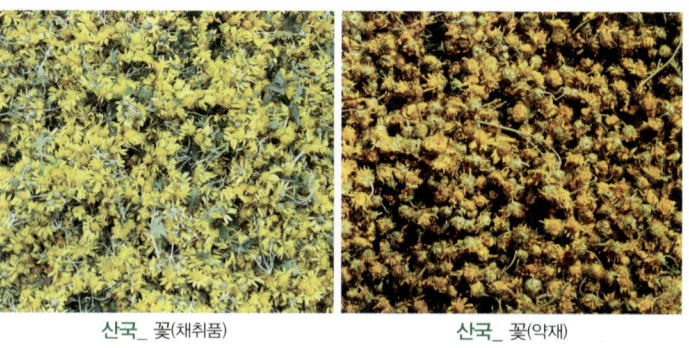

산국_ 꽃(채취품)　　　　　　산국_ 꽃(약재)

눈에 핏발이 서는 증상, 옹종, 정창, 두훈 등을 낫게 한다. 꽃은 해독, 진정, 소종 등의 효능이 있어 두통과 어지럼증에 사용한다.

약용법 말린 전초 6~12g(생것은 30~60g)을 물 1L에 넣고 1/3로 줄 때까지 달여서 하루 동안 차처럼 마신다. 꽃으로 술을 담그거나 차로 우려 마시기도 하고, 말려서 베갯속으로 사용하기도 한다.

주의사항 위나 장이 냉한 사람은 지나치게 많이 복용하지 않도록 주의한다.

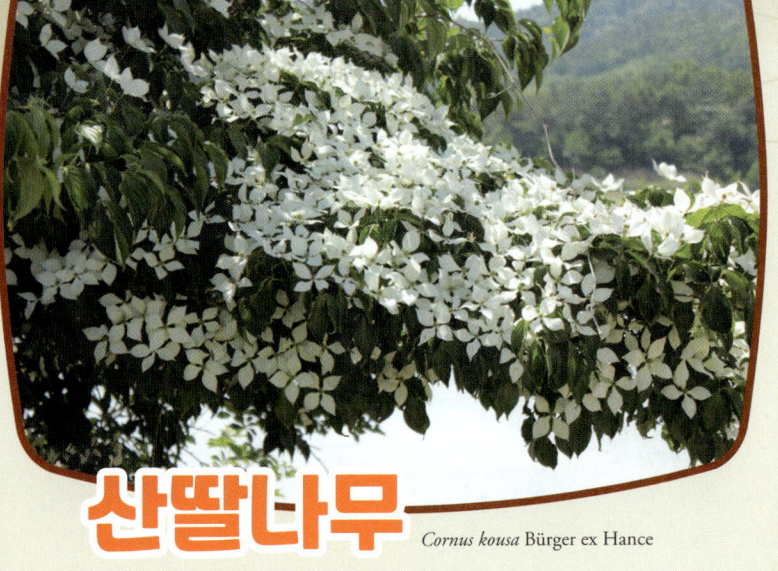

산딸나무

Cornus kousa Bürger ex Hance

이 명 들메나무, 애기산딸나무, 준딸나무, 미영꽃나무, 박달나무, 쇠박달나무, 소리
딸나무, 굳은산딸나무, 산달나무, 딸나무, 틀낭

한약명 사조화(四照花), 야여지(野荔枝), 야여지(野荔枝), 사조화과(四照花果), 사조화피
(四照花皮)

과 명 층층나무과(Cornaceae)

식물명 유래 가을에 붉게 열리는 열매의 모양이 딸기를 닮았고 산에서 자라는 나무
라는 뜻

식품원료 사용 가능 여부 가능(열매)

생육특성 산딸나무는 황해도, 경기도 및 충청도 이남에 분포하
는 낙엽 활엽 교목으로, 산지의 숲에서 자란다. 건조에 약하
며 반음수이지만 양지에서도 잘 자란다. 높이는 7~12m이고,

산딸나무 **201**

가지가 층을 이루어 수평으로 퍼지며, 줄기는 갈색으로 털이 있다가 점차 없어진다. 원뿌리와 곁뿌리가 있다. 잎은 마주나며, 길이 5~12cm, 너비 3.5~7cm에 달걀 모양으로 끝이 뾰족하고 밑부분은 넓은 쐐기 모양이며 가장자리가 물결 모양이다. 잎의 표면은 녹색, 뒷면은 회녹색을 띠며, 잎맥의 겨드랑이에 갈색 털이 빽빽이 나 있다. 꽃은 6~7월에 흰색으로 피는데, 짧은 가지 끝에 20~30개가 모여 달리며, 꽃잎 같은 4개의 하얀 포(苞)로 싸인다. 꽃잎과 수술은 각각 4개이다. 열매는 둥근 취과로 딸기처럼 모여 달리고, 9~10월에 붉은색으로 익는다. 종자를 둘러싸고 있는 꽃턱은 육질이며 달고 먹을 수 있다. 백색의 꽃은 십(十)자 모양을 이루고 예수님이 이 나무에서 운명하였다 하여 성스러운 나무로 취급되고 기독교

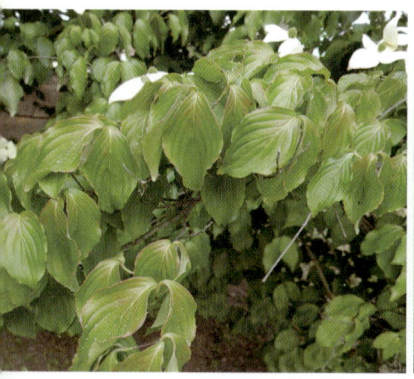

산딸나무_ 잎

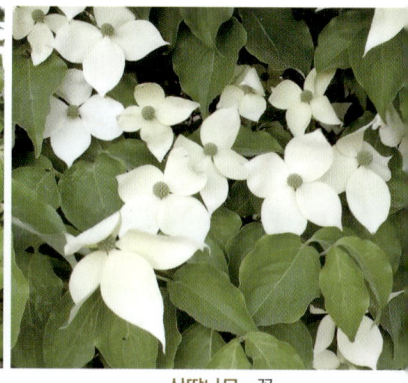

산딸나무_ 꽃

인들의 사랑을 받는다. 공원수, 정원수로 심으며, 열매는 식용 또는 약용한다. 총포가 넓은 달걀 모양인 것을 준딸나무, 총포가 꽃이 필 때 녹색이고 피침 모양인 것을 소리딸나무라고 구분하기도 한다.

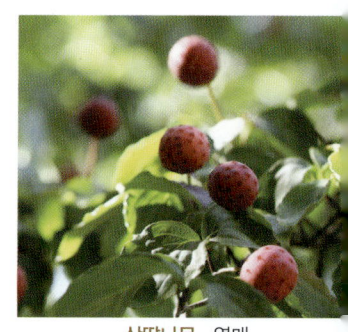

산딸나무_ 열매

사용부위 및 채취시기 열매는 가을에, 꽃은 여름과 가을에, 나무껍질과 뿌리껍질은 연중 수시로 채취한다.

작용부위 간, 비장, 신장에 작용한다.

성질과 맛 열매는 성질이 평(平)하고, 맛은 달고 쓰다. 꽃은 성질이 시원하고, 맛은 쓰고 떫다. 나무껍질과 뿌리껍질은 성질이 평(平)하고, 맛은 쓰고 떫으며, 독성이 없다.

약리작용 항산화작용, 항염작용, 항바이러스작용, 면역조절작용

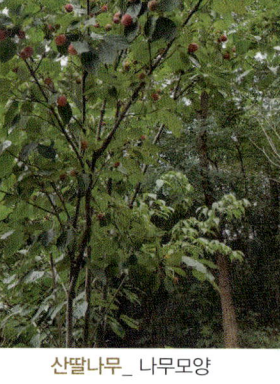

산딸나무_ 나무모양

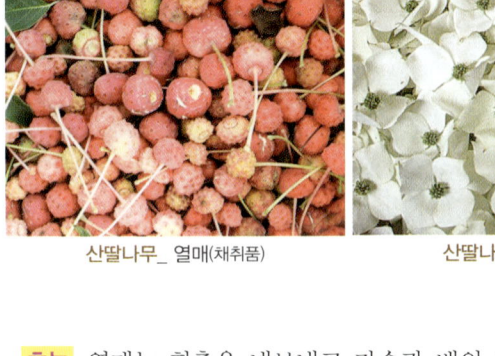
산딸나무_ 열매(채취품)

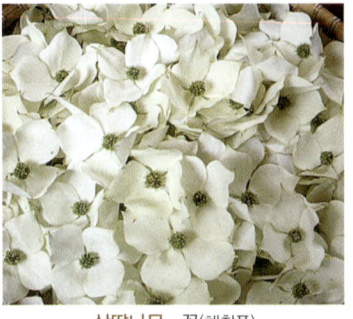
산딸나무_ 꽃(채취품)

효능 열매는 회충을 내보내고 가슴과 배의 적취(積聚)를 제거
하는 효능이 있다. 꽃은 열을 내리고 열독을 해독하며, 수렴
하여 출혈을 멎게 하는 효능이 있다. 나무껍질 및 뿌리껍질은
열을 내리고 열독을 해독하는 효능이 있다. 열을 내리고 출혈
을 멎게 하며 강장, 피로해소, 수렴 등의 효능이 있어, 타박
상, 골절통, 이질복통(痢疾腹痛), 팽만복통, 외상출혈, 습진,
단독 등을 치료한다.

약용법 말린 열매 6~15g(말린 꽃, 나무껍질, 뿌리껍질은 9~15g)
을 물 1L에 넣고 반으로 줄 때까지 달여서 하루 2~3회로 나
누어 마신다. 외용할 경우에는 짓찧어서 환부에 바른다.

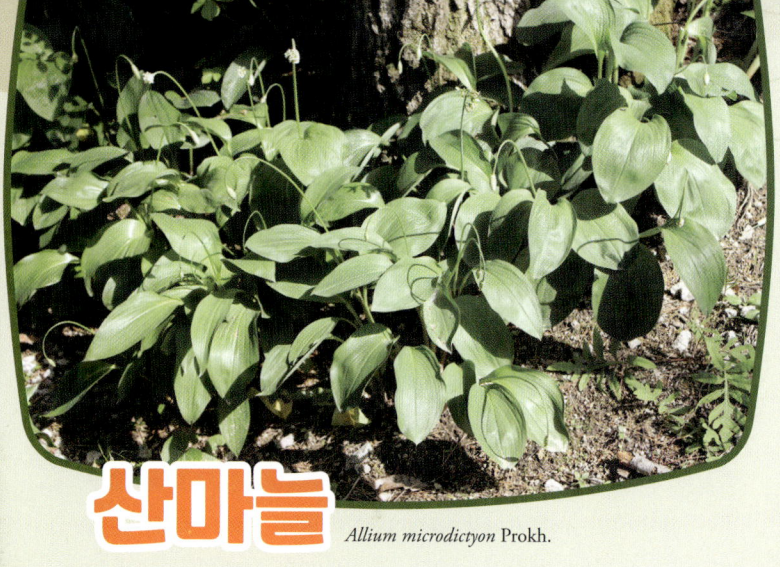

산마늘

Allium microdictyon Prokh.

이　명	명이나물, 멩이, 명이, 신선초, 맹이, 쪽집게풀
한약명	각총(茖葱), 산총(山葱), 격총(格葱), 산산(山蒜)
과　명	백합과(Liliaceae)
식물명 유래	산에서 자라는 마늘향이 나는 나물이라는 뜻. 다른 이름인 '명이나물'은 이 식물을 먹으면 명을 이어준다(命異)는 뜻 또는 이 식물을 먹으면 귀가 밝아진다(明耳)는 뜻
식품원료 사용 가능 여부 가능(뿌리, 잎)	

생육특성　산마늘은 지리산, 설악산, 울릉도의 숲속이나 북부 지방에 분포하는 여러해살이풀로, 깊은 산 숲속의 토양에 부엽질이 풍부하고 습기가 약간 있는 반그늘에서 자란다. 꽃대의 높이는 40~70cm이고, 잎은 길이 20~30cm, 너비

3~10cm에 흰빛을 띤 녹색으로 넓고 크며 2~3개씩 밑동에 달린다. 잎몸은 타원형 또는 달걀 모양이고 가장자리는 밋밋하며 밑부분이 잎집으로 되어 서로 감싼다. 비늘줄기는 길이 4~7cm이고 바늘형이며 약간 굽고 겉껍질은 그물 같은 섬유로 덮여 있으며 갈색이 돈다. 꽃은 5~7월에 흰색으로 피며, 꽃대 끝에 산형꽃차례로 뭉쳐 달린다. 열매는 심장 모양의 삭과이고, 8~9월에 익어 검은색 종자가 달린다. 산마늘은 마늘과 달리 잎을 주로 식용하며, 전체에서 마늘 냄새가 나고, 비늘줄기가 하나로 이루어져 있다. 조선 고종 때 울릉도 개척령으로 본토에서 100여 명이 이주하였는데, 겨울이 되어 식량이 떨어지고 풍랑이 거세 양식을 구할 길이 없자 굶주림에 시달리다 눈 속에서 싹이 나오는 이 산마늘을 발견하고 삶아 먹

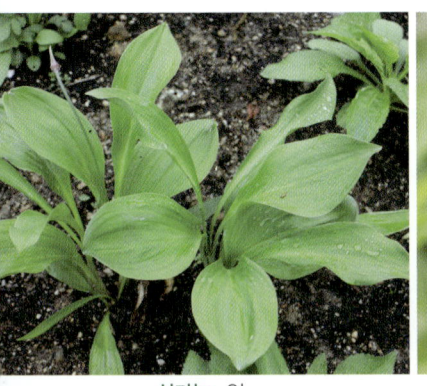

산마늘_ 잎

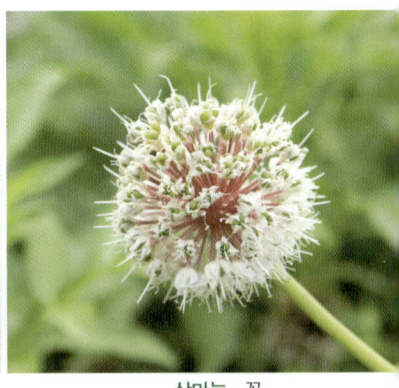

산마늘_ 꽃

으며 긴 겨울 동안 목숨을 이어갔다고 하여, '명이나물'이라는 이명을 얻게 되었다고 한다. 고산성 식물로서 자생지에 따라 내륙형 및 울릉도형으로 현저한 외관상의 차이를 보인다. 내륙형은 잎이 좁고 잎의 섬유질이 연하여 어릴 때 식용으로 하기에 적합

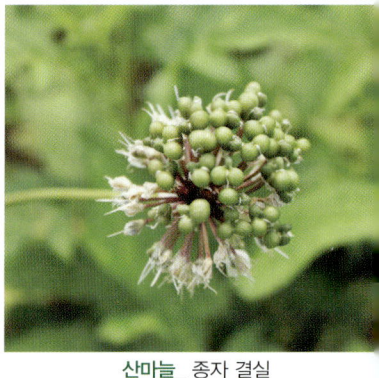

산마늘_ 종자 결실

하다. 울릉도형은 잎이 넓고 둥근형이며 섬유질이 내륙형에 비해 강하므로 뻣뻣한 느낌을 준다. 속명의 Allium은 고대 라틴명으로 '맵다', '냄새가 난다'의 의미를 지닌다. 강원도 높은 산지에서 자라나, 산나물로 남획되어 개체수가 매우 적다.

사용부위 및 채취시기 비늘줄기를 8~9월에 채취한다.

작용부위 심장, 위에 작용한다.

성질과 맛 성질이 따뜻하고, 맛은 맵다.

약리작용 항산화작용, 항염증작용, 혈중지질저하작용, 간과 신장 보호작용

효능 비늘줄기는 어혈을 제거하고 출혈을 멎게 하며, 독소를 해독하는 효능이 있어, 심복통(心腹痛), 소화불량, 피부나 근육에

산마늘 **207**

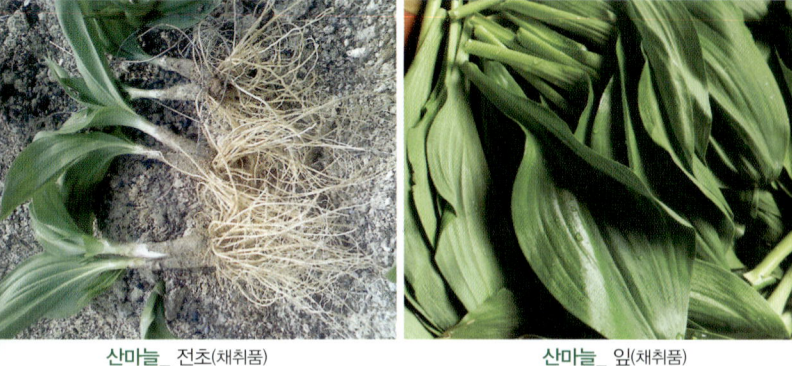

산마늘_ 전초(채취품)　　　　　　　산마늘_ 잎(채취품)

국부적으로 생긴 종기, 독충에 물린 상처 등을 치료한다.

약용법 말린 비늘줄기 6~12g을 물 1L에 넣고 1/3로 줄 때까지 달여서 하루 2~3회로 나누어 마신다. 외용할 경우에는 신선한 것을 짓찧어 환부에 바른다. 생것 15~30g으로 즙을 내어 생채소 즙과 함께 먹으면 그 효능이 배가 된다. 어린잎은 섬유질이 연하여 식용하는데, 흔히 장아찌를 담가 먹는다.

주의사항 진액이 말라 허화(虛火)가 심한 사람은 복용에 주의한다.

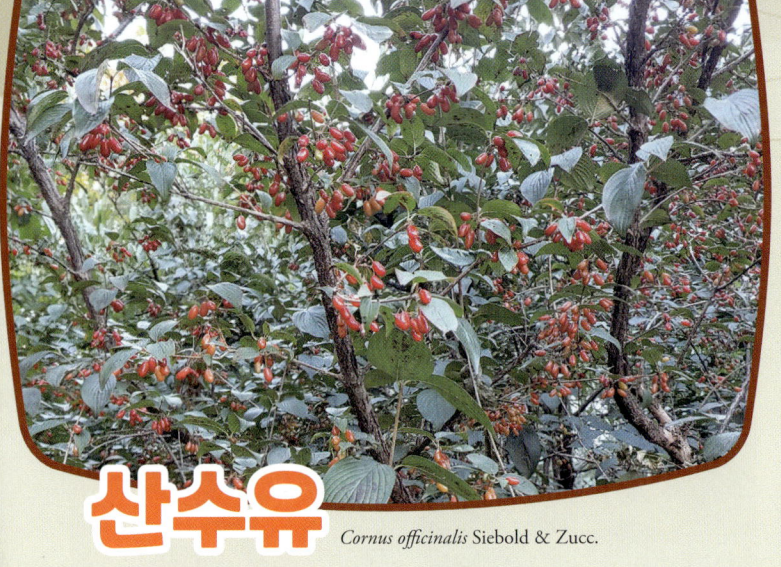

산수유

Cornus officinalis Siebold & Zucc.

이 명	산수유나무, 산시유나무, 약조, 석조, 수유
한약명	산수유(山茱萸), 촉조(蜀棗), 육조(肉棗), 약조(藥棗), 계족(鷄足)
과 명	층층나무과(Cornaceae)
식물명 유래	한자 이름 '산수유(山茱萸)'에서 유래한 것으로, 산에서 자라는 수유나무라는 뜻
식품원료 사용 가능 여부	**가능**(열매)

생육특성 산수유는 중부 이남에 분포하는 낙엽 활엽 소교목으로, 산비탈이나 인가 근처에서 자생하거나 약용이나 관상용으로 재배한다. 대체로 비옥한 산간 계곡, 산록부, 논둑, 밭둑의 공한지 등에서 생장이 양호하다. 높이는 5~7m이며, 가지가 많이 갈라지고, 줄기가 오래되면 껍질 조각이 떨어진다.

산수유 **209**

나무껍질은 연한 갈색이고 불규칙하게 벗겨지며, 일년생 가지는 연한 녹색이 돌고 처음에 짧은 털이 있으나 떨어진다. 잎은 마주나고 길이 4~12cm, 너비 2.5~6cm에 달걀상 피침 모양이며, 끝이 뾰족하고 가장자리가 밋밋하다. 잎의 표면은 녹색이고 누운 털이 약간 있으며, 뒷면은 연한 녹색 또는 흰빛이 돌며 갈색 털이 빽빽이 난다. 꽃은 3~4월에 잎보다 먼저 피는데, 지름 0.4~0.5cm의 작고 노란 꽃이 산형꽃차례에

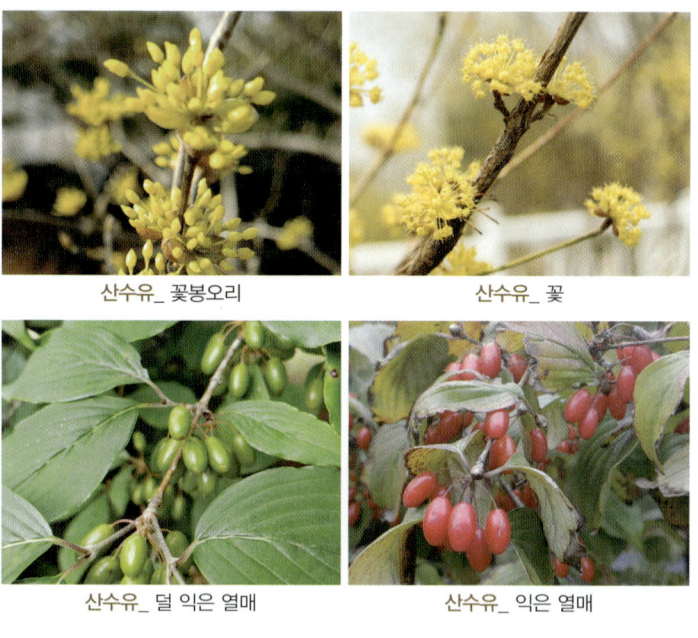

산수유_ 꽃봉오리

산수유_ 꽃

산수유_ 덜 익은 열매

산수유_ 익은 열매

20~30송이씩 달린다. 꽃자루
는 가늘고, 길이 1cm 정도이
다. 열매는 긴 타원형의 핵과
이며 8~10월에 붉은색으로
익는다. 1970년에 광릉지역
에서 자생지가 발견되어 우리
나라 자생종임이 밝혀진 약용
수이다. 3월 중순경이면 화사
한 황금색 꽃이 피어 약 보름
간 계속되며 가을에 진주홍색
으로 익는 열매가 겨울 내내
붙어 있는 아름다운 관상수이
다. 전남 구례군 산동면이 산
수유의 최대 집산지이다.

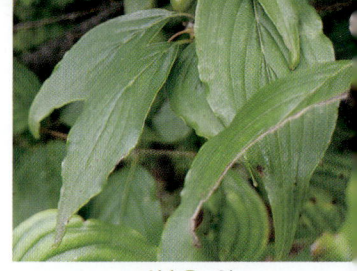

산수유_ 잎

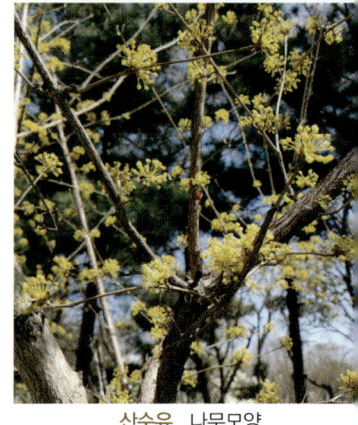

산수유_ 나무모양

사용부위 및 채취시기 열매살을
늦가을에서 초겨울에 채취한
다. 열매가 붉은색으로 변할 때 채취하여, 약한 불에 쪼이거
나 끓는 물에 살짝 데친 뒤 씨를 제거하고 말린다.

작용부위 간, 신장에 작용한다.

성질과 맛 성질이 약간 따뜻하고, 맛은 시고 떫으며, 독성이
없다.

산수유 211

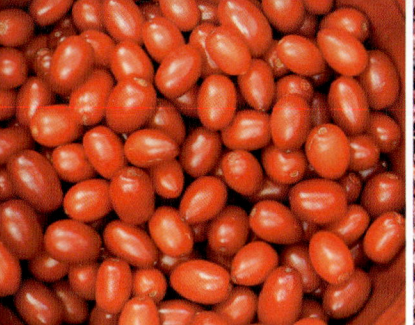
산수유_ 열매(채취품)

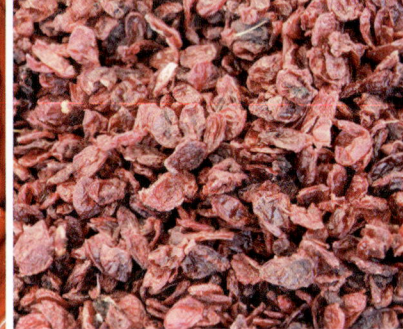
산수유_ 열매(씨앗 제거, 약재)

약리작용 이뇨·강압작용, 항균작용, 항염작용, 항출혈쇼크작용

효능 열매살은 한약명이 산수유(山茱萸)이며, 간과 신장을 보익(補益)하고, 수렴하여 탈진된 상태를 회복시키며, 자양강장, 강정, 보간, 보신, 수렴 등의 효능이 있고 항균, 혈압강하, 이뇨 작용이 있어, 현기증, 두통, 이명, 해수, 월경과다, 자궁출혈, 요슬둔통(腰膝鈍痛), 발기불능, 유정, 빈뇨 등을 낫게 한다. 산수유 추출물은 항산화 작용이 있어 노화 방지 등에 효과가 있다는 것이 밝혀졌다. 민간요법으로 식은땀, 야뇨증 등을 치료하는 데 쓰며, 차나 술로도 장복할 수 있다.

약용법 말린 열매살 8~16g을 물 1L에 넣고 반으로 줄 때까지 달여서 하루 2~3회로 나누어 마신다.

주의사항 습열(濕熱)로 인해 소변이 잘 안 나오거나 소변이 찔끔찔끔하고 껄끄러운 사람은 복용에 주의한다.

212

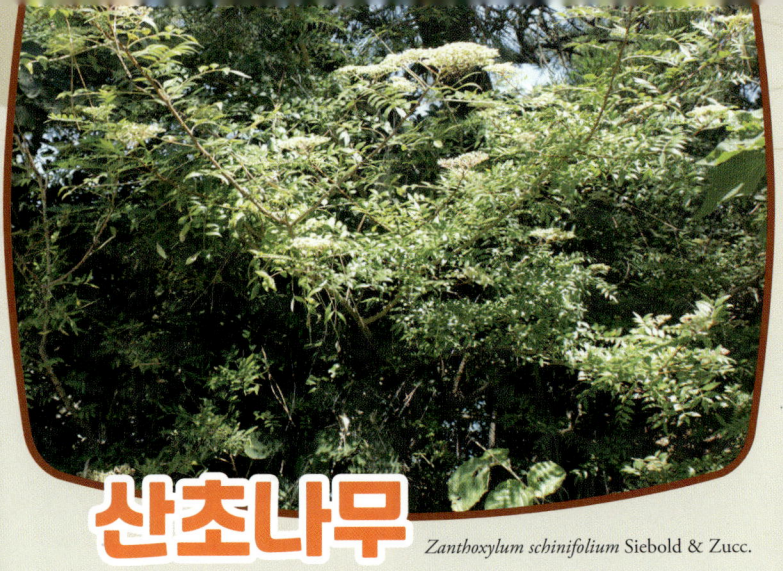

산초나무

Zanthoxylum schinifolium Siebold & Zucc.

이 명 분지나무, 산추나무, 상초나무, 상초, 산초, 제피나무, 잰피, 개제피, 개제피낭

한약명 산초(山椒), 촉초(蜀椒), 화초(花椒), 초목(椒目), 화초경(花椒莖), 화초근(花椒根), 화초엽(花椒葉)

과 명 운향과(Rutaceae)

식물명 유래 한자 이름 '산초(山椒)'에서 유래한 것으로, 산에서 자라는 독특한 산초향이 나는 나무라는 뜻

식품원료 사용 가능 여부 가능(잎, 열매, 씨앗)

생육특성 산초나무는 전국 각지에 분포하는 낙엽 활엽 관목으로, 산기슭 또는 등산로 주변에 자생하거나 밭둑이나 마을 주위에 심어 가꾸기도 한다. 산야에서 흔히 자라며 내한성은 강하나 양수로서 내음성이 약하다. 높이는 2~3m이며, 줄기에

0.3~0.5cm의 가시가 어긋나고(엇갈려나고, 호생) 일년생 가지
는 붉은빛을 띤 갈색으로 1개씩 떨어져 나는 가시가 있다. 잎
은 어긋나고 13~21개의 작은잎으로 된 1회 깃꼴겹잎이며,
작은잎은 길이 1.5~5cm에 넓은 피침 모양으로 양 끝이 좁고
가장자리에 물결 모양의 잔톱니가 있다. 잎은 냄새가 강하고,

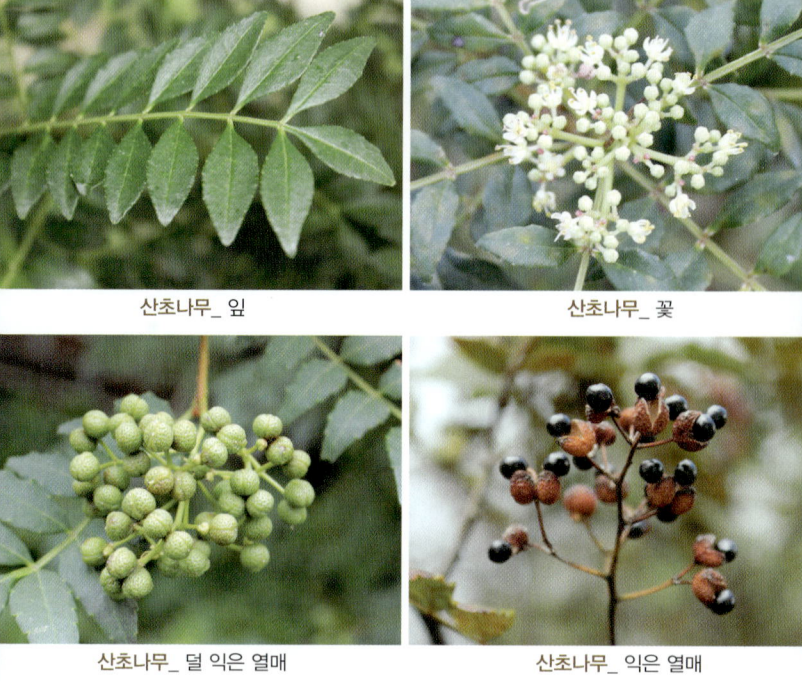

산초나무_ 잎

산초나무_ 꽃

산초나무_ 덜 익은 열매

산초나무_ 익은 열매

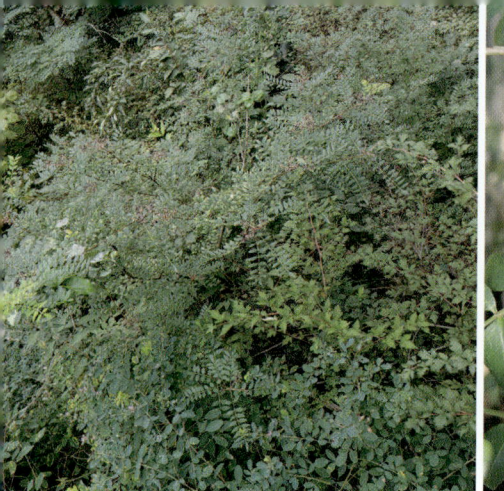

산초나무_ 나무모양   산초나무_ 가시

잎축에 좁은 날개가 있다. 꽃은 암수딴그루로 8~9월에 피며, 연한 녹색 꽃이 가지 끝에 산방꽃차례를 이루며 달린다. 꽃잎은 5장이다. 열매는 둥근 삭과이며 10~11월에 녹갈색에서 홍색으로 익으면 3개로 갈라져서 검은색 종자가 나온다. 맹아력은 보통이고, 초피나무보다 그 이용 가치가 작다. 잎과 열매를 향신료로 쓰며, 열매껍질 또는 열매를 약용하고, 종자에서 기름을 얻는다.

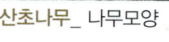 **사용부위 및 채취시기** 열매껍질은 가을, 뿌리는 연중 수시, 잎은 봄·여름에 채취한다. 잘 익은 열매를 채취하여, 햇볕에 말리고 씨와 이물질을 제거한다.

산초나무 **215**

작용부위 위, 신장, 비장에 작용한다.

성질과 맛 열매껍질은 성질이 따뜻하고, 맛은 매우며, 독성이 약간 있다. 뿌리는 성질이 따뜻하고, 맛은 매우며, 독성이 약간 있다. 잎은 성질이 덥고, 맛은 매우며, 독성이 없다.

약리작용 국소마취 및 진통작용, 항염작용, 구충작용, 항균작용

효능 잘 익은 열매껍질은 한약명이 산초(山椒)이며, 중초(中焦)를 따뜻하게 하고 통증을 멈추게 하며, 기생충을 없애고 가려움증을 그치게 하는 효능이 있어, 심복냉통(心腹冷痛), 치통, 구토, 설사, 소화불량, 해수, 감기몸살, 습진, 피부 가려움증, 피부염 등을 치료한다. 항균시험에서 대장균, 적리균, 황색포도구균, 녹농균, 디프테리아균, 폐렴구균 및 피부사상균에 대한 억제 작용이 밝혀졌다. 종자는 한약명이 초목(椒目)이며, 소변이 잘 나오게 하여 부종을 없애며, 가래를 없애고 천식을 완화시키는 효능이 있다. 줄기는 한약명이 산초경(山椒莖)이며, 풍사(風邪)를 제거하고 차가운 기운을 없애는 효능이 있다. 잎은 한약명이 산초엽(山椒葉)이며, 중초(中焦)를 따뜻하게 하여 차가운 기운을 없애고, 습을 말리고 비장을 튼튼하게 하는 효능이 있어, 한적(寒積), 곽란, 각기, 피부염, 피부 가려움증 등을 치료한다. 뿌리는 한약명이 산초근(山椒根)이며, 차가운 기운을 없애고 습사(濕邪)를 제거하며, 통증을 멈추게 하고 기생충을 없애는 효능이 있으며, 방광염으로 인한 혈림(血

淋)을 낮게 한다. 산초나무의 추출물은 항균, 항바이러스, 항진균 작용이 있다.

약용법 말린 열매껍질 3~6g을 물 1L에 넣고 반으로 줄 때까지 달여서 하루 2~3회로 나누어 마신다. 또는 가루나 환으로 만들어 복용한다. 외용할 경우에는 가루 내어 환부에 뿌린다. 말린 뿌리 9~15g을 물 1L에 넣고 반으로 줄 때까지 달여서 하루 2~3회로 나누어 마신다. 말린 잎 3~9g을 물 1L에 넣고 반으로 줄 때까지 달여서 하루 2~3회로 나누어 마신다. 외용할 경우에는 생잎을 짓찧어서 환부에 도포한다.

주의사항 임산부는 복용에 주의한다.

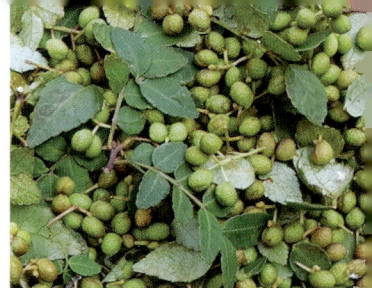

산초나무_ 열매(채취품)

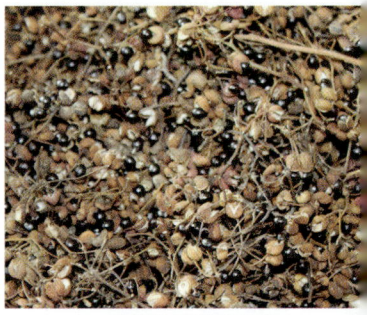

산초나무_ 열매(약재)

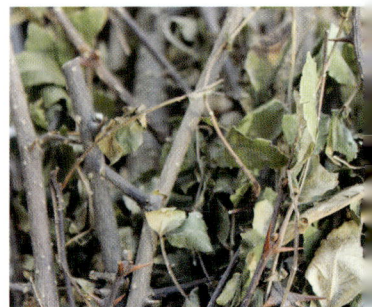

산초나무_ 잎과 가지(채취품)

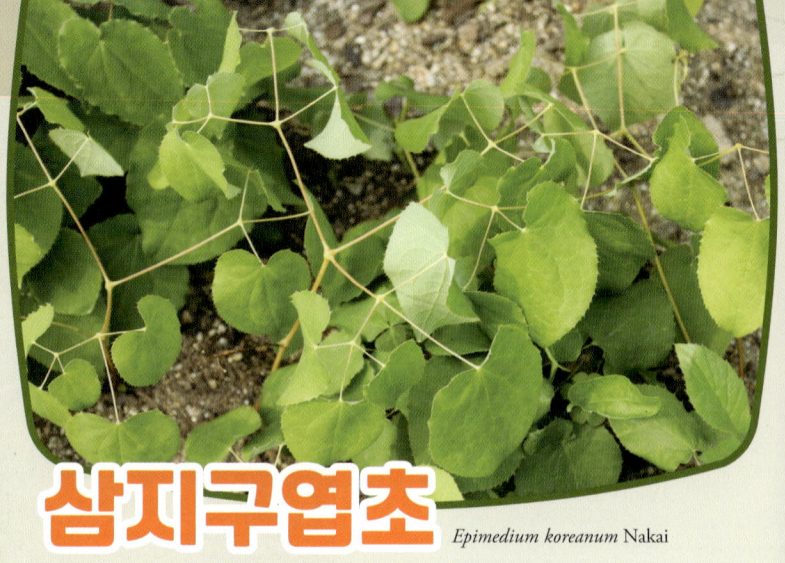

삼지구엽초

Epimedium koreanum Nakai

이 명	음양각, 가승마, 조선음양곽, 음양곽
한약명	음양곽(淫羊藿), 삼지구엽초(三枝九葉草), 선령비(仙靈脾), 천냥금(千兩金)
과 명	매자나무과(Berberidaceae)
식물명 유래	한자 이름 '삼지구엽초(三枝九葉草)'에서 유래한 것으로, 가지가 3개로 갈라지고 가지마다 잎이 3개씩 모두 9개가 달리는 풀이라는 뜻
식품원료 사용 가능 여부	제한적 사용(지상부)

생육특성 삼지구엽초는 강원도와 경기도 이북에 분포하는 여러해살이풀로, 산속이나 숲에서 자생한다. 약간 서늘한 온도 조건이 좋고 특히 여름철의 고온 조건은 피한다. 높이는 20~30cm이다. 뿌리줄기는 단단하고 옆으로 뻗으며 잔뿌리가 많이 달리고 꾸불꾸불하다. 줄기는 보통 뭉쳐나서 곧게 자

라며 밑부분이 비늘 같은 잎으로 둘러싸인다. 줄기 윗부분에서 3개의 가지가 갈라지고 가지 끝마다 3개의 잎이 달려 이 이름이 붙여졌다. 뿌리잎은 뭉쳐나고 잎자루가 길며, 줄기잎은 1~2개의 잎이 어긋나고 잎자루가 조금 짧으며 3개씩 2회 갈라진다. 작은잎은 길이 5~13cm, 너비 2~7cm에 달걀 모양으로 끝이 뾰족하고 밑부분이 심장 모양이며 가장자리에 털 같은 잔톱니가 있다. 꽃은 4~5월에 황백색으로 피는데, 원줄기 끝에 겹총상꽃차례를 이루며 아래를 향하여 달린다. 꽃잎은 4개이고 긴 꿀주머니가 있다. 열매는 양 끝이 뾰족한 원기둥 모양의 골돌과이고, 2개로 갈라지며 8월에 결실한다. 잎이 3개씩 2회 갈라져 대개 9개의 달걀 모양 작은잎으로 구성된다. 줄기 윗부분의 가지가 셋으로 갈

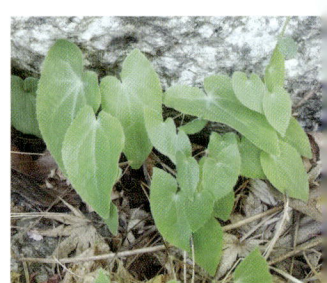

삼지구엽초_ 잎

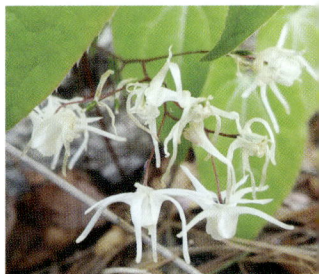

삼지구엽초_ 꽃

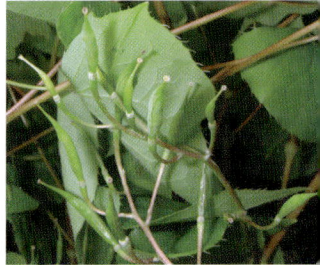

삼지구엽초_ 종자 결실

라지고, 가지 끝마다 잎이 3개씩 달려 '삼지구엽초'라고 한다. 환경부에서 멸종위기종으로 지정하여 보호하고 있다.

사용부위 및 채취시기 지상부를 여름부터 가을에 줄기와 잎이 무성할 때 채취하여, 햇볕에 말리거나 그늘에 말린다.

작용부위 간, 신장에 작용한다.

성질과 맛 성질이 따뜻하고, 맛은 맵고 달며, 독성이 없다.

약리작용 남성호르몬 유사작용, 혈당강하작용, 혈중지질저하작용, 면역증강작용, 진정작용, 항균작용, 항염작용

효능 지상부는 신양(腎陽)을 보하고 근육과 뼈를 강하게 하며 풍습(風濕)을 제거하는 효능이 있어, 발기불능, 소변임력(小便淋瀝), 반신불수, 허리와 무릎의 무력증, 풍사와 습사로 인하여 결리고 아픈 증상, 기타

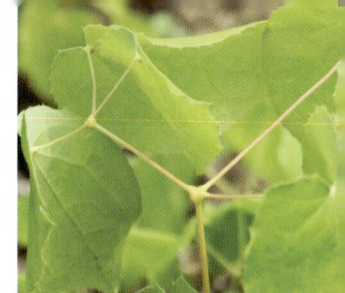

삼지구엽초_ 줄기

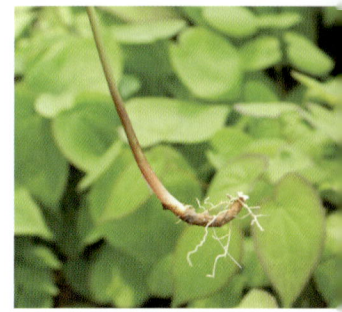

삼지구엽초_ 뿌리(채취품)

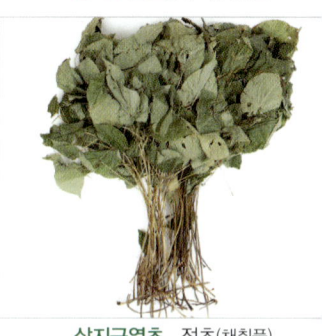

삼지구엽초_ 전초(채취품)

반신불수나 사지불인(四肢不仁), 갱년기 고혈압 등을 치료한다. 그 밖에 강장, 강정, 최음 효과가 있으며, 건망증, 신경쇠약, 히스테리 등에도 쓴다. 술을 담가 마셔도 같은 효과를 얻을 수 있다. 중국에서

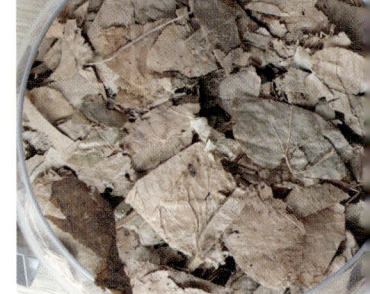

삼지구엽초_ 지상부(약재)

는 음양곽(*E. brevicornu*), 전엽음양곽(箭葉淫羊藿. *E. sagittatum*), 유모음양곽(柔毛淫羊藿. *E. pubescens*) 등을 사용한다.

약용법 말린 지상부 4~12g을 물 1L에 넣고 끓기 시작하면 불을 약하게 줄여 1/3로 줄 때까지 달여서 하루 2회로 나누어 마신다. 풍습을 제거하는 데에는 말린 것을 생용(生用)하고, 신(腎)의 양기를 보하거나 몸을 따뜻하게 하여 한사를 흩어지게 하고자 할 때에는 양지유로 가공하여 사용한다. 민간에서는 남성불임에 지상부 15g을 차처럼 달여서 하루 동안에 나누어 마셨다. 또한 빈혈과 냉병 등의 치료에도 사용하였다.

주의사항 성미가 맵고 따뜻하면서 양기를 튼튼하게 하는 작용이 있으므로, 음허로 쉽게 스트레스를 받는 경우에는 사용을 피한다. 꿩의다리 종류를 삼지구엽초로 잘못 알고 사용하는 사람이 있으나, 식물체의 기원이 다르므로 주의해야 한다. 삼지구엽초의 성분 중 이카린(자양강장 효과 있음)은 최음제로도 사용되는 성분으로 구토, 어지럼증과 같은 부작용뿐 아니라 생식독성도 유발할 수 있어 복용에 주의가 필요하다.

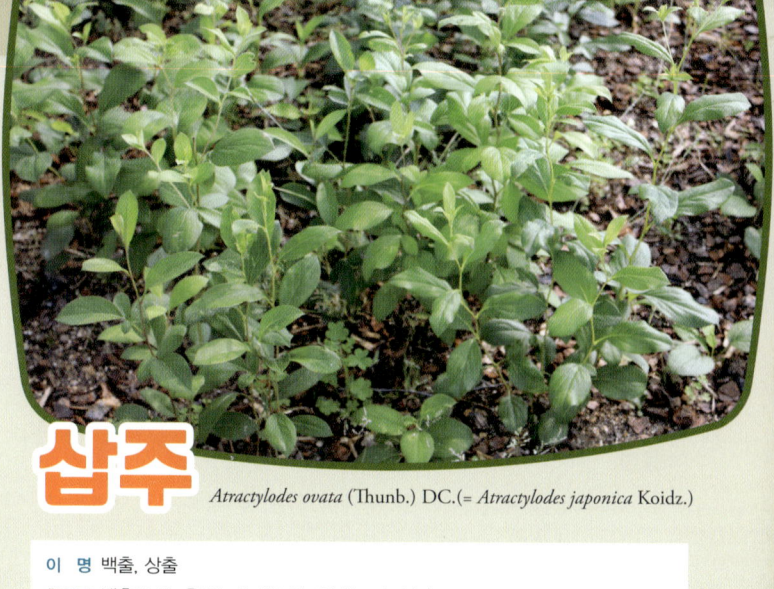

삽주

Atractylodes ovata (Thunb.) DC.(= *Atractylodes japonica* Koidz.)

이 명 백출, 상출
한약명 백출(白朮), 출(朮), 산계(山薊), 천계(天薊), 산강(山薑)
과 명 국화과(Compositae)
식물명 유래 '삽(털)'과 '주(나물)'의 합성어로, 땅속의 뿌리줄기는 길게 늘어져 털처럼 보이고 이 식물을 나물로 사용한다는 뜻
식품원료 사용 가능 여부 제한적 사용(뿌리줄기, 잎, 순)

생육특성 삽주는 전국 각지에 분포하는 여러해살이풀로, 산지의 건조한 곳에서 자란다. 여름에는 다소 서늘한 반그늘 진 수목 밑에 많다. 높이는 30~100cm이고, 줄기는 곧게 서며 경질(硬質)이고 윗부분에서 가지가 갈라진다. 뿌리줄기는 굵고 긴 육질이며 마디가 있고 단면에서 황갈색 선점을 보이며

특유의 향기가 난다. 뿌리잎은 꽃이 필 때 말라 없어지고, 줄기잎은 어긋나며 밑부분의 것은 깃꼴로 깊게 갈라진다. 갈래 조각은 3~5개이고 길이 8~11cm에 타원형 또는 거꿀달걀상 긴 타원형으로 가장자리에 바늘 모양의 가시 같은 톱니가 있다. 윗부분의 잎은 갈라지지 않고 잎자루가 거의 없다. 꽃은 암수딴그루이며 7~10월에 흰색 또는 붉은색으로 피는데, 원

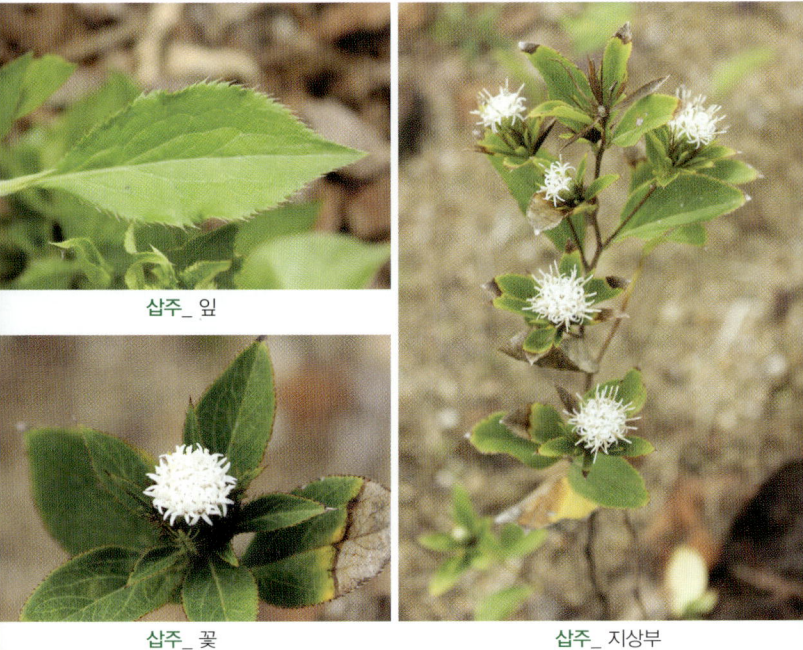

삽주_ 잎

삽주_ 꽃

삽주_ 지상부

줄기와 가지 끝에 지름 1.5~2cm의 머리모양꽃이 1개씩 달린다. 암꽃은 모두 흰색이고, 대롱꽃의 꽃부리는 끝이 5개로 갈라진다. 열매는 타원형의 수과로 은백색 털이 빽빽이 나 있으며, 갈색 갓털이 있고 9~10월에 익는다. 어린잎을 식용하고 뿌리는 약용한다.

사용부위 및 채취시기 뿌리줄기를 상강(霜降)부터 입동(立冬) 사이에 채취한다. 아래쪽 잎이 노랗게 마르고 위쪽 잎이 시들어 갈 때 뿌리줄기를 채취하여, 흙모래를 제거하고 불에 쪼여 말리거나 햇볕에 말린 다음 수염뿌리를 제거한다.

작용부위 비장, 위에 작용한다.

성질과 맛 성질이 따뜻하고, 맛은 쓰고 달며, 독성이 없다.

약리작용 간보호작용, 이담작용, 이뇨작용, 면역증강작용, 항산화작용, 항종양작용, 혈당강하작용, 항응혈작용, 항균작용

효능 뿌리줄기는 비장을 튼튼하게 하고 원기를 더하여 주며, 습을 말리고 소변이 잘 나오게 하며, 땀을 그치게 하고 태아를 편안하게 하는 효능이 있어, 식욕부진, 소화불량, 위장염, 구토, 설사, 이질, 말라리아, 감기, 야맹증, 풍한으로 인한 습비(濕痺) 등을 치료한다.

약용법 말린 뿌리줄기 4~16g을 물 1L에 넣고 끓기 시작하면 불을 약하게 줄여 1/3로 줄 때까지 달여서 하루 2회로 나누

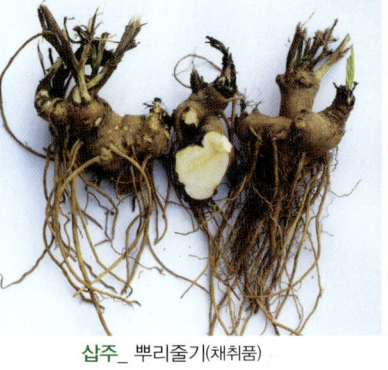
삽주_ 뿌리줄기(채취품)

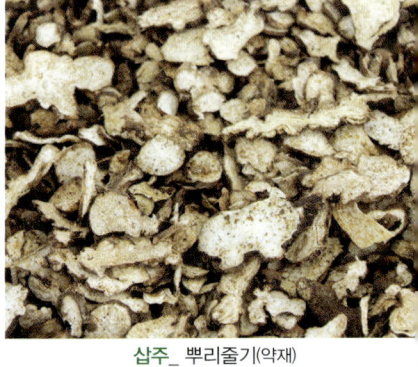
삽주_ 뿌리줄기(약재)

어 마신다. 습사를 말리고 수도를 편하게 하기 위해서는 말린 것을 그대로 사용하고, 기를 보하고 비를 튼튼하게 하려면 쌀 뜨물에 담갔다가 건져서 약한 불에 볶아 사용하면 좋다. 또한 건비지사(健脾止瀉)에는 갈색으로 볶아 사용한다. 민간에서는 체한 데나 소화불량에 가루 내어 5g 정도를 사용하였고, 만성 위염에는 가루 낸 것을 하루 3회 4~6g씩 복용하였다.

주의사항 성질이 따뜻하고 건조하며 맛이 매워 음액(陰液)을 손상시킬 우려가 있으므로 음허내열(陰虛內熱: 음기가 허하고 내적으로 열이 있는 상태)이나 진액소모로 인한 갈증의 경우에는 사용을 피한다.

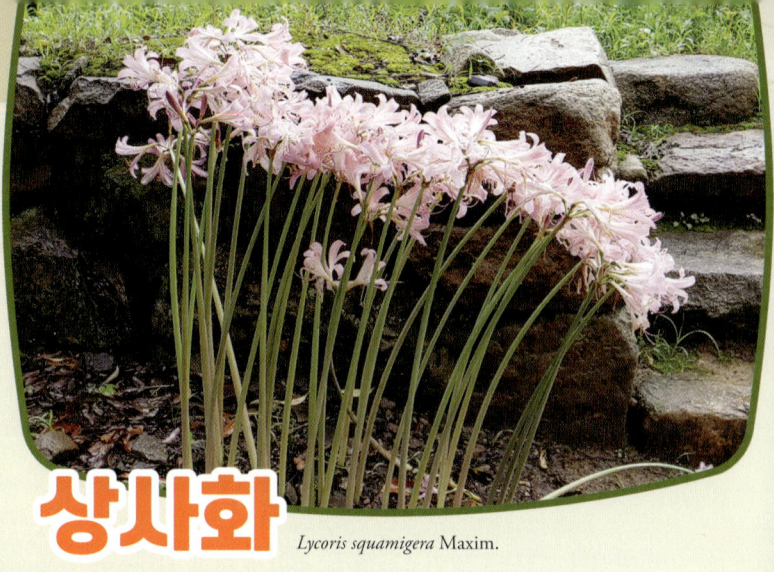

상사화

Lycoris squamigera Maxim.

이　명	개가재무릇, 개난초, 이별초, 꽃무릇
한약명	녹총(鹿葱)
과　명	수선화과(Amaryllidaceae)
식물명 유래	한자 이름 '상사화(相思花)'에서 유래한 것으로, 봄에 잎이 나고 진 후 여름에 꽃이 피는 모습에서 꽃과 잎이 만나지 못하여 서로 그리워한다는 뜻
식품원료 사용 가능 여부	식품원료 목록에 없음

생육특성 　상사화는 제주도를 포함하여 중부 지방 이남에 분포하는 여러해살이풀로, 산야에 자생하거나 민가 주변에 관상용으로 재배하기도 한다. 중국 원산이며 원예식물로 들여와 식재하거나 야생화하여 자란다. 토질은 골짜기나 냇가를 따라 그늘지고 축축한 사질양토에서 잘 자란다. 높이는

50~60cm이며, 꽃줄기는 곧게 서고 약간 굵다. 비늘줄기는 지름 4~5cm에 넓은 달걀 모양이며 겉껍질은 검은빛을 띤 짙은 갈색이다. 잎은 길이 20~30cm, 너비 16~25cm에 넓은 줄 모양으로, 봄에 비늘줄기 끝에서 뭉쳐나고 6~7월에 말라 없어진다. 꽃은 8월에 연한 홍자색으로 피는데, 꽃줄기 끝에 4~8송이가 산형꽃차례를 이루며 옆을 향해 달린다. 꽃덮이는 밑부분이 통 모양이고 6개로 갈라져서 비스듬히 퍼진다. 꽃밥은 연한 붉은색이다. 씨방은 하위(下位)이고 3실이며 열매를 맺지 못한다. '상사화(相思花)'라는 이름은 잎이 있을 때에는 꽃이 없고, 꽃이 필 때에는 잎이 없으므로, 잎과 꽃이 서로 그리워한다는 뜻에서 붙여졌다. 상사화는 꽃이 홍자색이고, 백양꽃은 꽃이 주황색이라 구분된다.

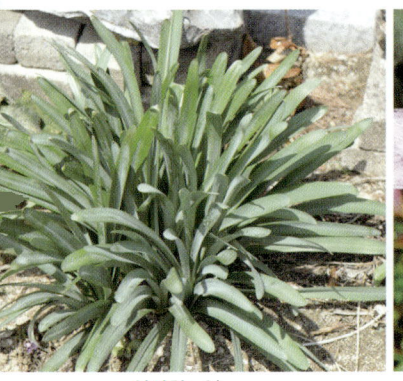

상사화_ 잎

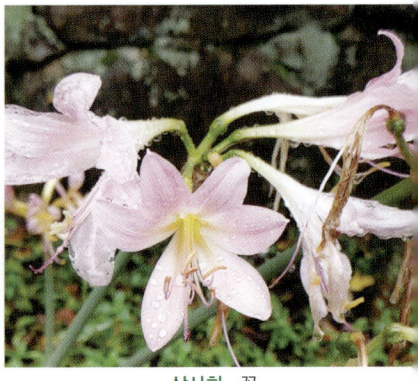

상사화_ 꽃

사용부위 및 채취시기 비늘줄기를 이른 봄에서 6월 사이에 채취하여 물에 씻고 물기를 말린 다음 그대로 보관하거나 1cm 안팎의 두께로 잘라 그대로 또는 약하게 쩌서 햇볕에 말린다.

작용부위 간, 폐, 방광에 작용한다.

성질과 맛 성질이 평(平)하고(따뜻하다고도 함), 맛은 매우며, 독성이 약간 있다.

약리작용 항염작용, 항산화작용

효능 비늘줄기는 독소를 해독하고 가래를 제거하며, 소변이 잘 나오게 하고 구토를 유발시켜 사기(邪氣)를 제거하는 효능이 있어, 부종, 옹종, 옴, 경증의 마비풍 등의 치료에 쓴다.

약용법 말린 비늘줄기 1~3g을 물 1L에 넣고 끓기 시작하면 불을 약하게 줄여 1/3로 줄 때까지 달여서 하루 2회로 나누어 마신다. 외용할 경우에는

상사화_ 지상부

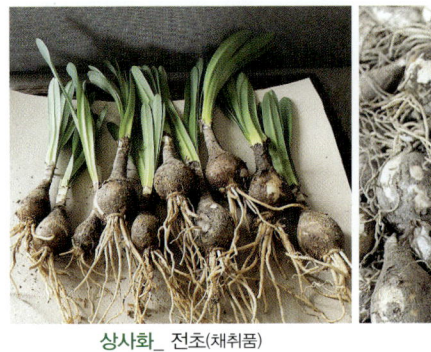
상사화_ 전초(채취품)

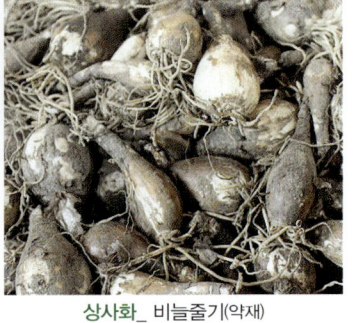
상사화_ 비늘줄기(약재)

생것을 짓찧어 환부에 바르는데, 자기 전에 붙이고 다음 날 아침에 떼어낸다.

주의사항 따뜻하고 매운맛으로 인하여 기혈을 손상시킬 우려가 있으므로 지나치게 많이 사용하지 않도록 주의한다. 몸이 허약한 사람, 임산부, 피부가 손상된 사람은 사용에 주의한다. 석산(石蒜)을 상사화로 잘못 사용하는 경우가 있으나, 석산에는 독성이 있으므로 구별해서 사용해야 한다.

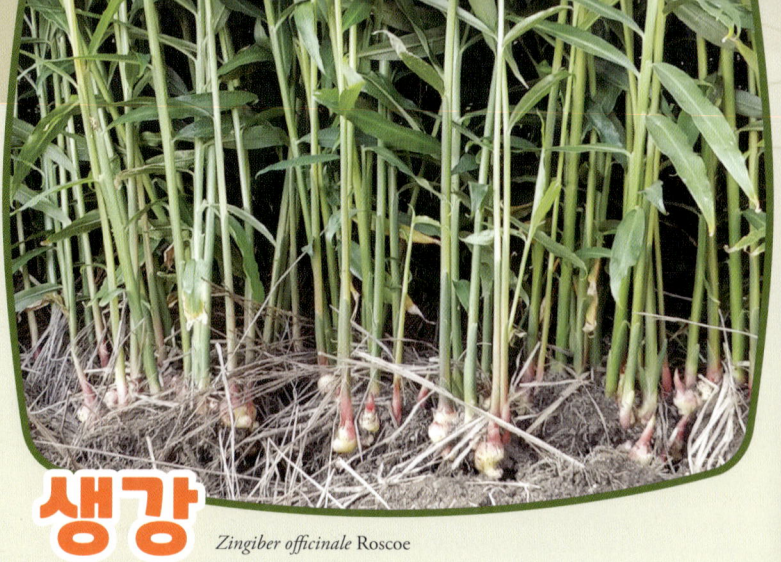

생강

Zingiber officinale Roscoe

이 명	새양
한약명	생강(生薑), 건강(乾薑), 자강(子薑), 자강(紫薑), 건강(干薑), 건강(干姜)
과 명	생강과(Zingiberaceae)
식물명 유래	한자 이름 '생강(生薑)'에서 유래한 것으로, 날것으로 사악한 기운을 막아 내는 '강(薑)'이라는 뜻
식품원료 사용 가능 여부	**가능**(뿌리줄기, 뿌리, 줄기, 잎)

생육특성 생강은 동남아시아 원산의 숙근성 여러해살이풀로, 전국 각지에서 재배하고 있고 특히 남부 지방에서 많이 재배한다. 원래 열대지방 원산이므로 따뜻하고 습기가 적당한 곳이 좋다. 높이는 30~60cm이고, 각 마디에서 잎집으로 만들어진 가짜 줄기가 곧게 자라며 윗부분에서 잎이 2줄로 배열

된다. 뿌리줄기는 굵고 옆으로 뻗으며, 굵은 덩어리 모양의 연한 노란색 다육질로 매운맛과 향기가 있다. 잎은 어긋나고, 양 끝이 좁은 선상 피침 또는 긴 타원형 모양이며 밑부분이 긴 잎집으로 된다. 우리나라에서는 꽃이 피지 않으나, 원산지인 열대 지

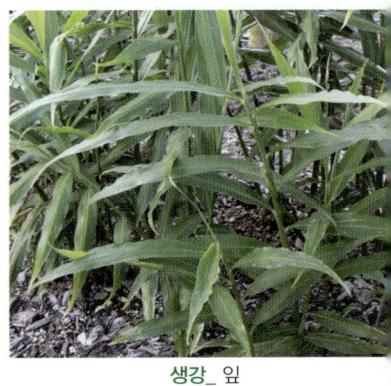

생강_ 잎

방에서는 8~9월에 잎집으로 싸인 길이 20cm 정도의 꽃줄기가 나오고 그 끝에 꽃이삭이 달려 황록색의 꽃이 핀다. 꽃은 포 사이에서 나오고 꽃받침은 짧은 통 모양이며, 꽃부리의 끝부분은 3개로 갈라지고 갈라진 조각은 끝이 뾰족하다. 생강이란 한자명 생강(生薑)에서 온 이름이다.

사용부위 및 채취시기 뿌리줄기를 가을철과 겨울철에 채취하여, 수염뿌리와 흙모래를 제거한다.

작용부위 폐, 위, 비장에 작용한다.

성질과 맛 성질이 약간 따뜻하고, 맛은 맵고, 독성은 없다.

약리작용 진정작용, 항경련작용, 진통작용, 항염작용, 항균작용, 항구토·항멀미작용, 위점막보호작용, 간보호작용, 이담

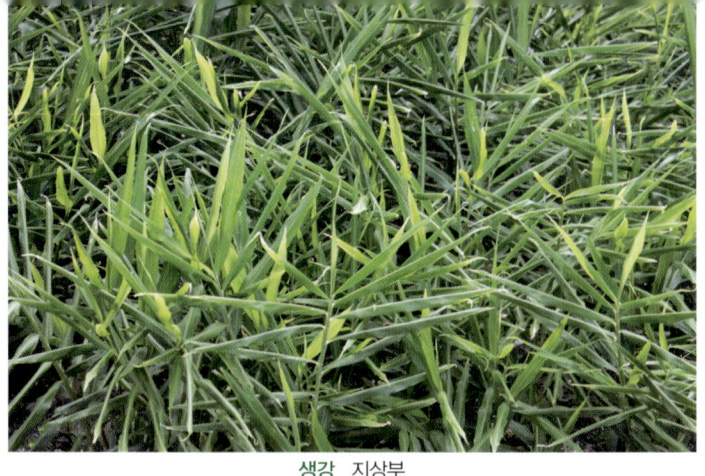

생강_ 지상부

작용, 항혈소판응집작용, 항산화작용, 항미생물작용

효능 신선한 뿌리줄기는 땀을 내어 표증(表證)을 풀어주고 차가운 기운을 없애며, 중초(中焦)를 따뜻하게 하여 구토를 멈추게 하며, 가래를 삭이고 기침을 멈추게 하며, 물고기와 게를 많이 먹고 생긴 독을 해독하는 효능이 있어, 감기, 발열, 두통, 해수, 몸살, 체내의 수액 정체, 복통, 설사, 소화불량, 복부팽만 등을 치료하고, 반하, 천남성, 육류와 어패류의 독을 풀어준다. 또한 진저롤(gingerol)이 입안 점막을 자극하여 소화액 분비를 촉진시키고 장내의 이상 발효를 억제한다.

약용법 뿌리줄기 4~12g을 물 1L에 넣고 반으로 줄 때까지 중불로 서서히 달인 후 아침저녁 식간 또는 식후에 복용하면 소

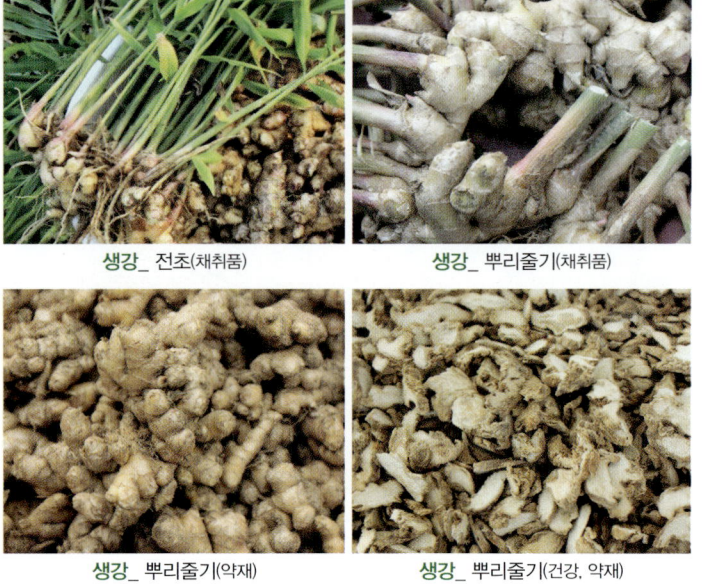

생강_ 전초(채취품)

생강_ 뿌리줄기(채취품)

생강_ 뿌리줄기(약재)

생강_ 뿌리줄기(건강, 약재)

화에 좋고 감기도 예방한다. 관절염에는 뿌리줄기 30g을 갈아 면포에 싸서 물 1L에 넣고 반으로 달여 환부를 찜질한다. 환부가 빨갛게 될 때까지 찜질하면 효과가 있다. 뿌리줄기를 물과 믹서에 갈아서 꿀에 재워 냉장고에 보관해두고, 우유 한 잔에 한두 숟가락 넣어 마시면 성인병을 예방하는 효과가 있다. 잎을 잘게 썰어 헝겊 주머니에 넣고 욕조에 담아 목욕을 하면, 피로를 풀어주고 근육통에 좋으며 보습 효과도 있다.

주의사항 속에 열이 많은 사람은 과용하지 않도록 주의한다.

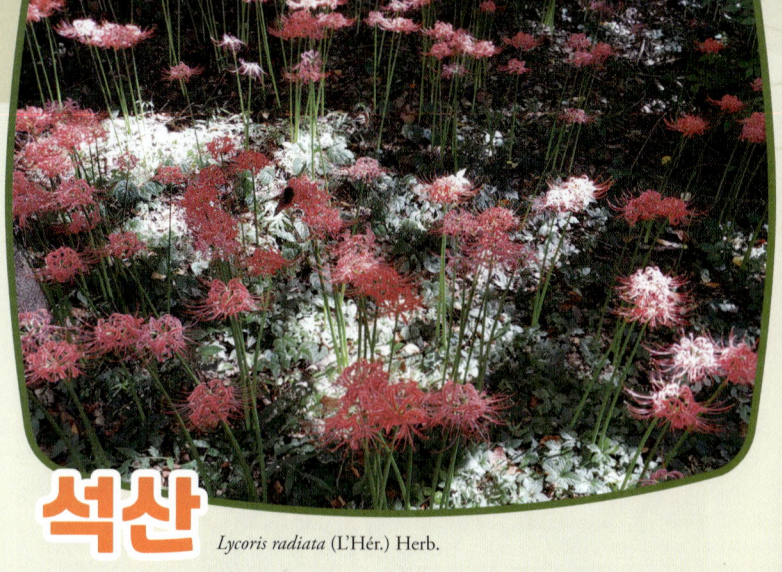

석산

Lycoris radiata (L'Hér.) Herb.

이 명	가을가재무릇, 꽃무릇, 절간풀, 상사화, 노아산, 가을가제무릇
한약명	석산(石蒜), 오산(烏蒜), 독산(獨蒜)
과 명	수선화과(Amaryllidaceae)
식물명 유래	한자 이름 '석산(石蒜)'에서 유래한 것으로, 산기슭이나 습한 땅의 돌 틈 사이에서 자라고 땅속 비늘줄기의 모양이 마늘과 비슷하다는 뜻. 석산의 다른 이름 '꽃무릇'은 꽃이 무리 지어 핀다는 뜻
식품원료 사용 가능 여부	식품원료 목록에 없음

생육특성 석산은 남부 지방에 주로 분포하는 여러해살이풀로, 꽃무릇이라고도 한다. 중국에서 관상용으로 들여온 원예식물로 습윤한 산기슭이나 풀밭에서 무리지어 자라고 전북 고창 선운사와 전남 영광 불갑사 등의 군락지가 유명하다.

우리나라 남부의 습한 야지에서 자란다. 높이는 30~50cm
이고, 비늘줄기는 지름 3~4cm에 넓은 타원형이며 겉껍질
이 흑갈색이다. 꽃줄기는 비늘줄기에서 나와 녹색으로 길이
30~50cm이다. 잎은 선형으로 2~6장이 포개져 모여나고,
길이 30~40cm, 너비 15cm 정도에 줄 모양이다. 가을에 나
와 봄이면 사라진다. 꽃은 9~10월에 붉은색으로 피는데, 잎
이 없어진 비늘줄기에서 꽃대가 나오고 그 끝에 큰 꽃이 산형
꽃차례로 달린다. 꽃덮이조각은 6개이고 거꿀피침 모양이며,
뒤로 말리고 가장자리에 주름이 있다. 수술은 6개이며 꽃 밖
으로 길게 나온다. 구형의 장과이나 꽃이 떨어진 다음 열매를
맺지 못하고, 짙은 녹색의 잎이 나와 이듬해 봄에 시든다. 비
늘줄기를 물에 담가 알칼로이드를 제거하면 좋은 녹말을 얻

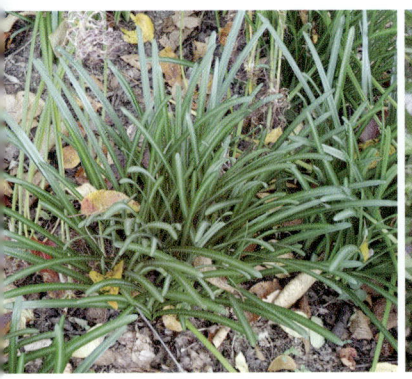

석산_ 잎

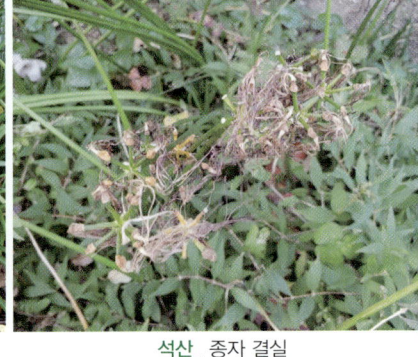

석산_ 종자 결실

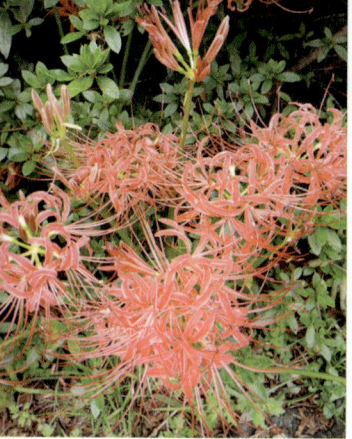
석산_ 꽃과 꽃봉오리

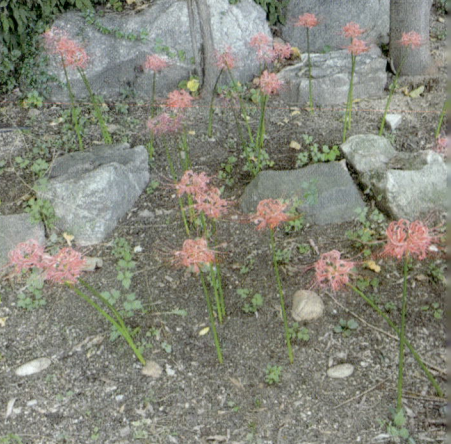
석산_ 지상부

을 수 있다. 석산(꽃무릇)은 가을에 꽃이 피고 붉은색인 반면, 상사화는 여름에 꽃이 피고 홍자색 또는 분홍색이다. 맹독성 알카로이드인 라이코린(lycorine)이 들어 있어 함부로 먹어서는 안 된다.

사용부위 및 채취시기 비늘줄기를 가을에 채취한다.

작용부위 간, 폐, 위에 작용한다.

성질과 맛 성질이 따뜻하고, 맛은 맵고 달며, 독성이 있다.

약리작용 진정작용, 해열·진통작용, 혈압강하작용, 항염작용, 최토작용, 요산배설촉진작용, 항종양작용, 항바이러스작용, 면역증강작용

효능 비늘줄기는 가래를 없애고 구토를 유발시켜 사기(邪氣)를 제거하며, 독소를 해독하고 뭉친 것을 풀어주는 효능이 있어, 인후와 편도가 부은 데, 림프샘염, 해수, 수종(水腫), 종기, 악창 등의 치료에 쓴다. 또한 복막염과 흉막염에 구토제로 사용하며, 치루와 자궁탈수에는 물에 달인 액으로 환부를 닦아 낸다.

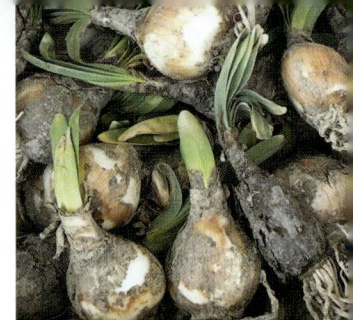

석산_ 비늘줄기(채취품)

약용법 말린 비늘줄기 1.5~3g을 물 1L에 넣고 끓기 시작하면 불을 약하게 줄여 1/3로 줄 때까지 달여서 하루 2회로 나누어 마신다. 외용할 경우에는 생것

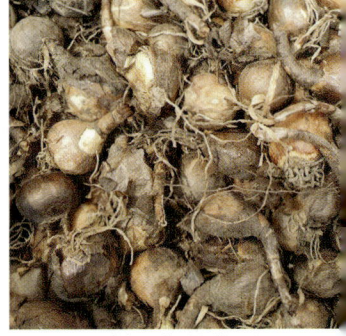

석산_ 비늘줄기(약재)

을 짓찧어 환부에 붙이거나, 달인 액으로 환부를 씻어낸다.

주의사항 상사화와 혼동하는 사람이 더러 있으나, 다른 식물이므로 혼동하지 않도록 주의를 요한다. 석산은 독성이 있으므로 함부로 사용하면 안 된다. 특히 신체가 허약한 사람, 실사(實邪)가 없고 구역질을 하는 사람은 복용하면 안 된다. 몸이 허약한 사람, 임산부, 피부가 손상된 사람은 사용에 주의한다.

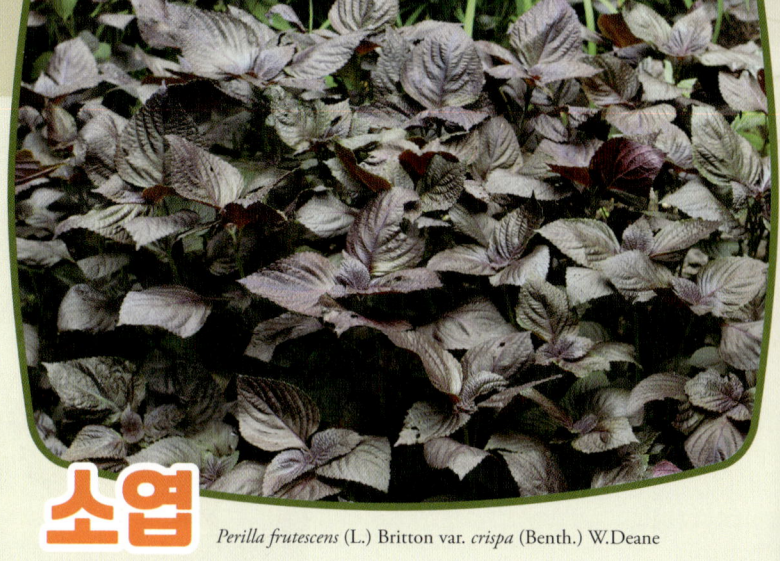

소엽

Perilla frutescens (L.) Britton var. *crispa* (Benth.) W.Deane

이 명	차즈기, 차조기, 자소, 적차조기, 좌소, 들깨, 소엽
한약명	자소엽(紫蘇葉), 자소자(紫蘇子), 소엽(蘇葉), 자소(紫蘇), 소경(蘇梗), 향소(香蘇)
과 명	꿀풀과(Labiatae)
식물명 유래	한자 이름 '소엽(蘇葉)'에서 유래한 것으로, 약성이 기운을 깨우거나 상쾌하게 하고 잎을 약용한다는 뜻. 소엽의 다른 이름 '차즈기'는 '자소(紫蘇)'에서 유래한 것으로, 식물 전체가 자색이고 약성이 상쾌하다는 뜻
식품원료 사용 가능 여부	가능(잎 및 끝가지, 씨앗)

생육특성 소엽은 중국 원산의 한해살이풀로, 산야에 자생하거나 마을 인근 경작지 주변이나 밭에서 재배한다. 높이는 20~80cm이며, 붉은색의 줄기가 곧게 서고 네모지며 가지가 갈라진다. 잎은 마주나고 잎자루가 길며, 넓은 달걀 모양으로

끝이 뾰족하고 가장자리에 톱니가 있다. 잎의 양면에 털이 있고, 뒷면 맥 위에 특히 긴 털이 있다. 꽃은 8~9월에 연한 자주색으로 피며, 원줄기와 가지 끝에 총상꽃차례로 달린다. 꽃부리는 짧은 통 모양이고 끝이 입술 모양이며, 아랫입술이 윗입술보다 약간 길다. 열매는 둥근 분과이고 꽃받침 안에 들어 있다. 전체적으로 자색을 띤다. 식물체 전체에 자줏빛이 돌고

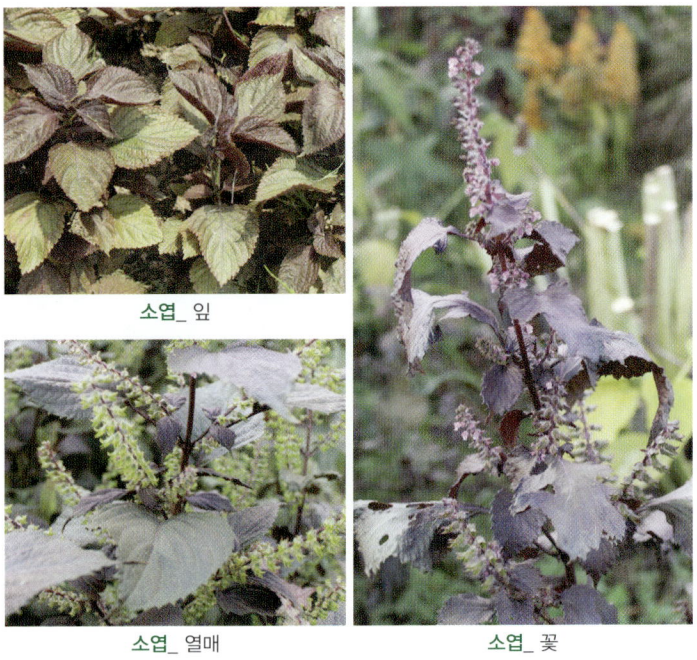

소엽_ 잎

소엽_ 열매

소엽_ 꽃

특유의 향기가 있다. 소엽의 잎은 자주색인 반면, 들깨의 잎은 녹색이라 구분된다.

사용부위 및 채취시기 잎은 6~9월에 채취하여, 이물질을 제거하고 햇볕에 말린다. 가을철에 열매가 잘 익었을 때 채취하여, 이물질을 제거하고 햇볕에 말린다.

작용부위 폐, 비장에 작용한다.

성질과 맛 성질이 따뜻하고, 맛은 맵다.

약리작용 진정작용, 해열작용, 지해·거담·평천작용, 지혈작용, 항응혈작용, 혈당상승작용, 면역증강작용, 항미생물작용, 방부작용, 항균작용

효능 잎은 방향성 건위제(健胃劑)로 표증(表證)을 풀어주고 차가운 기운을 없애며, 기(氣)를 소통시키고 위기(胃氣)를 조화시키는 효능과 진해, 진정, 거담 작용이 있으며, 잎을 따서 그늘에 말려 만든 분말은 혈액순환을 돕는 효과가 있다. 열매는 기운을 가

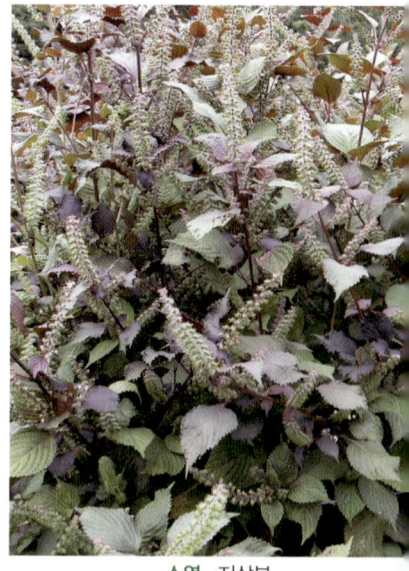

소엽_ 지상부

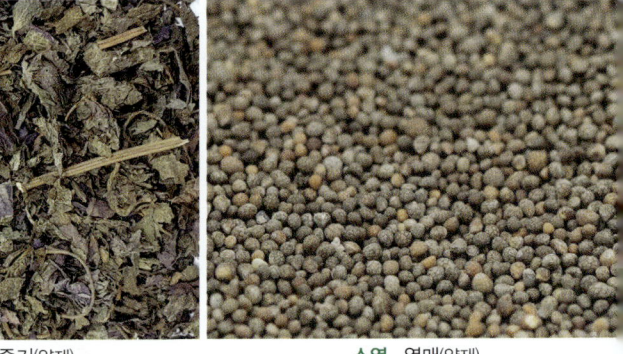

소엽_ 잎과 줄기(약재)　　　　　　소엽_ 열매(약재)

라앉히고 가래를 삭이며, 기침을 멈추게 하고 천식을 완화시키며, 장(腸)을 적셔주고 대변을 잘 통하게 하는 효능과 발한, 진정, 진통, 진해, 흥분 작용이 있고, 혈액순환을 촉진하며 변비, 천식 등에 사용한다.

약용법 말린 잎 4~12g을 물 300mL에 넣고 달여 마시거나, 피부병에는 목욕물로 사용하면 좋다. 특히 건뇌(健腦)에는 그늘에 말린 잎을 가루 내어 매 식후에 20g 정도 복용하면 아주좋다. 생선이나 게를 먹고 식중독에 걸렸을 때 잎의 생즙을 마시거나 잎을 삶아 먹는다.

주의사항 장시간 달이면 안 된다. 맛이 매워 기운을 소모할 수 있어 열병이 있거나 몸이 허약한 사람은 복용에 주의한다.

소엽 **241**

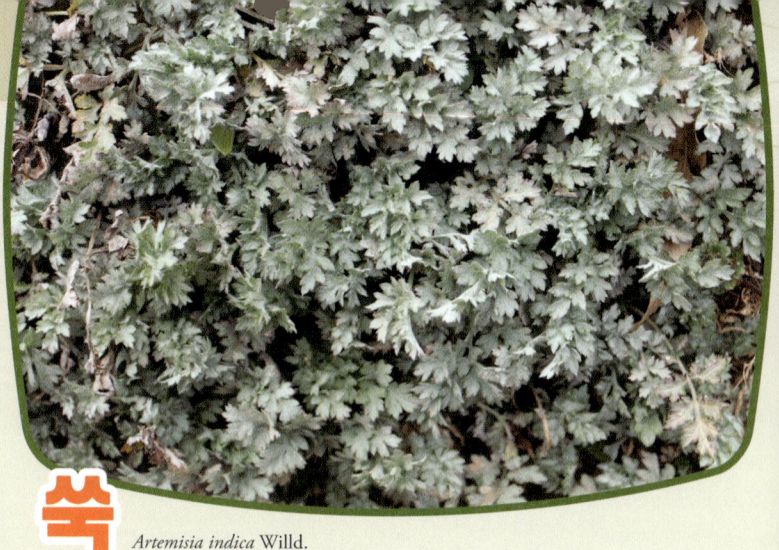

쑥

Artemisia indica Willd.

이 명	바로쑥, 사재발쑥, 약쑥, 타래쑥, 속
한약명	애엽(艾葉), 애구초(艾灸草), 애(艾)
과 명	국화과(Compositae)
식물명 유래	쑥은 옛말 쓰다의 의미로, 그 맛이 좋지 못하고 쓰다는 뜻 또는 새싹이 돋는다는 뜻
식품원료 사용 가능 여부	**가능**(잎), **제한적 사용**(줄기)

생육특성 쑥은 전국 각지에 분포하는 여러해살이풀로, 양지바른 풀밭에서 잘 자란다. 높이는 60~120cm이고, 줄기가 곧게 서며 능선이 있고 전체에 거미줄 같은 털이 빽빽이 난다. 뿌리줄기가 옆으로 길게 뻗으며 군데군데에서 새싹이 나와 번식한다. 뿌리잎과 밑부분의 잎은 나중에 쓰러지며, 헛턱잎

이 있는 줄기잎은 어긋나고 길이 6~12cm, 너비 4~8cm에 타원형이며 깃꼴로 깊게 갈라진다. 갈래조각은 2~4쌍으로 뒷면에 흰색 털이 밀생하고 위로 올라갈수록 작아지며 갈래조각의 수도 줄어든다. 꽃이삭에 달린 잎은 줄 모양이다. 꽃은 7~9월에 연한 붉은색 또는 자주색으로 피는데, 꽃자루가 거의 없는 머리모양꽃이 한쪽으로 치우쳐서 달려 전체가 원추꽃차례로 된다. 열매는 수과이며 10월에 익는다. 동속식물 중 쑥과 겉모습이 비슷한 것은 모두 쑥이라고 하는데, 그중에서 강화도와 인천 앞바다의 자월도에서 자생하는 쑥이 약용으로

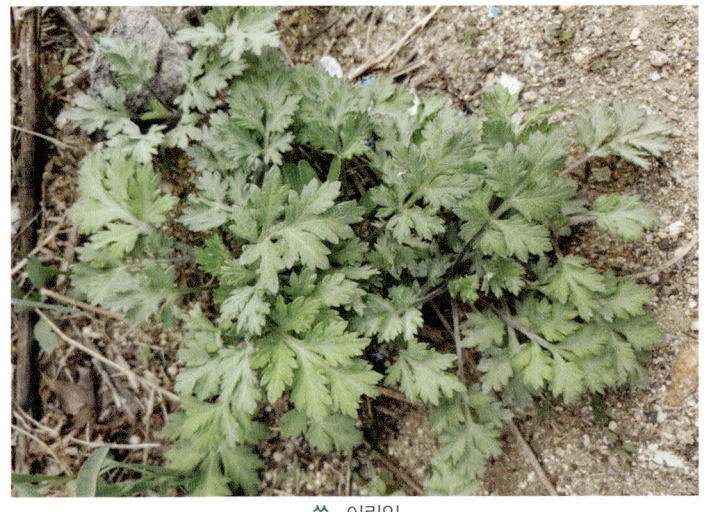

쑥_ 어린잎

많이 소비되고 품질도 우수하다. 그리고 음력 단오 전후에 채취하는 것은 이 시기에 약효가 가장 좋다고 알려져 있기 때문이다.

사용부위 및 채취시기 잎과 어린줄기를 음력 단오 전후에 채취한다. 꽃이 피기 전에 잎과 어린줄기를 채취하여, 이물질을 제거하고 햇볕에 말린다.

작용부위 간, 비장, 신장에 작용한다.

성질과 맛 성질이 따뜻하고, 맛은 맵고 쓰다.

약리작용 항균작용, 평천작용, 진해작용, 거담작용, 이담작용, 자궁흥분작용, 지혈작용

효능 잎 및 어린줄기는 경맥(經脈)을 따뜻하게 하고 출혈을 멎게 하며, 차가운 기운을 없애고 통증을 멈추게 하며, 습사(濕邪)를 제거하고 가려움증을 그치게 하는 효능이 있어, 주로 복통, 토사 또는 지혈제로 자궁출혈, 비혈(鼻血) 등에 응용하면 효과가 좋다고 하였다. 또 신경통, 신장염, 통경제, 감기, 인후염, 일반정장제로도 유효하므로 일반 가정의 상비약으로 쑥을 채취해두고 사용하였다. 《본초서(本草書)》에는 쑥이 기혈(氣血)을 다스리고 한습(寒濕)을 쫓으며 자궁을 따뜻하게 하고 모든 출혈을 멎게 해준다고 되어 있다. 그리고 복부를 온(溫)하고 경락(經絡)을 고르게 하며 태아를 편하게 한다. 또 복통, 생리, 곽란으로 사지가 뒤틀리는 것을 다스린다고 기록

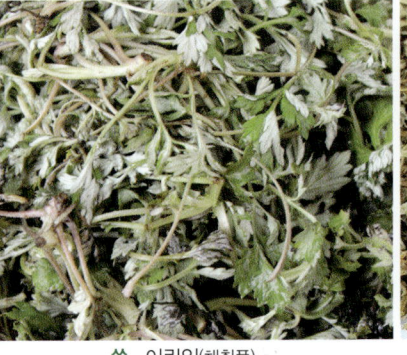 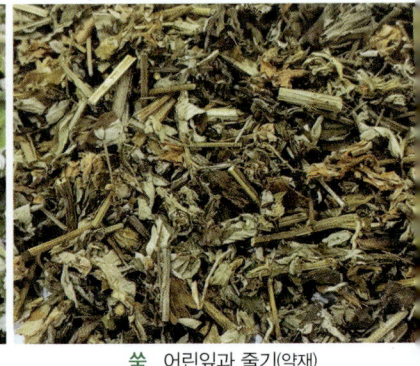

쑥_ 어린잎(채취품)   쑥_ 어린잎과 줄기(약재)

되어 있다. 또 신경통, 관절염으로 고생하고 있는 사람들에게
뜸을 뜨면 좋다.

약용법 말린 약재 3~9g을 물 1컵 정도의 물과 함께 달여 하루
에 2회 나눠 마신다. 민간에서는 배가 아플 때 즙을 내어 아
침 공복에 마시게 하였다. 또한 생잎을 즙을 내어 칼에 베인
데나 타박상에 바르며, 씨를 달인 물로 자궁을 보온하고 눈을
씻어 시력을 강하게 하는 데 사용하였다. 임산부가 하혈이 계
속될 경우에도 생잎을 술에 담가 마시면 즉효가 있다고 하였
다. 쑥으로 담근 술은 산기(疝氣), 대하증 치유에 효과가 좋기
때문에 여자들이 많이 만들어 먹는다.

쑥 245

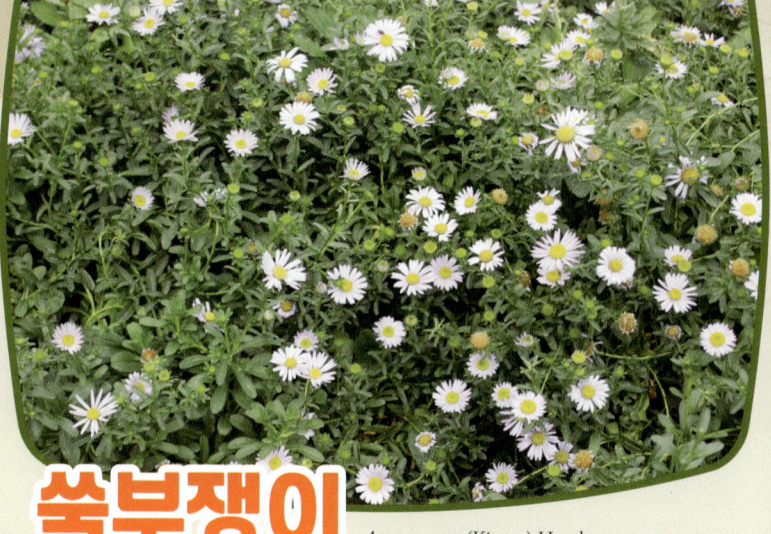

쑥부쟁이

Aster yomena (Kitam.) Honda

이 명	권영초, 쑥부장이, 들국화, 마란, 자채, 권연초, 드릇국화
한약명	산백국(山白菊), 야백국(野白菊), 소설화(小雪花)
과 명	국화과(Compositae)
식물명 유래	'쑥'과 '부쟁이'의 합성어로, 이 식물이 쑥을 닮았고 부지깽이처럼 기다 란 막대기 모양으로 자란다는 뜻
식품원료 사용 가능 여부	**가능**(잎)

생육특성 쑥부쟁이는 전국 각지에 분포하는 여러해살이풀로, 습기가 약간 있는 산과 들의 반그늘이나 양지에서 자란다. 높이는 30~100cm이고, 줄기가 곧게 서며 윗부분에서 가지를 친다. 원줄기가 처음 나올 때는 붉은빛이 돌지만 점차 녹색 바탕에 자줏빛을 띤다. 뿌리줄기가 옆으로 길게 뻗는다.

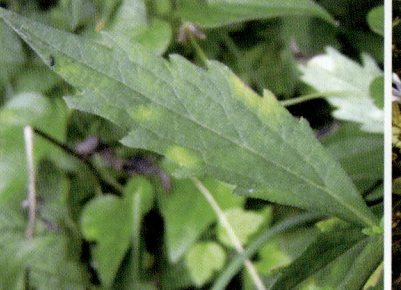

쑥부쟁이_ 잎

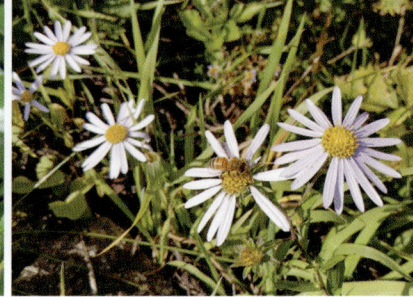

쑥부쟁이_ 꽃

처음 올라온 뿌리잎은 꽃이 필 때 말라 죽는다. 줄기잎은 어긋나고, 길이 8~10cm, 너비 2.5~3.5cm에 피침 모양으로 끝이 뾰족하며 밑부분은 좁아져 잎자루처럼 된다. 잎의 표면은 녹색으로 윤이 나고 가장자리에 굵은 톱니가 있으며, 위로 갈수록 크기가 작아진다. 꽃은 7~10월에 피는데, 원줄기와 가지 끝에 머리모양꽃이 1송이씩 산방상으로 달리고, 혀꽃은 자주색, 대롱꽃은 노란색이다. 열매는 달걀 모양의 수과이고, 종자 끝에 붉은색 갓털이 있으며, 10~11월에 익는다. 가새쑥부쟁이와 남원쑥부쟁이 사이에서 생긴 잡종이라고 한다. 잎과 어린 개체는 나물로 먹는다. 일반적으로 들에서 자라는 쑥부쟁이류, 산국, 감국, 구절초 등을 통틀어서 들국화라고 부른다.

사용부위 및 채취시기 뿌리가 달린 전초를 여름부터 가을에 채취한다.

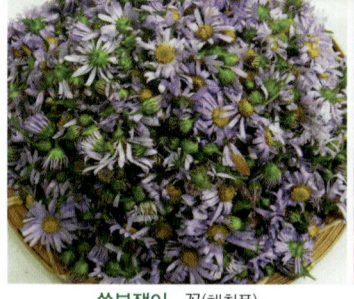

쑥부쟁이_ 꽃(채취품)　　　　쑥부쟁이_ 어린잎(채취품)

작용부위 간, 폐에 작용한다.

성질과 맛 성질이 시원하고, 맛은 쓰고 맵다.

약리작용 진해작용, 평천작용, 거담 작용, 항균작용, 항바이러스작용

효능 전초 또는 뿌리는 열을 내리고 열독을 해독하며, 가래를 없애고 기침을 진정시키며, 혈분(血分)의

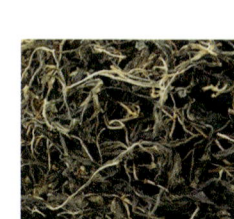

쑥부쟁이_ 지상부(약재)

열을 내리고 출혈을 멎게 하는 효능이 있어, 감기, 기침, 발열, 편도염, 기관지염, 유선염, 종기나 부스럼 등, 뱀이나 벌레에 물린 상처 등을 치료한다.

약용법 말린 전초 15~30g을 물 1L에 넣고 1/3로 줄 때까지 달여서 하루 2~3회로 나누어 마신다. 외용할 경우에는 짓찧어 환부에 붙인다.

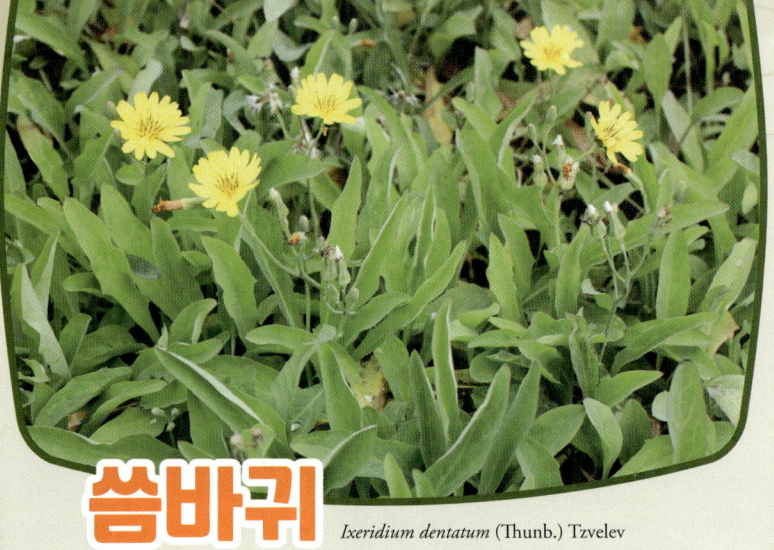

씀바귀

Ixeridium dentatum (Thunb.) Tzvelev

이 명	씸배나물, 씀바구나물, 쓴귀물, 싸랑부리, 꽃씀바귀, 흰씀바귀
한약명	고채(苦菜), 고거(苦苣), 산고매(山苦蕒)
과 명	국화과(Compositae)
식물명 유래	'씀(쓰다)'과 '바귀(박혀 있다)'의 합성어로, 이 식물은 쓴맛이 강하고 땅에 박혀 있다는 뜻
식품원료 사용 가능 여부	**가능**(뿌리, 잎)

생육특성 씀바귀는 전국 각지에 분포하는 여러해살이풀로, 해발고도가 낮고 햇볕이 잘 드는 산이나 들에서 흔히 자란다. 높이는 25~50cm이고, 가는 줄기가 곧게 서며 윗부분에서 가지가 갈라진다. 줄기와 잎을 자르면 쓴맛이 나는 흰색 즙이 나온다. 뿌리가 손가락 굵기만 하게 굵고 길며, 뿌리에 영양

가가 많다. 뿌리잎은 뭉쳐나고, 거꿀피침 모양으로 끝이 뾰족하며 밑부분이 좁아져 잎자루로 이어진다. 잎 가장자리에 치아 모양의 톱니가 있거나 깊이 팬 흔적이 있으며, 꽃이 필 때까지 남아 있다. 줄기잎은 2~3장으로 길이 4~9cm에 피침 모양 또는 긴 타원형이며, 밑부분이 원줄기를 감싼다. 꽃

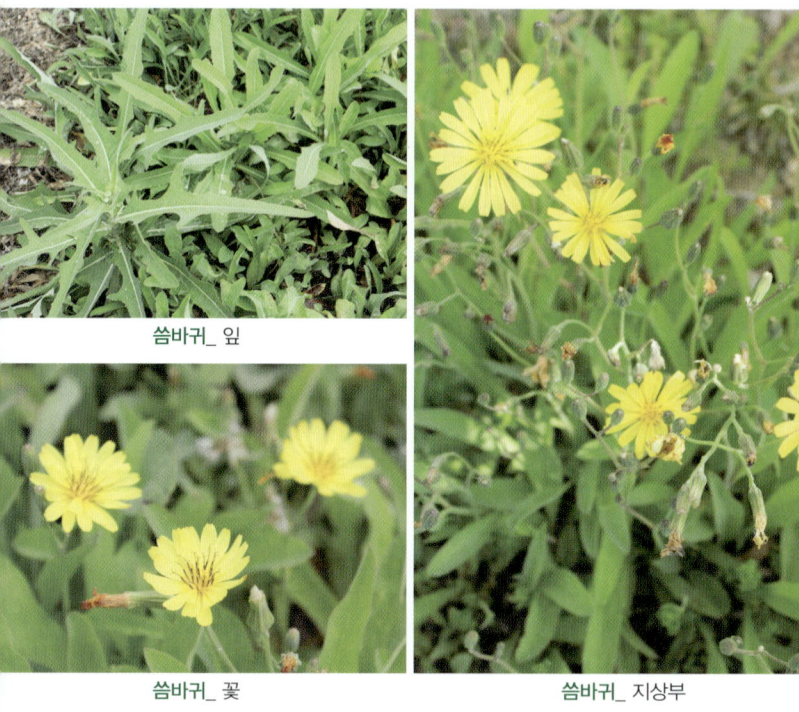

씀바귀_ 잎

씀바귀_ 꽃

씀바귀_ 지상부

은 5~7월에 노란색으로 피는데, 원줄기 끝에서 머리모양꽃이 산방꽃차례로 달린다. 열매는 수과로 10개의 능선이 있으며 9~10월에 맺힌다. 종자는 길이가 0.5~0.7cm이고 연한 갈색의 갓털이 있어서 바람에 날려 번식한

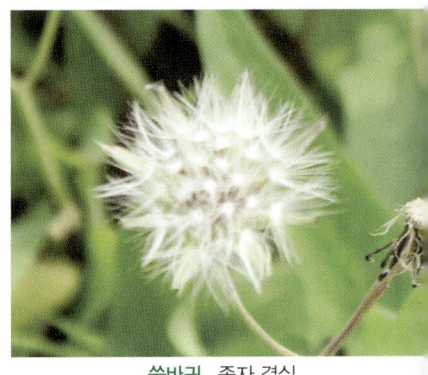

씀바귀_ 종자 결실

다. 밭이나 들에 나며 겨울에도 죽지 않아, 일명 유동(遊冬)이라고도 한다. 씀바귀는 맛이 쓰다 하여 쓴나물, 쓴귀물, 씸배나물, 고채(苦菜) 등 많은 이름으로 불리는 봄나물이다.

사용부위 및 채취시기 전초를 초봄에 채취한다.

작용부위 심장, 간, 폐에 작용한다.

성질과 맛 성질이 차고, 맛은 쓰고, 독성이 없다(독성이 약간 있다고도 함).

약리작용 항산화작용, 항염작용, 혈중지질저하작용

효능 전초 또는 뿌리는 열을 내리고 열독을 해독하며, 부은 종기나 상처를 없애고 고름을 배출시키며, 혈분(血分)의 열을 내리고 출혈을 멎게 하는 효능이 있어, 골절, 타박상, 폐렴, 간

씀바귀 **251**

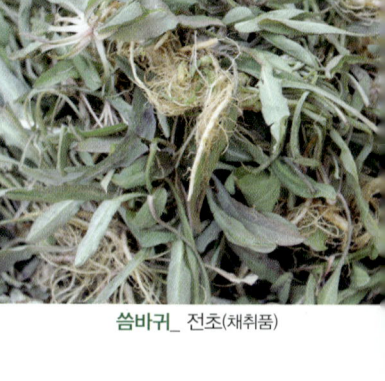

씀바귀_ 뿌리(채취품)

씀바귀_ 전초(채취품)

염, 소화불량, 음낭습진, 종독 등을 치료한다. 오장(五藏)의 열기를 없애고 마음과 정신을 안정시키며 잠을 덜 자게 하고 악창을 낫게 한다.

약용법 말린 전초 10~15g을 물 1L에 넣고 끓기 시작하면 불을 약하게 줄여 1/3로 줄 때까지 달여서 하루 2회로 나누어 마신다. 음낭습진, 타박상 등 외용할 경우에는 신선한 것을 짓찧어 환부에 붙이거나, 물에 달여 환부를 씻어낸다.

주의사항 성미가 차고 쓰기 때문에 비위가 냉한 경우에는 복용에 주의한다.

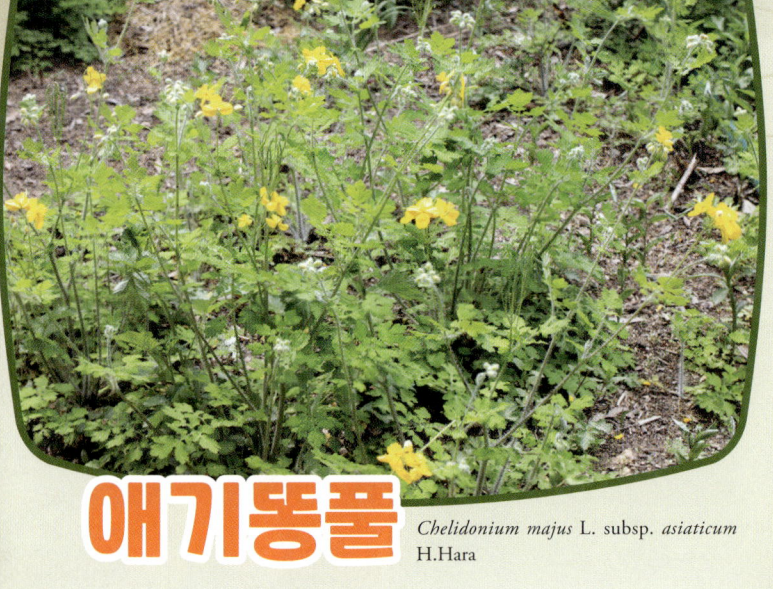

애기똥풀

Chelidonium majus L. subsp. *asiaticum* H.Hara

이 명	까치다리, 젖풀, 씨아똥, 고개초
한약명	백굴채(白屈菜), 백굴채근(白屈菜根)
과 명	양귀비과(Papaveraceae)
식물명 유래	줄기나 잎을 자르면 아기의 곱똥 같은 노란색의 유액이 나오는 풀이라는 뜻
식품원료 사용 가능 여부	식품원료 목록에 없음

생육특성 애기똥풀은 전국 각지에 분포하는 두해살이풀로, 마을 근처의 양지바른 길가나 풀밭에서 자란다. 양지 또는 반그늘에서 재배하고 가급적으로 배수가 잘 되도록 한다. 높이는 30∼80cm이며, 줄기는 가지가 많이 갈라지고 속이 비어 있으

며, 분을 칠한 듯한 흰빛이 돌고 상처를 내면 주황색의 유액
이 나온다. 뿌리는 곧고 땅속 깊이 들어가며 등황색이다. 잎
은 어긋나고 1~2회 깃꼴로 갈라지며, 길이 7~14cm, 너비
5~10cm에 끝이 둥글고 가장자리에 둔한 톱니와 결각이 있
다. 꽃은 5~8월에 노란색으로 피는데, 꽃잎은 4장으로 원줄

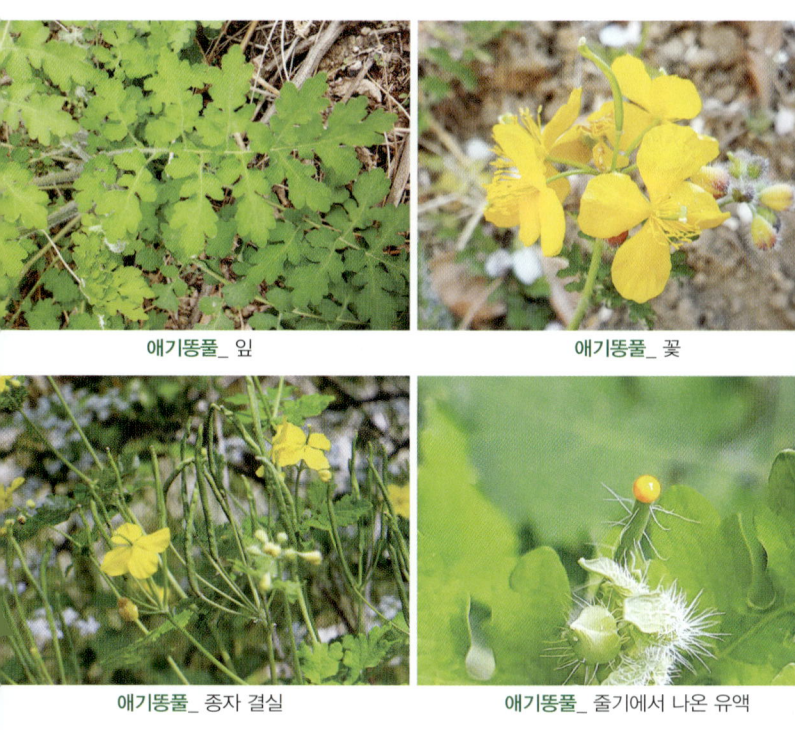

애기똥풀_ 잎

애기똥풀_ 꽃

애기똥풀_ 종자 결실

애기똥풀_ 줄기에서 나온 유액

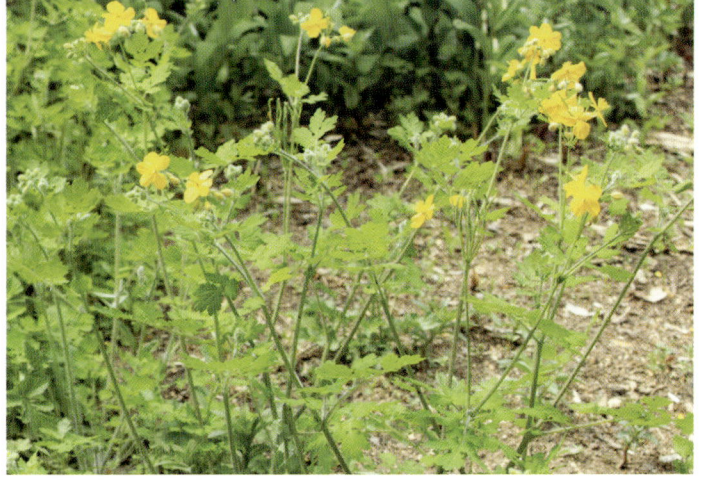

애기똥풀_ 지상부

기와 가지 끝에 산형꽃차례를 이루며 몇 개가 달리고, 꽃봉오리 상태에서는 잔털이 많이 나 있다. 열매는 좁은 원기둥 모양의 삭과이며, 9월경에 맺힌다. 애기똥풀은 줄기를 잘랐을 때 노란 액체가 뭉쳐 있는 모습이 마치 애기(아기)의 똥과 같다고 하여 붙여진 이름이다. 전체가 분백색을 띠며 흰 깃털이 있다.

사용부위 및 채취시기 전초를 여름철과 가을철에 꽃이 필 때 채취하여, 흙모래를 제거하고 그늘이나 햇볕에 말린다. 뿌리는 여름에 채취한다.

작용부위 간, 폐, 신장에 작용한다.

성질과 맛 전초는 성질이 시원하고, 맛은 쓰고, 독성이 있다. 뿌리는 성질이 따뜻하고, 맛은 쓰고 떫다.

약리작용 진통작용, 진해작용, 거담작용, 평천작용, 항염작용, 항균작용, 항바이러스작용, 항종양작용

효능 전초는 통증과 기침을 멈추게 하고 독소를 해독하며, 소변이 잘 나오게 하고 종기를 가라앉히는 등의 효능이 있어, 위장동통, 해수, 백일해, 기관지염, 간염, 황달, 간경화, 옴, 염증이나 종양으로 인한 부기 등을 치료한다. 뿌리는 어혈을 제거하고 출혈을 멎게 하며, 통증을 멈추게 하고 뱀독을 풀어주는 효능이 있어, 벌레나 뱀에 물린 상처를 치료하는 데에도 사용한다.

약용법 말린 전초 3~6g을 물 1L에 넣고 1/3로 줄 때까지 달여서 하루 2~3회로 나누어 마신다. 외용할 경우에는 짓찧어서 즙액을 환부에 바른다.

주의사항 독성이 있으므로 신중하게 사용하여야 한다.

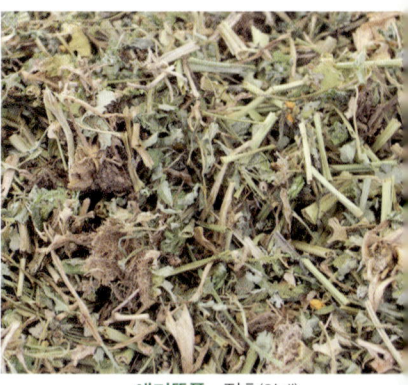

애기똥풀_ 전초(약재)

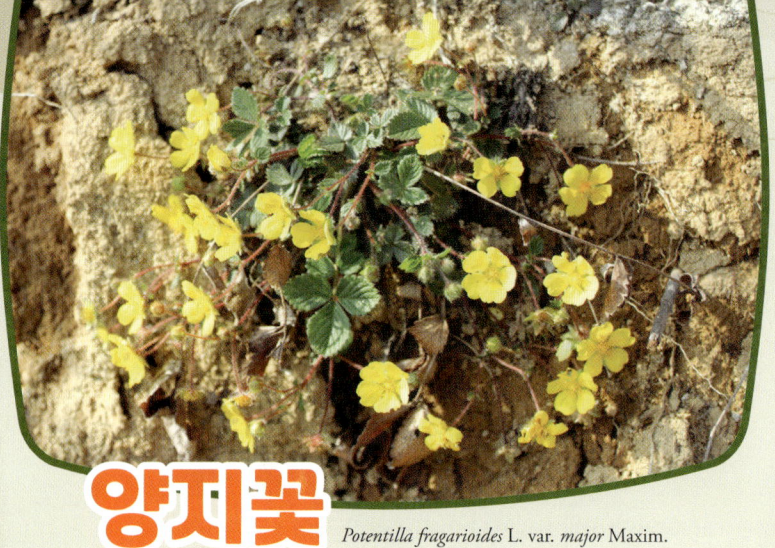

양지꽃

Potentilla fragarioides L. var. *major* Maxim.

이 명	소시랑개비, 큰소시랑개비, 좀양지꽃, 애기양지꽃, 왕양지꽃
한약명	치자연(雉子筵), 치자연근(雉子筵根), 표자(瓢子), 만산홍(滿山紅)
과 명	장미과(Rosaceae)
식물명 유래	따뜻한 양지바른 곳에서 피어나는 꽃이라는 뜻
식품원료 사용 가능 여부	식품원료 목록에 없음

생육특성 양지꽃은 전국 각지에 분포하는 여러해살이풀로, 고도가 낮은 산기슭이나 풀밭의 양지바른 곳에서 자란다. 높이는 30~50cm이고, 줄기가 옆으로 비스듬히 서며 전체에 긴 털이 있다. 굵은 뿌리와 잔뿌리가 사방으로 뻗는다. 뿌리잎은 뭉쳐나 여러 장이 사방으로 비스듬히 퍼지며 잎자루가

길고, 3~9개의 작은잎으로 된 깃꼴겹잎이다. 작은잎은 길
이 1.5~5cm, 너비가 1~3cm에 넓은 타원형으로 맥 위에 털
이 많으며 가장자리에 톱니가 있다. 끝에 있는 3개의 작은잎
은 크기가 비슷하고, 밑부분에 달린 것은 아래로 내려갈수록
점점 작아진다. 턱잎은 타원형이고 가장자리가 밋밋하다. 꽃
은 4~6월에 노란색으로 피는데, 꽃줄기가 길게 자라고 그 끝
에 취산꽃차례를 이루며 달린다. 꽃잎은 5장이며, 끝이 약
간 오목하게 들어간다. 열매는 달걀 모양의 수과이며, 길이는
0.2cm 정도이고 세로로 잔주름이 있고, 6~8월에 익는다. 양
지꽃은 국내의 다른 양지꽃속 식물들에 비해 기는줄기가 없
고 꽃잎이 꽃받침잎보다 2배쯤 훨씬 길어 구분된다.

사용부위 및 채취시기 전초를 여름에 채취한다.

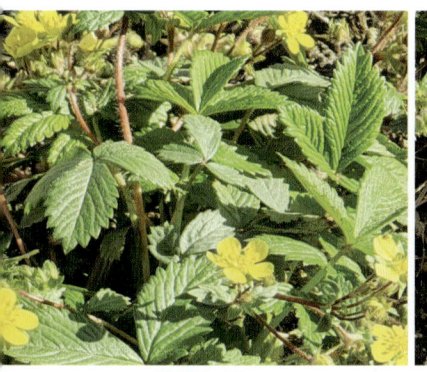
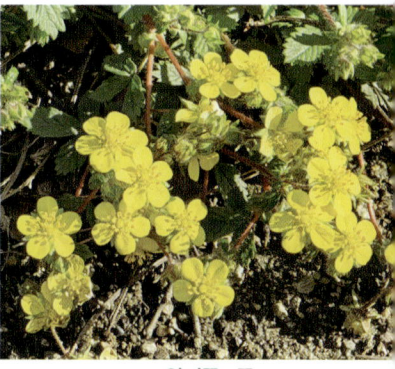

양지꽃_ 잎   양지꽃_ 꽃

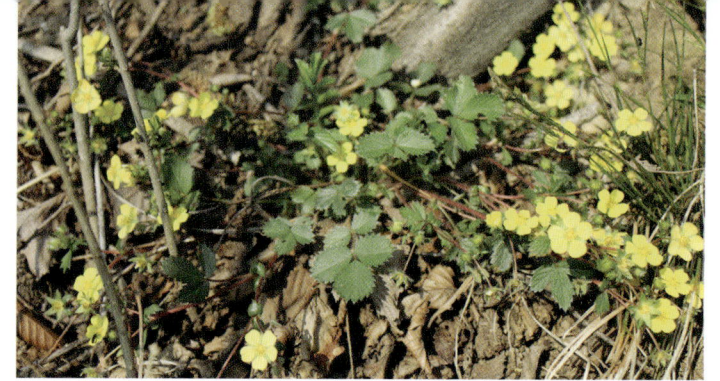

양지꽃_ 지상부

작용부위 간에 작용한다.

성질과 맛 성질이 따뜻하고, 맛은 달고 약간 맵다.

약리작용 항산화작용

효능 전초는 혈액순환을 원활하게 하여 어혈을 제거하며, 음액을 보충하고 열을 내리는 효능이 있고, 뿌리

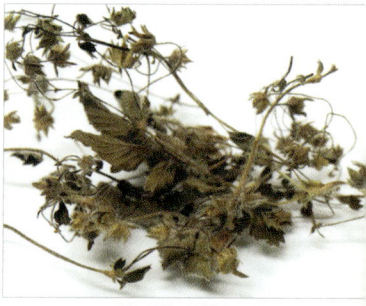

양지꽃_ 전초(약재)

는 지혈 효능이 있어, 신체허약, 토혈, 코피, 기능성 자궁출혈, 자궁근종 출혈, 월경과다 등을 치료한다.

약용법 말린 전초 9~15g을 물 1L에 넣고 1/3로 줄 때까지 달여서 하루 2~3회로 나누어 마신다.

양지꽃 **259**

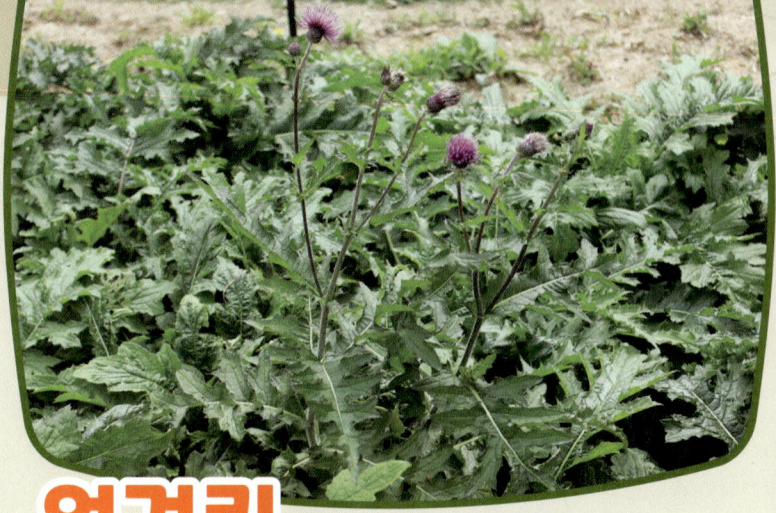

엉겅퀴

Cirsium japonicum Fisch. ex DC. var. *maackii* (Maxim.) Matsum.

이 명 가시엉겅퀴, 가시나물, 항가새, 항가시나물, 야옹화, 소왕이, 소왱이

한약명 대계(大薊), 마계(馬薊), 호계(虎薊), 자계(刺薊)

과 명 국화과(Compositae)

식물명 유래 옛 이름 '한(크다)'과 '거싀(가시)'의 합성어에서 유래한 것으로, 큰 가시가 있는 식물이라는 뜻 또는 '엉귀'와 '거귀'의 합성어로 엉기는 귀신풀이라는 뜻. 피를 엉기게 하는 성질이 있어 붙은 이름

식품원료 사용 가능 여부 **가능**(순, 잎, 전초)

생육특성 엉겅퀴는 전국 각지에 분포하는 여러해살이풀로, 산과 들의 물 빠짐이 좋은 양지에서 자란다. 해가 잘 들면서도 아침저녁으로 서늘하며 공중 습도가 높은 곳이 좋으며 건조

가 계속되는 곳은 좋지 않다. 높이는 50~100cm이고, 줄기가 곧게 서며 가지가 갈라지고, 전체에 흰 털과 거미줄 같은 털이 있다. 뿌리잎은 모여나며, 꽃이 필 때까지 남아 있고 줄기잎보다 크며, 길이 15~30cm, 너비 6~15cm에 피침상 타원형으로 밑부분이 좁고 6~7쌍의 깃꼴로 얕게 갈라진다. 줄기잎은 피침상 타원형에 깃꼴로 깊게 갈라져 밑부분이 원줄기를 감싸고, 갈라진 가장자리가 다시 갈라지며 결각상의 톱니와 가시가 있다. 꽃은 6~8월에 원줄기와 가지 끝에서 1송이씩 피는데, 꽃부리는 자주색 또는 적색이다. 꽃은 모두 통 모양으로 생긴 관모양꽃(관상화)이며, 수백 개의 관모양꽃이 모여 머리모양꽃차례를 이룬다. 열매는 수과이며 9~10월에 맺히고, 갓털은 흰색에 길이가 1.6~1.9cm이다. '가시나물'이라

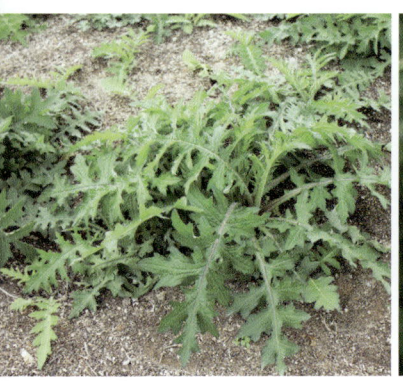

엉겅퀴_ 잎

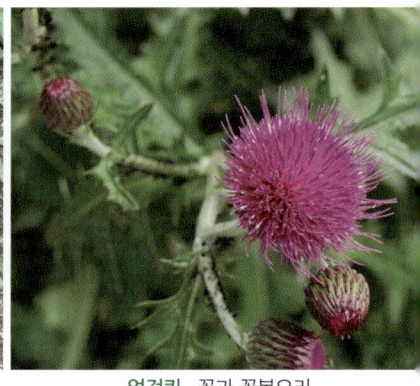

엉겅퀴_ 꽃과 꽃봉오리

엉겅퀴 **261**

하여 결각진 잎의 톱니가 모두 가시로 되어 있어서 다치면 따끔거린다. 옛날에 스코틀랜드에 침입한 바이킹의 척후병이 성 밑에 난 엉겅퀴 가시에 찔려 비명을 지르는 바람에 성내의 병사들이 깨어나 바이킹을 물리쳤다 하여 구국의 공로로 스코틀랜드의 국화가 된 것으로 유명한 식물이다.

사용부위 및 채취시기 전초 또는 뿌리를 여름부터 가을에 꽃이 피었을 때 채취하여, 이물질을 제거하고 햇볕에 말린다.

작용부위 간, 심장에 작용한다.

성질과 맛 성질이 시원하고, 맛은 달고 쓰다.

약리작용 지혈작용, 혈압강하작용, 항균작용

효능 전초 또는 뿌리는 혈분(血分)의 열을 내리고 출혈을 멎게 하며, 어혈을 제거하고 독소를 해독하며 피부에 생긴 옹저를 없애는 효능이 있어, 감기, 백일해, 토혈, 비출혈, 혈뇨, 혈변, 자궁출혈, 고혈압, 장염, 신장염, 대하, 종기를 치료하는 데 쓴다.

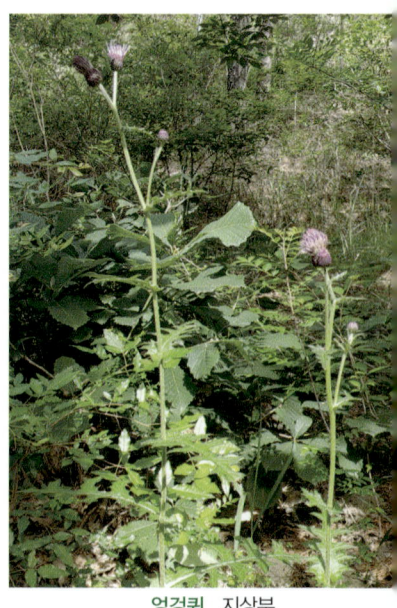

엉겅퀴_ 지상부

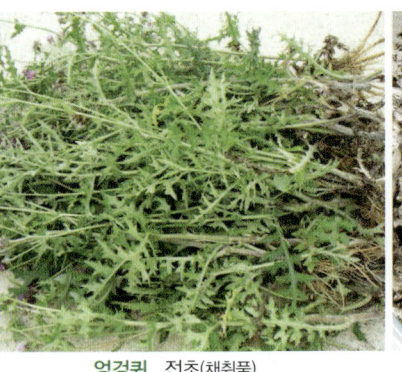
엉겅퀴_ 전초(채취품)

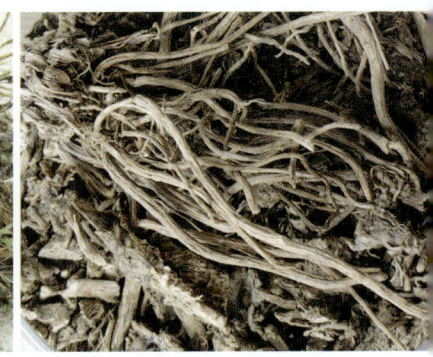
엉겅퀴_ 뿌리(약재)

약용법 말린 약재 9~15g을 물 1L에 넣고 1/3로 줄 때까지 달여서 하루 2~3회로 나누어 마신다. 또는 가루나 즙을 내어 복용한다. 외용할 경우에는 짓찧어서 환부에 붙인다.

주의사항 비위가 차고 허하면서 어혈과 적체가 없는 경우에는 사용을 피한다.

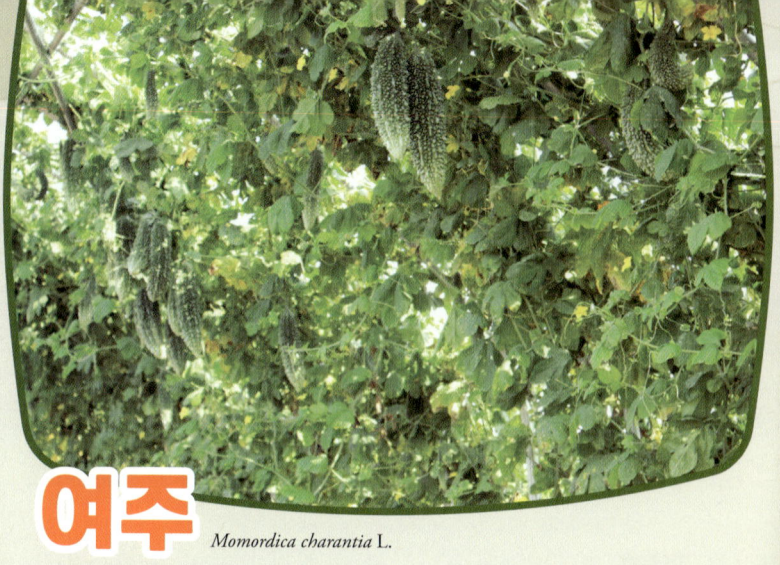

여주
Momordica charantia L.

이 명	긴여주, 여지, 여자, 유자, 쓴오이
한약명	고과(苦瓜), 홍고낭(紅姑娘), 양과(涼瓜), 고과근(苦瓜根), 고과엽(苦瓜葉)
과 명	박과(Cucurbitaceae)
식물명 유래	한자 이름 '여지(荔枝)'에서 유래한 것으로, 여지에서 '여주'로 발음이 변한 것
식품원료 사용 가능 여부 가능(순, 잎, 열매-씨앗 제외)	

생육특성   여주는 열대 아시아 원산의 덩굴성 한해살이풀로, 전국에서 재배하는 귀화식물이다. 뜰이나 마당의 햇볕이 잘 드는 곳에서 관상용 또는 식용, 약용으로 심는다. 높이는 1~5m이며, 덩굴줄기는 가늘고 길이 1~3m까지 자라며, 잎과

마주나는 덩굴손으로 다른 물건을 감아 올라간다. 잎은 어긋나고 잎자루가 길며, 가장자리가 5~7갈래 손바닥 모양으로 갈라지고 갈래조각은 다시 갈라지며 대개 톱니가 있다. 꽃은 6~8월에 노란색으로 피는데, 잎겨드랑이에 1송이씩 달리고 꽃부리는 5개로 깊게 갈라진다. 열매는 긴 타원형이며 혹 같

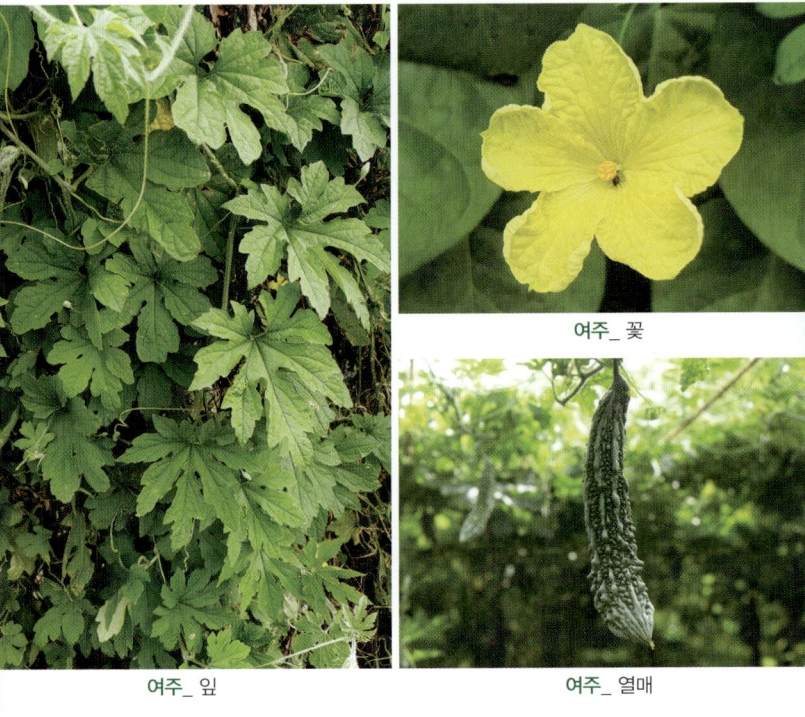

여주_ 꽃

여주_ 잎

여주_ 열매

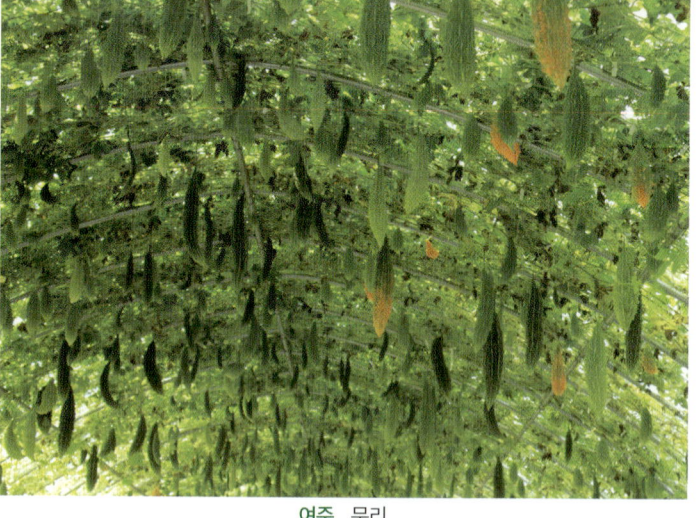

여주_ 무리

은 돌기로 덮여 있고, 8~9월에 황적색으로 익으면 불규칙하
게 갈라져 홍색 육질로 싸인 종자가 나온다. 성숙한 종자를
싸고 있는 육질은 달지만 열매껍질은 쓴맛이 있다. 열매의 표
면에 혹 같은 돌기가 많고 황적색으로 익어 수세미오이와는
구분된다.

사용부위 및 채취시기 열매는 가을 이후, 뿌리와 잎은 여름부터
가을에 채취한다.

작용부위 심장, 비장, 폐에 작용한다.

성질과 맛 성질이 차고, 맛은 쓰다.

약리작용 혈당강하작용, 항암작용, 항바이러스작용, 면역증강작용

효능 열매는 서병(暑病)을 낫게 하고 일정한 시간에 열이 나는 것을 치료하며, 눈을 밝게 하고 독소를 해독하는 효능이 있어, 더위를 식히고 열병으로 답답하고 갈증이 나는 증상, 열사병, 이질, 눈이 붉게 충혈되고 아픈 증상, 옹종, 단독, 악창 등을 치료한다. 뿌리는 습열(濕熱)을 내보내고 독소를 해독하는 효능이 있어, 이질, 변혈, 정창종독, 풍화통(風火痛)을 치료한다. 또 심한 치통에 쓰인다. 잎은 위병, 이질, 종독(腫毒)을 치료한다. 잎은 열을 내리고 열독을 해독하는 효능이 있다.

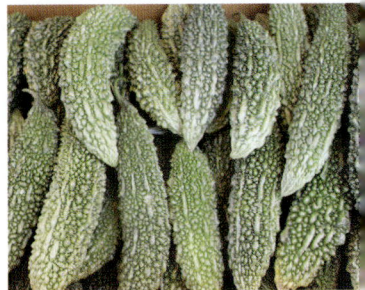

여주_ 열매(채취품)

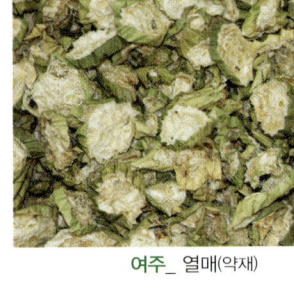

여주_ 열매(약재)

약용법 말린 열매 6~15g(생것은 30~60g)에 물 1L를 넣고 달여서 반으로 나누어 아침저녁으로 마신다.

주의사항 비위가 허약하고 속이 찬 사람은 복용에 주의한다.

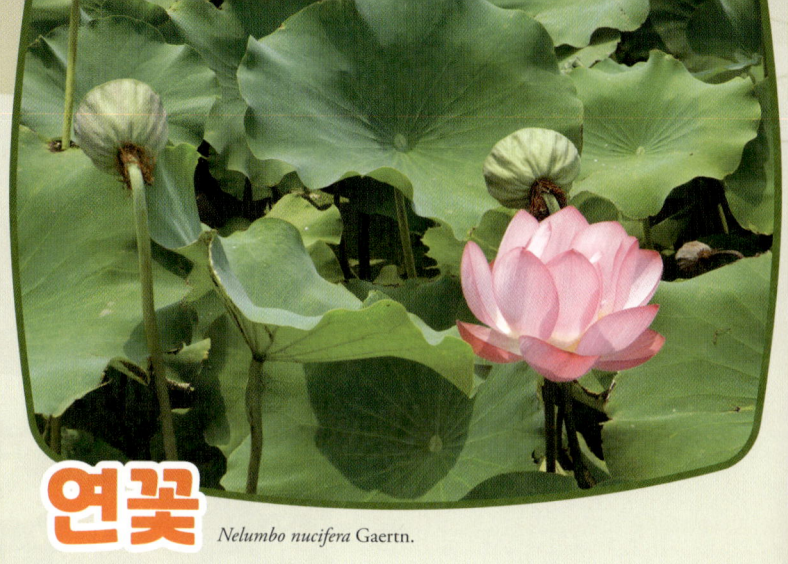

연꽃

Nelumbo nucifera Gaertn.

이 명	연, 불좌수, 연의, 연화, 연예
한약명	연자육(蓮子肉), 연육(蓮肉), 연자(蓮子), 연자심(蓮子心), 우절(藕節), 하엽(荷葉)
과 명	수련과(Nymphaeaceae)
식물명 유래	'연'과 '꽃'의 합성어로, 옛 이름 '넛곶' 또는 '련곳'에서 유래한 것. '연(蓮)'은 꽃과 열매가 서로 이어져 있다는 뜻
식품원료 사용 가능 여부	**가능**(뿌리, 잎, 꽃, 씨앗–심 제외), **제한적 사용**(씨 중의 심)

생육특성 연꽃은 아시아 남부와 오스트레일리아 원산의 여러해살이 수생 식물로, 우리나라에서는 주로 중부 이남의 습지나 마을 근처의 연못, 수심이 낮은 호수 등에서 자라며 재배하기도 한다. 못 또는 늪지에 난다. 높이는 1~2m까지 자란다. 속에 구멍이 많고 굵은 원주형 뿌리줄기가 땅속에서 옆으

로 길게 뻗으며 마디가 많고
가을철에는 특히 끝부분이 굵
어진다. 뿌리줄기의 마디에서
수염뿌리와 잎이 나온다. 잎
은 뿌리줄기에서 나와 수면보
다 높이 올라오며, 잎자루가
길고 물에 잘 젖지 않는다. 지
름 40cm 정도의 둥근 방패 모
양으로, 잎맥이 사방으로 퍼
지며 가장자리가 밋밋하다.
잎자루는 겉에 가시가 있고
속에 있는 구멍은 뿌리줄기의
구멍과 통한다. 잎자루는 위
로 솟은 꽃대 끝에 한 개씩 달
린다. 꽃은 7~8월에 연한 홍
색 또는 흰색으로 피는데, 뿌
리에서 나온 꽃줄기 끝에 지
름 15~20cm의 꽃이 1송이 달
린다. 꽃은 3~5일 동안 계속
피어 있고, 꽃대와 잎자루에
는 짧은 가시 같은 돌기가 나
있다. 종자는 타원형의 수과

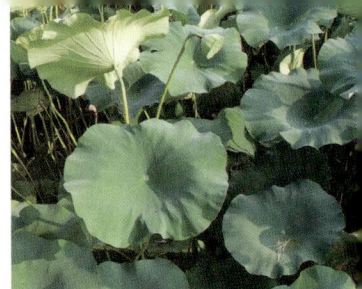

연꽃_ 잎

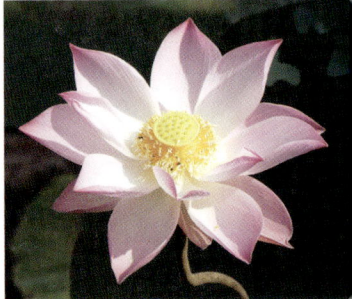

연꽃_ 꽃

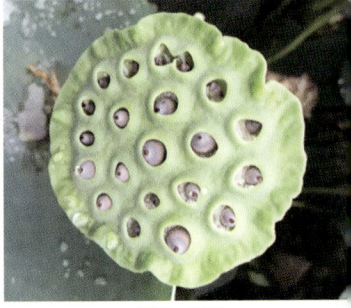

연꽃_ 연방

이며, 길이가 2cm 정도로 꽃받침의 구멍에 들어 있고 검게 익으면 먹을 수 있다. 연꽃은 꽃이 수면 위로 피고 밤낮으로 계속 피어 있는 반면, 수련은 꽃이 수면(물)에 붙어 피고 낮에만 피어 있어 구분된다. 어린싹이나 뿌리를 식용하고, 꽃잎과 잎을 차로 만들어 이용하며, 잎으로 싸서 찜 요리용으로 사용하기도 한다. 연이라고 말하기도 한다.

사용부위 및 채취시기 종자와 배아(익은 종자에서 빼낸 녹색의 심)는 늦가을, 뿌리줄기와 뿌리줄기 마디는 연중 수시, 잎은 6~9월에 채취한다. 잘 익은 열매를 채취하여 열매껍질과 배아를 제거한 후 종자를 말린다. 잘 익은 종자에 있는 배아를 채취하여 햇볕에 말린다. 뿌리줄기를 채취하여 마디 부분만 잘라 씻어서 햇볕에 말리고 수염뿌리를 제거한다. 잎을 채취하여 햇볕에 70~80% 정도 말린 후 잎자루를 제거하고 반원형으로 자르거나 부채꼴로 잘라 다시 말린다.

작용부위 종자는 심장, 비장, 신장에 작용한다. 뿌리줄기는 간, 폐, 위에 작용한다. 잎은 간, 비장, 위에 작용한다.

성질과 맛 부위에 따라 조금씩 차이가 있다. 종자는 성질이 평(平)하고, 맛은 달고 떫다. 배아는 성질이 차고, 맛은 쓰다. 뿌리줄기는 성질이 평(平)하고, 맛은 달고 떫다. 잎은 성질이 평(平)하고, 맛은 쓰다.

약리작용 혈압강하작용, 진정·최면작용, 지혈작용

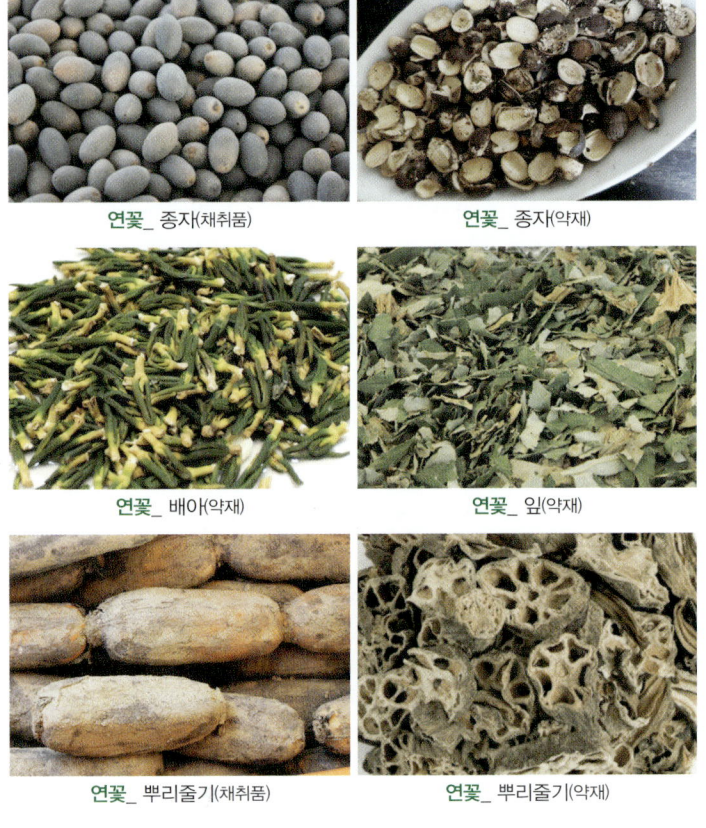

연꽃_ 종자(채취품)

연꽃_ 종자(약재)

연꽃_ 배아(약재)

연꽃_ 잎(약재)

연꽃_ 뿌리줄기(채취품)

연꽃_ 뿌리줄기(약재)

효능 연자육(蓮子肉, 종자)은 비장을 보하고 설사와 대하(帶下)를 멎게 하며, 신장의 기능을 돕고 정(精)을 보충·저장하는 효능이 있다. 또한 심음(心陰) 또는 심혈(心血)을 자양하고 정신을 안정시키는 효능이 있어, 꿈이 많아 숙면을 취하지 못하는 증상을 낫게 하고, 임질, 대하를 치료하는 데에도 쓴다. 연자심(蓮子心, 배아)은 심열(心熱)을 식혀주고 정신을 안정시키며, 심(心)과 신(腎)을 정상적인 협조 관계로 소통시키며, 정(精)을 보충·저장하고 출혈을 멎게 하는 효능이 있어, 신장 기능을 강화하여 유정을 낫게 하고 비트는 것처럼 몹시 아픈 증상을 치료한다. 뿌리줄기의 마디인 우절(藕節, 뿌리줄기)은 수렴하여 출혈을 멎게 하고, 어혈을 제거하는 효능이 있어, 가슴이 답답하고 열이 나며 목이 마르는 증상, 주독, 토혈, 열이 하초에 몰려 생기는 임질을 치료한다. 하엽(荷葉, 잎)은 서열(暑熱)을 내리고 상초(上焦)에 있는 습을 제거하며, 맑고 깨끗한 양기(陽氣)를 몸 전체로 올려 퍼지게 하며, 혈분(血分)의 열을 내리고 출혈을 멎게 하는 효능이 있어, 수렴제 및 지혈제로 사용하거나, 민간요법으로 야뇨증 치료에 쓴다.

약용법 말린 종자 15~25g을 물 1L에 넣고 1/3로 줄 때까지 달여서 하루에 나누어 마신다. 또는 환이나 가루로 만들어 복용한다. 말린 잎 10~15g을 물 1L에 넣고 1/3로 줄 때까지 달여서 하루에 나누어 마신다. 또는 환이나 가루로 만들어 복용한다.

주의사항 배가 더부룩하고 변비가 심한 사람은 과용하지 않도록 한다.

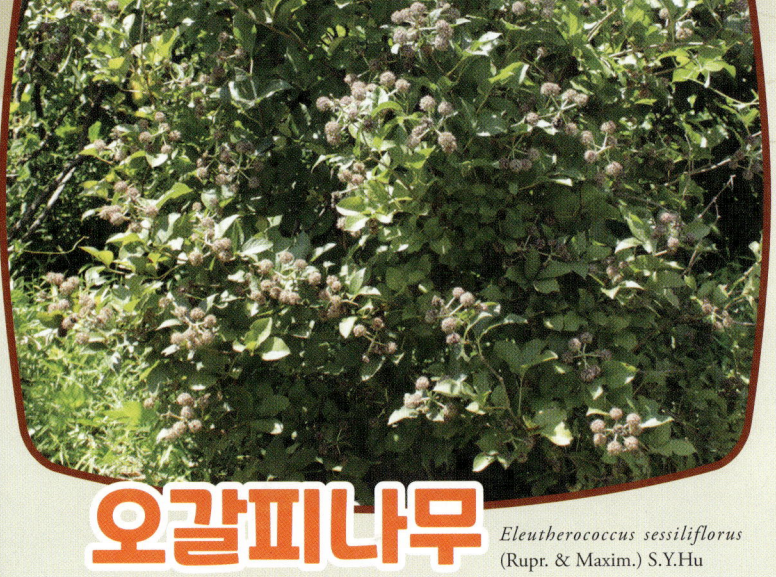

오갈피나무

Eleutherococcus sessiliflorus
(Rupr. & Maxim.) S.Y.Hu

이 명 오갈피, 서울오갈피나무, 서울오갈피, 아관목

한약명 오가피(五加皮), 남오가피(南五加皮), 오가엽(五加葉), 오가과(五加果)

과 명 두릅나무과(Araliaceae)

식물명 유래 한자 이름 '오가피(五加皮)'에서 유래한 것으로, 잎이 5갈래로 갈라지고
수피(나무껍질)를 약용하는 나무라는 뜻

식품원료 사용 가능 여부 가능(잎, 열매, 뿌리껍질 및 줄기껍질, 순)

생육특성 오갈피나무는 전국 각지에 분포하는 낙엽 활엽 관목
으로, 산지의 그늘진 곳에서 자란다. 높이는 3~4m이고, 뿌
리 근처에서 가지가 많이 나와 사방으로 퍼진다. 줄기는 회갈
색이고 털이 없이 가시가 드물게 있다. 잎은 어긋나고 작은잎

오갈피나무 273

3~5개로 된 손바닥 모양의 겹잎이며, 작은잎은 거꿀달걀 모양 또는 타원형으로 가장자리에 겹톱니가 있다. 잎의 표면은 짙은 녹색, 뒷면은 옅은 녹색에 털이 없으며, 잎맥 위에 잔털이 나 있다. 꽃은 8~9월에 자주색으로 피며, 가지 끝에 취산상으로 배열된 산형꽃차례에 달린다. 열매는 편평한 타원형

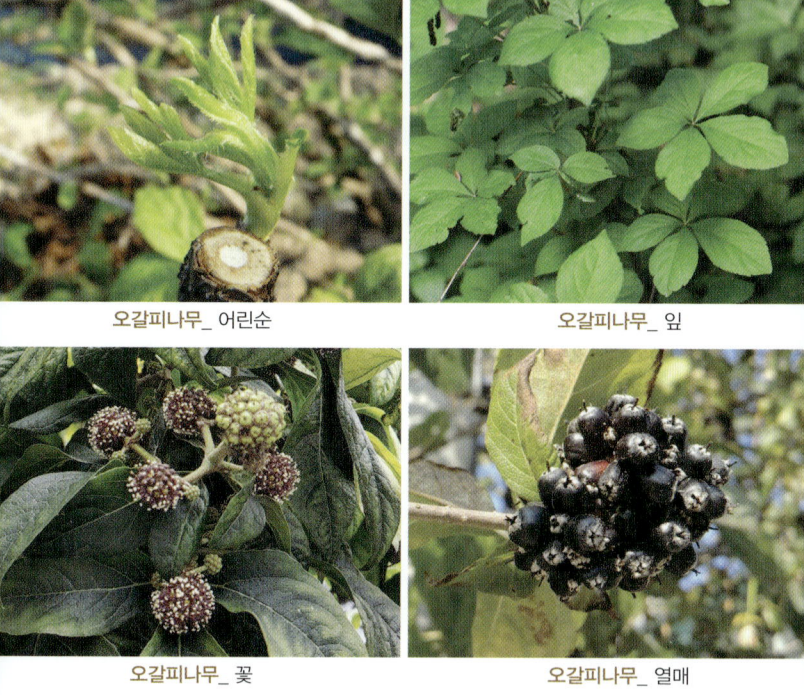

오갈피나무_ 어린순

오갈피나무_ 잎

오갈피나무_ 꽃

오갈피나무_ 열매

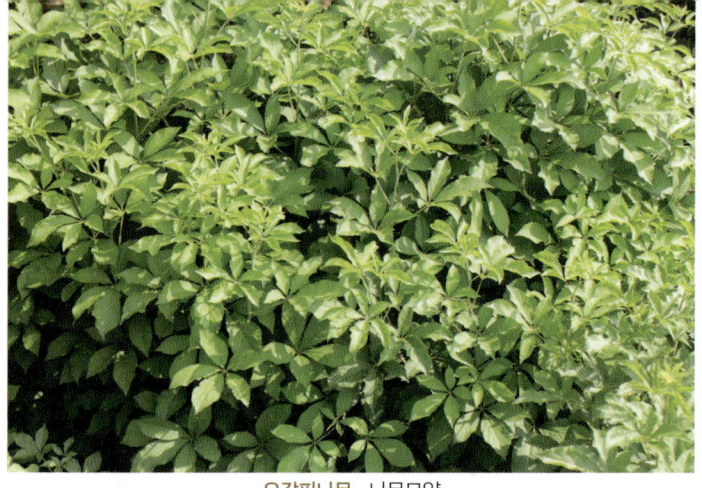

오갈피나무_ 나무모양

의 장과이며 10월에 검게 익는다. 어린순은 나물로 먹고, 나무껍질과 뿌리껍질은 약재로 쓴다. 예부터 불로장생의 영약으로 《신농본초경》에도 올라 있는 자양강장의 약초다. 잎이 5개로 손가락 모양으로 갈라졌기 때문에 오갈피나무라 부른다. 맹아력이 좋다.

사용부위 및 채취시기 뿌리껍질은 이른 봄부터 초여름, 나무껍질은 가을 이후, 잎은 봄·여름에 채취한다. 나무껍질 또는 뿌리껍질을 채취하여 겉껍질을 제거하고 햇볕에 말린다.

작용부위 간, 신장에 작용한다.

성질과 맛 뿌리껍질 및 나무껍질은 성질이 따뜻하고, 맛은 맵

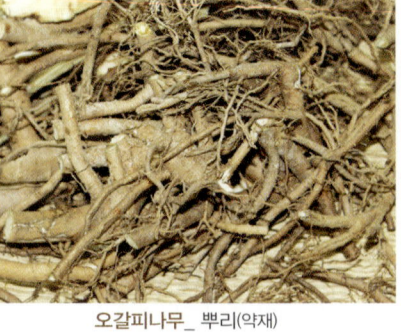

오갈피나무_ 뿌리(약재)

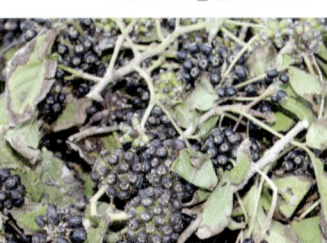

오갈피나무_ 줄기(채취품)

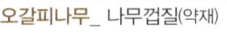

오갈피나무_ 나무껍질(약재)

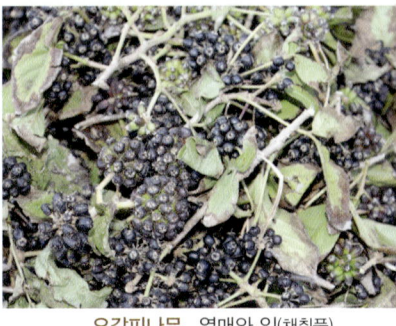

오갈피나무_ 열매와 잎(채취품)

고 쓰다. 잎은 성질이 평(平)하고, 맛은 맵다. 열매는 성질이
따뜻하고, 맛은 달고 약간 쓰며, 독성이 없다.

약리작용 항염작용, 진통작용, 항스트레스작용, 면역증강작용,
성호르몬 유사작용

효능 뿌리껍질과 나무껍질은 한약명이 오가피(五加皮)이며, 풍사(風邪)와 습사(濕邪)를 제거하고, 간과 신장을 보익(補益)하며, 근육과 뼈를 강하고 튼튼하게 하며, 소변이 잘 나오게 하여 부종을 없애는 효능이 있어, 자양강장, 강정, 강심, 면역증강에 특효가 있다. 또한 보간, 보신, 진통, 진정, 항종양, 항염증 작용이 있어 타박상, 관절염, 신경통, 요통, 마비통증, 각기, 불면증 등을 치료하며, 간세포 보호 작용과 항지간(抗脂肝) 작용도 있다. 잎은 한약명이 오가엽(五加葉)이며, 풍사(風邪)와 습사(濕邪)를 제거하고, 혈액순환을 원활하게 하고 통증을 멈추게 하며, 열을 내리고 열독을 해독하는 효능이 있어, 심장병 치료에 효과적이고 피부 풍습(風濕)이나 가려움증, 타박상, 어혈 등을 치료한다. 열매는 한약명이 오가과(五加果)이며, 간과 신장을 보하며 근육과 뼈를 강하게 하는 효능이 있다. 또한 오갈피 추출물은 골다공증, 위염, 위궤양, 치매, C형 간염 등의 치료에 효과가 있다.

약용법 말린 뿌리껍질과 나무껍질 8~16g을 물 1L에 넣고 반으로 줄 때까지 달여서 하루 2~3회로 나누어 마신다. 타박상이나 염좌 등에 외용할 경우에는 짓찧어 환부에 바른다. 말린 잎 6~15g을 물 1L에 넣고 반으로 줄 때까지 달여서 하루 2~3회로 나누어 마신다. 피부 풍습이나 가려움증에는 생잎을 식용하고, 타박상이나 어혈에 외용할 경우에는 짓찧어서 환부에 바른다.

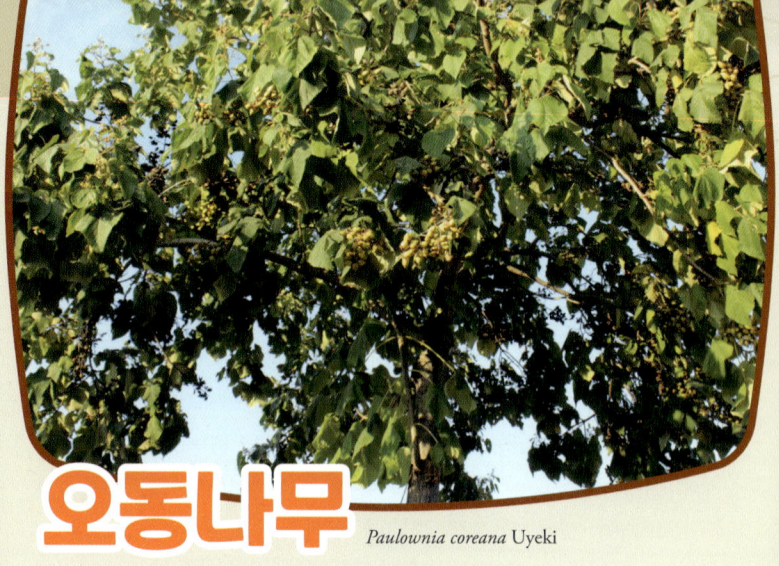

오동나무

Paulownia coreana Uyeki

이 명 오동, 머귀나무, 백동나무, 조선오동나무

한약명 동피(桐皮), 포동수피(泡桐樹皮), 백동피(白桐皮), 동목피(桐木皮), 동엽(桐葉), 포동과(泡桐果)

과 명 현삼과(Scrophulariaceae)

식물명 유래 한자 이름 '오동(梧桐)'에서 유래한 것

식품원료 사용 가능 여부 식품원료 목록에 없음

생육특성 오동나무는 평안남도와 경기도 이남에 분포하는 낙엽 활엽 교목으로, 우리나라 특산종이며 마을 부근 버려진 묵은땅에서 심어 가꾸기도 한다. 계곡 주변, 낮은 지대에서 자라며, 흔히 민가 근처에 식재한다. 높이는 15~20m이고, 줄기가 원통형으로 굵고 지름 80cm까지 자란다. 나무껍질은 담갈색이고 세로로 암갈색의 거친 줄이 있다. 원뿌리가 있고 곁뿌리가 사방으로 길게 뻗는다. 잎은 마주나고, 길이 15~23cm, 너비 12~29cm에 달걀상 원형으로 오각형에 가깝고 끝이 뾰족하며 가장자리에 톱니가 없다. 표면에는 털이 없으나 뒷면에 다갈색의 성모가 있다. 어린잎에는 톱니가 있고 잎자루에 잔털이 있다. 꽃은 5~6월에 자주색으로 피며 가지 끝의 원추꽃차례에 달리는데, 끝이 다섯 갈래로 갈라진 대롱 모양이다. 열매는 달걀 모양의 삭과이며, 길이 3cm 정도에 끝이 뾰족하고 10~11월경에 익는다. 오동나무는 참오동나무와 같이 자라며 겉모양이 비슷하지만 잎 뒷면에 다갈색 털이 있고 꽃부리에 자줏빛이 도는 점선이 없

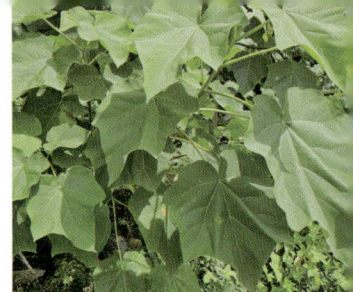

오동나무_ 잎

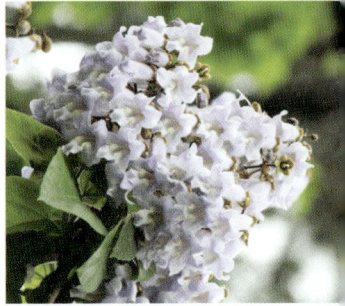

오동나무_ 꽃

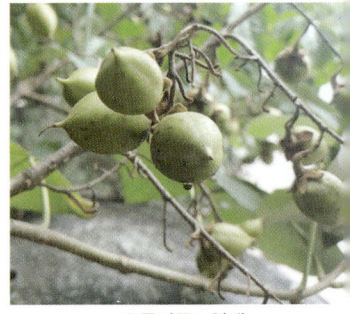

오동나무_ 열매

다. 참오동나무는 울릉도 원산으로 전국에 많이 식재되고 있으며 꽃잎에 자주색 줄이 세로로 있는 것이 특징이다.

사용부위 및 채취시기 나무껍질은 연중 수시, 잎은 봄·여름, 열매는 10~11월에 채취한다.

작용부위 잎은 심장, 간, 신장에 작용한다. 열매는 위, 신장에 작용한다.

성질과 맛 나무껍질은 성질이 차고, 맛은 쓰다. 잎은 성질이 차고, 맛은 쓰고, 독성이 없다. 열매는 성질이 약간 차고, 맛은 쓰다.

약리작용 항균작용, 항바이러스작용, 진해·거담·평천작용, 항암작용, 살충작용, 중추신경계에 대한 작용

효능 나무껍질은 한약명이 동피(桐皮)이며, 풍사(風邪)와 습사(濕邪)를 제거하고, 부은 종기나 상처를 없애고 독소를 해독하는 효능이 있어, 타박상, 어혈, 종기, 습진, 피부염, 단독, 치질, 위염, 장염 등을 치료한다. 꽃은 한약명이 동화(桐花)이며, 폐의 기운을 맑게 식히고 인후를 잘 통하게 하며, 독소를 해독하고 부은 종기나 상처를 없애는 효능이 있다. 열매는 한약명이 동과(桐果)이며, 가래를 삭이고 기침을 멈추게 하며 천식을 완화시키는 효능이 있어, 기침, 가래, 천식, 기관지염을 치료하고 황색포도구균, 티푸스균, 대장균에 대한 항균작용이 있다. 잎은 한약명이 동엽(桐葉)이며, 열을 내리고 열독을

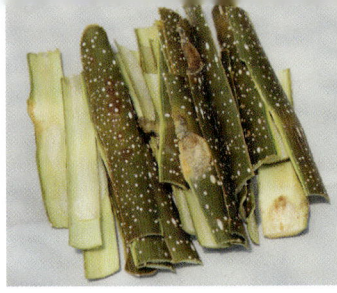

오동나무_ 나무껍질(약재)

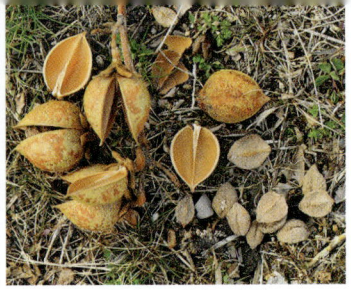

오동나무_ 열매(채취품)

해독하며, 출혈을 멎게 하고 부은 종기나 상처를 없애는 효능이 있어, 옹종, 창상출혈, 정창 등을 치료한다. 뿌리는 한약명이 동근(桐根)이며, 풍사(風邪)를 제거하고 통증을 멈추게 하며, 독소를 해독하고 혈액순환을 원활하게 하는 효능이 있다.

약용법 말린 나무껍질 15~30g을 물 1L에 넣고 반으로 줄 때까지 달여서 하루 2~3회로 나누어 마신다. 외용할 경우에는 짓찧거나 달인 액을 환부에 바른다. 말린 잎 15~30g을 물 1L에 넣고 반으로 줄 때까지 달여서 하루 2회로 나누어 마신다. 말린 열매 15~30g을 물 1L에 넣고 반으로 줄 때까지 달여서 하루 2~3회로 나누어 마신다.

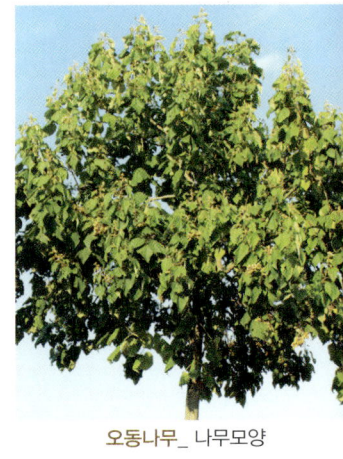

오동나무_ 나무모양

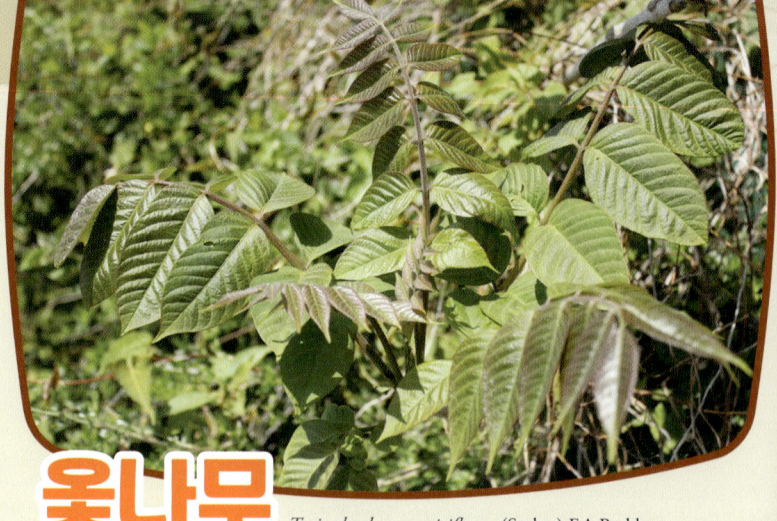

옻나무

Toxicodendron vernicifluum (Stokes) F.A.Barkley

이　명	옻나무, 참옻나무, 옻칠낭, 칠낭, 옻칠
한약명	건칠(乾漆), 건칠(干漆), 칠(漆), 생칠(生漆), 칠수피(漆樹皮), 칠수목심(漆樹木心)
과　명	옻나무과(Anacardiaceae)
식물명 유래	도료 및 약재로 사용하는 옻이 나오는 나무라는 뜻
식품원료 사용 가능 여부	**제한적 사용**(줄기, 가지)

생육특성　옻나무는 전국 각지에 분포하는 낙엽 활엽 교목으로,
산지에서 자생하거나 재배하기도 한다. 높이 10~20m이며,
줄기가 굵고 황색이며 어릴 때는 털이 있으나 차츰 없어진다.
어린가지는 굵고 회황색이다. 잎은 어긋나고 1회 홀수깃꼴겹
잎이며, 작은잎은 9~11장이고 길이 7~20cm, 너비 3~6cm

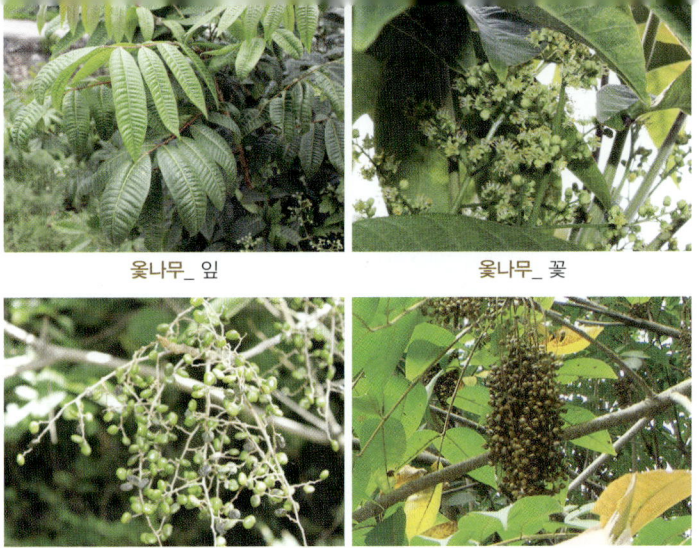

옻나무_ 잎

옻나무_ 꽃

옻나무_ 덜 익은 열매

옻나무_ 익은 열매

에 달걀 모양 또는 타원상 달걀 모양으로 잎끝이 점차적으로
날카로워지며 가장자리는 밋밋하다. 꽃은 5~6월에 황록색으
로 피는데, 단성이나 양성 또는 잡성으로 주로 잎겨드랑이에
원추꽃차례를 이루며 달린다. 꽃받침조각과 꽃잎이 각각 5개
있으며, 수꽃은 5개의 수술이 있고 암꽃은 5개의 작은 수술과
암술대가 3개로 갈라진 1개의 암술이 있다. 열매는 편구형의
핵과로 털이 없고 윤이 나는 빛깔이 있으며, 9~10월경에 연
한 노란색으로 익는다. 환공재로 나무갗은 거칠고 광택이 강
하며 연하다. 도장과 마무리가 잘 되고 습기와 수분에 견디는

옻나무 **283**

힘이 좋다. 수액을 약용 및 공업용으로 쓴다.

사용부위 및 채취시기 수지는 4~5월, 나무껍질과 뿌리껍질은 봄·가을, 목질부는 연중 수시로 채취한다.

작용부위 간, 비장에 작용한다.

성질과 맛 생칠은 성질이 따뜻하고, 맛은 매우며, 독성이 강하다. 건칠은 성질이 따뜻하고, 맛은 매우며, 독성이 있다. 나무껍질과 목질부는 성질이 따뜻하고, 맛은 매우며, 독성이 조금 있다.

약리작용 진경작용(경련 억제), 혈액응고 촉진작용

효능 수지는 한약명이 생칠(生漆)이고, 이 생칠을 가공한 건조품은 건칠(乾漆)이라고 한다. 건칠은 어혈을 강하게 깨뜨리고 월경 또는 경락을 잘 통하게 하며, 적체된 것을 제거하고 기생충을 없애는 효능이 있어, 해열, 진해, 소염, 건위, 통경, 살충, 소적(消積) 작용으로 어혈, 말라리아, 월경폐지, 관절염 등을 치료한다. 나무껍질과 뿌리껍질은 한약명이 칠수피(漆樹皮)이며, 부러지거나 어그러진 뼈를 이어 맞추는 효능이 있어, 골절, 타박상을 치료하는 데 쓰고, 특히 흉부 손상에 효과적이다. 목질부는 한약명이 칠수목심(漆樹木心)이며, 기(氣)를 소통시키고 혈액순환을 원활하게 하며 통증을 멈추게 하는 효능이 있어, 진통, 행기(行氣) 작용으로 심위기통(心胃氣痛)을 치료한다.

약용법 건칠 2~4g을 가루나 환으로 만들어 하루 2~3회로 나누어 복용한다. 건칠은 탕제에 넣는 것이 적합하지 않다. 말린 나무껍질 10~15g을 물 1L에 넣고 반으로 줄 때까지 달여서 하루 2~3회로 나누어 마신다. 또는 닭 한 마리에 말린 나무껍질 3~15g을 넣고 고아서 먹는다. 외용할 경우에는 짓찧어서 술에 볶아 환부에 붙인다. 말린 목질부 3~6g을 물 1L에 넣고 반으로 줄 때까지 달여서 하루 2~3회로 나누어 마신다. 옻나무의 추출물은 간 질환의 예방 및 치료에 효과적이라는 연구결과가 발표되었다.

주의사항 옻이 체질에 맞지 않거나 알레르기를 일으키는 사람은 복용을 금한다. 임신부나 신체허약자는 주의하여 복용한다.

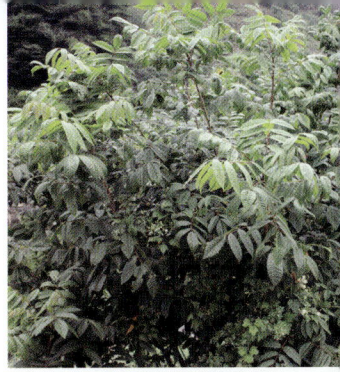
옻나무_ 나무모양

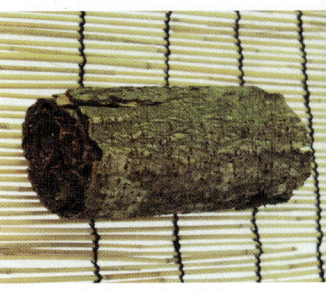
옻나무_ 나무껍질(약재)

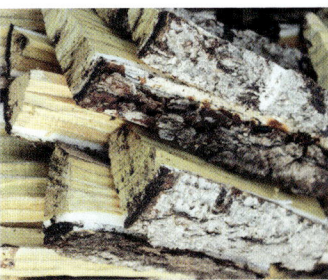
옻나무_ 목질부(약재)

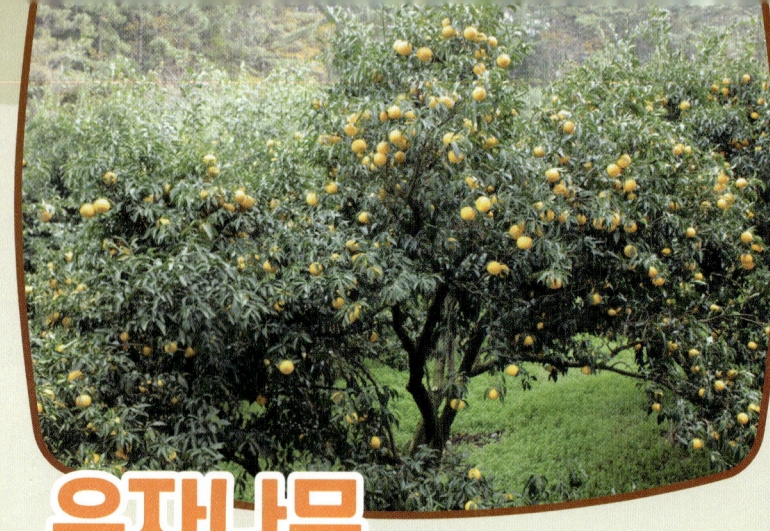

유자나무

Citrus junos Siebold ex Tanaka

이 명	산유자나무, 유자, 소유지, 유지낭
한약명	등자(橙子), 등자피(橙子皮), 등자핵(橙子核)
과 명	운향과(Rutaceae)
식물명 유래	한자 이름 '유자(柚子)'에서 유래한 것으로, 색이 윤기가 나고 모양이 술통(柚) 같은 열매(子)가 열리는 나무라는 뜻
식품원료 사용 가능 여부	가능(열매, 씨앗)

생육특성 유자나무는 중국 원산의 상록 활엽 관목으로, 제주도와 남부 지방 일부에서 심어 가꾼다. 과수로 재배하거나 관상용, 울타리용으로 식재한다. 높이는 4~6m이며, 가지에 길고 뾰족한 가시가 나 있다. 잎은 어긋나며, 타원형 또는 긴 달걀 모양으로 끝이 조금 오목하게 들어가고 가장자리가 밋밋하거

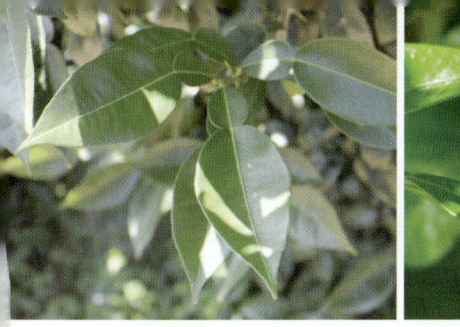
유자나무_ 잎

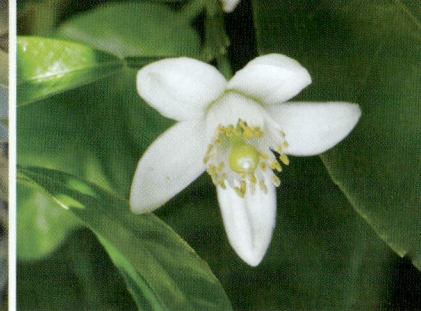
유자나무_ 꽃

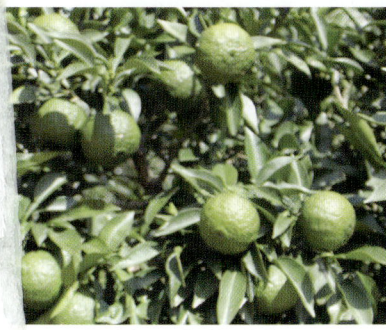
유자나무_ 덜 익은 열매

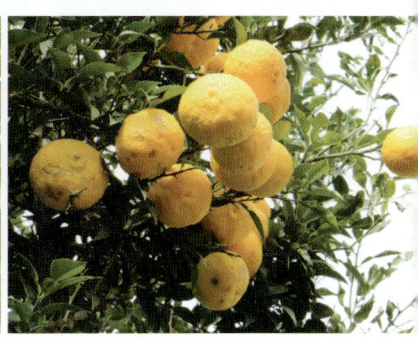
유자나무_ 익은 열매

나 얕은 물결 모양의 톱니가 있다. 잎자루에 넓은 날개가 있다. 꽃은 5~6월에 흰색으로 피는데, 잎겨드랑이에 1개 또는 2개씩 달리고, 꽃잎과 꽃받침조각은 각각 5개이다. 열매는 지름 4~7cm의 편구형 장과이며, 10~11월에 밝은 노란색으로 익는다. 열매껍질은 겉이 울퉁불퉁하고 방향성 향기가 있으며 신맛이 강하다. 내부에는 9~11조각의 과육이 들어 있으며

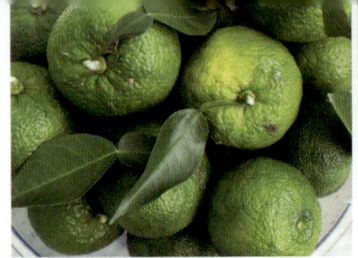
유자나무_ 덜 익은 열매(채취품)

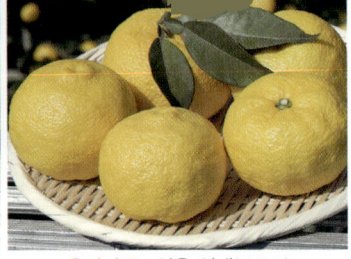
유자나무_ 익은 열매(채취품)

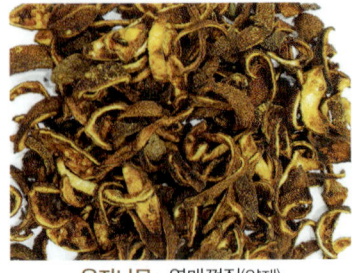
유자나무_ 열매껍질(약재)

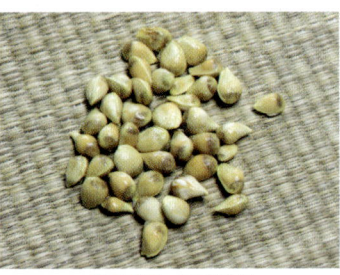
유자나무_ 종자(약재)

향기롭다. 열매를 식용 또는 약용한다. 귤속(*Citrus*) 중에서 추위에 가장 강하다.

사용부위 및 채취시기 열매와 열매껍질을 10~11월에 채취한다.

작용부위 열매와 열매껍질은 폐, 위에 작용한다. 종자는 위, 신장, 방광에 작용한다.

성질과 맛 열매는 성질이 시원하고, 맛은 시다. 열매껍질은 성질이 따뜻하고, 맛은 쓰고 맵다. 종자는 성질이 약간 따뜻하고, 맛은 쓰다.

약리작용 항산화작용, 항피로작용

효능 열매는 한약명이 등자(橙子)이며, 기가 치밀어오르는 것을 내리고 위기(胃氣)를 조화시키며, 기(氣)를 소통시키고 가슴을 편안하게 하며, 물고기와 게를 많이 먹고 생긴 독을 해독하는 효능이 있어, 주독과 생선독을 풀어주고 구토, 구역질 등을 치료한

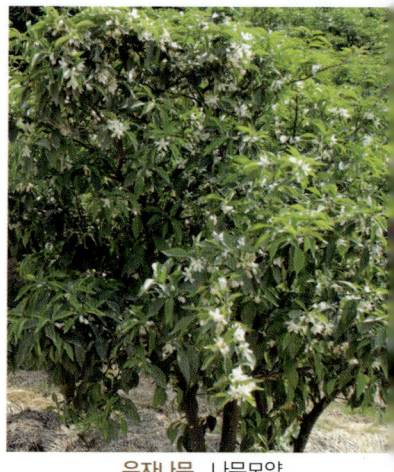

유자나무_ 나무모양

다. 열매껍질은 한약명이 등자피(橙子皮)이며, 가래를 삭이고 기가 치밀어오르는 것을 내리며, 음식물을 소화시키고 위기(胃氣)를 조화시키는 효능이 있어, 구토, 만성 위장병 등을 치료한다. 열매와 열매껍질 추출물은 뇌질환, 심장질환, 당뇨 등의 예방 및 치료에 효과적이다.

약용법 말린 열매 10~30g을 물 1L에 넣고 반으로 줄 때까지 달여서 하루 2~3회로 나누어 마신다. 말린 열매껍질 3~9g을 물 1L에 넣고 반으로 줄 때까지 달여서 하루 2~3회로 나누어 마신다.

유자나무 **289**

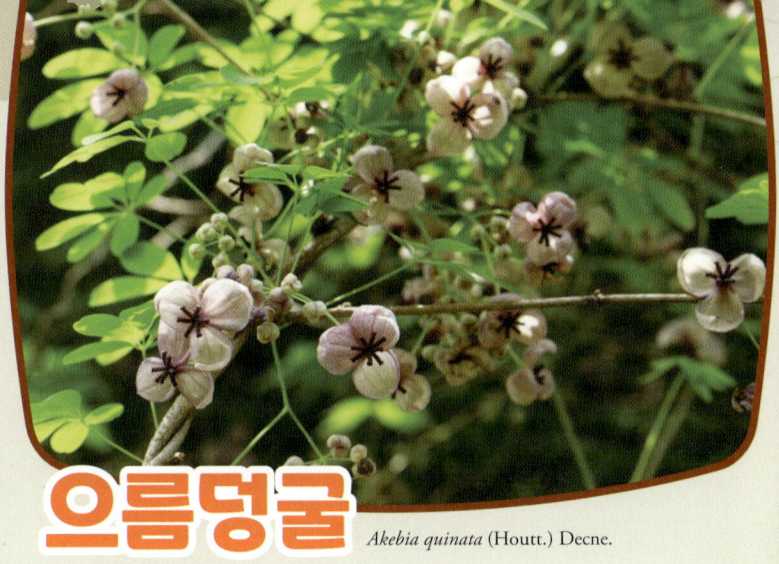

으름덩굴

Akebia quinata (Houtt.) Decne.

이 명	으름, 목통, 으름나무, 우룸쭐, 우름, 우르름줄, 조령, 으름덤불, 먹통
한약명	목통(木通), 목통근(木通根), 팔월찰(八月札)
과 명	으름덩굴과(Lardizabalaceae)
식물명 유래	옛 이름 '이흐름'에서 유래한 것으로, 줄기에 구멍이 있어 공기나 물이 잘 소통하여 소변을 잘 나오게 하는 덩굴이라는 뜻 또는 열매의 과육이 얼음처럼 보이고 식감이 얼음 같다는 뜻
식품원료 사용 가능 여부	가능(잎, 열매)

생육특성 으름덩굴은 전국 각지에 분포하는 낙엽 활엽 덩굴나무로, 산기슭 계곡에서 자란다. 여러 나무를 군집으로 식재하거나 반그늘에 심는 것이 열매가 잘 맺힌다. 길이는 5~10m이다. 덩굴줄기는 길이 5m 내외로 뻗어나가고, 가지는 갈색

에 털이 없으며 껍질눈이 돌출한다. 뿌리는 길고 비대해 있으며, 지표면 가까이에 퍼져 있다. 잎은 오래된 가지에서는 모여나고 새 가지에서는 어긋나며, 3~5장의 작은잎으로 된 손바닥 모양의 겹잎이다. 잎자루는 가늘고 길다. 작은잎은 거꿀달걀 모양 또는 타원형에 잎끝이 약간 오목하고 양면에 털

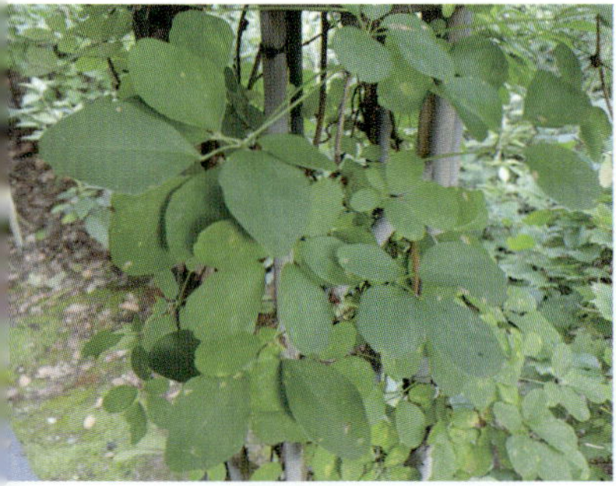

으름덩굴_ 잎

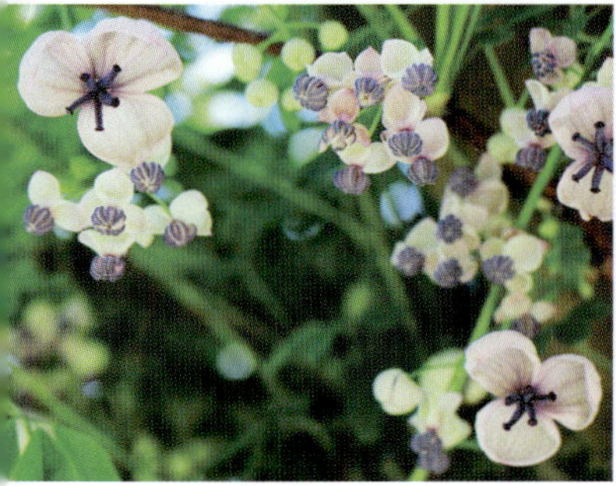

으름덩굴_ 꽃

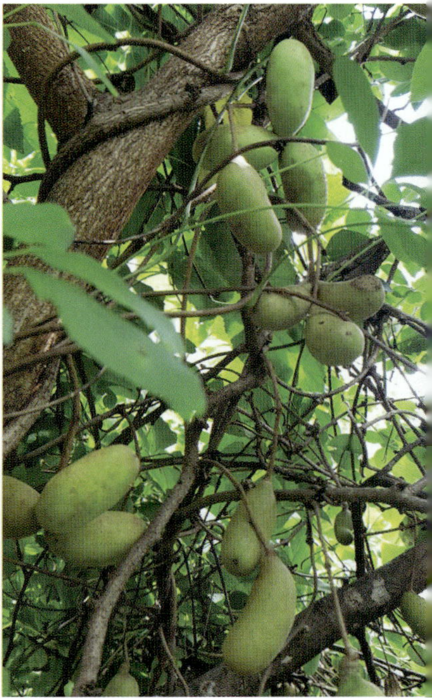

으름덩굴_ 열매

으름덩굴 **291**

이 없으며 가장자리가 밋밋하다. 꽃은 암수한그루로 4~5월에 노란빛이 도는 흰색 또는 자줏빛을 띤 갈색으로 피며, 잎과 더불어 짧은 가지의 잎 사이에서 나오는 짧은 총상꽃차례에 달린다. 꽃잎은 없고 꽃잎처럼 보이는 3개의 꽃받침잎이 있다. 암꽃은 수꽃보다 크고 적게 달린다. 열매는 긴 타원형의 장과이며, 10월에 자줏빛을 띤 갈색으로 익고, 익으면 복봉선(열매가 터지는 선)을 따라 벌어져 종자가 나온다. 열매껍질은 두껍고 과육은 먹을 수 있다. 열매를 식용, 줄기와 뿌리를 약용, 줄기를 섬유용으로 사용한다.

사용부위 및 채취시기 덩굴줄기는 가을철에 채취하여, 잔가지를 제거하고 그늘에서 말린다. 뿌리와 열매는 9~10월에 채취한다.

작용부위 심장, 소장, 방광에 작용한다.

성질과 맛 덩굴줄기는 성질이 차고, 맛은 쓰다. 뿌리는 성질이 평(平)하고, 맛은 쓰다. 열매는 성질이 평(平)하고, 맛은 약간 쓰다.

약리작용 이뇨작용, 강심작용, 항균작용

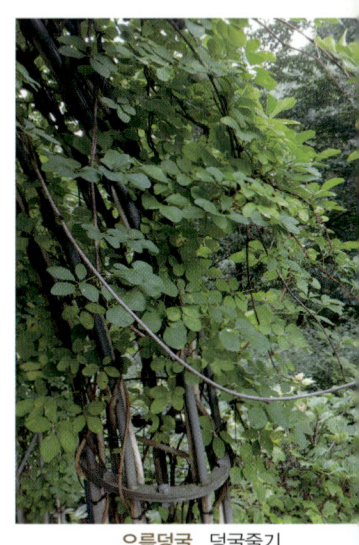

으름덩굴_ 덩굴줄기

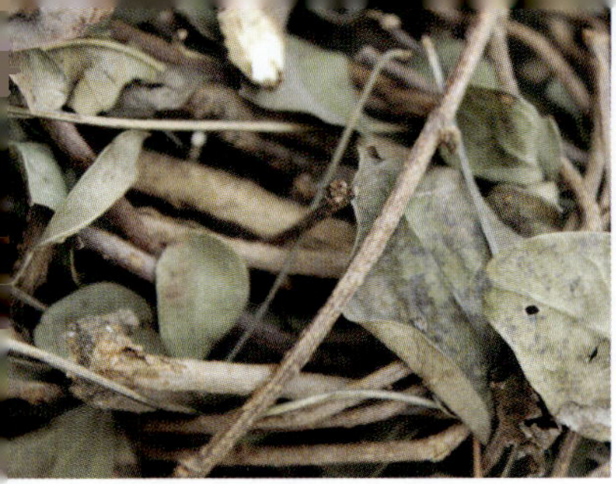

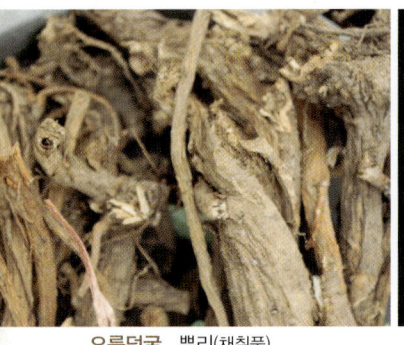

으름덩굴_ 잎과 줄기(채취품)

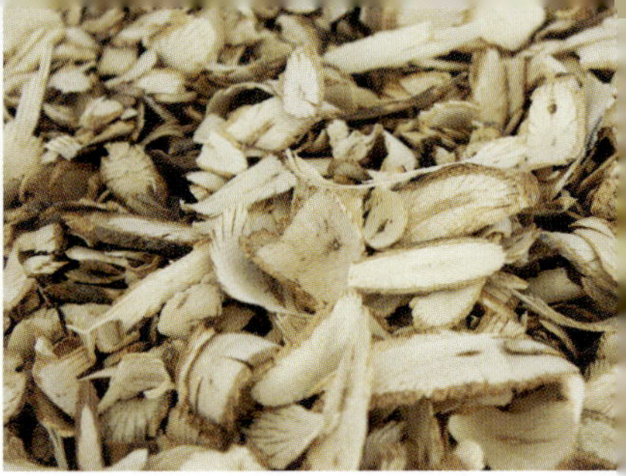

으름덩굴_ 덩굴줄기(약재)

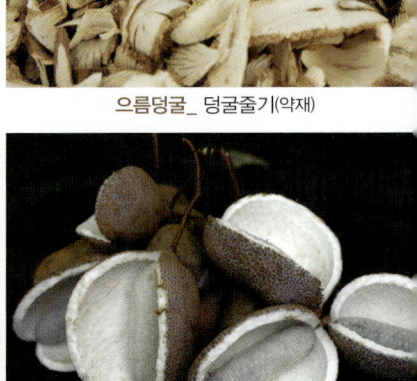

으름덩굴_ 뿌리(채취품)

으름덩굴_ 열매(채취품)

효능 덩굴줄기는 한약명이 목통(木桶)이며, 이뇨시키고 소변
이 잘 통하게 하며, 심열(心熱)을 식혀주고 번조한 것을 제거
하며, 경락을 잘 통하게 하여 젖이 잘 나오게 하는 효능이 있
고, 이뇨 작용과 항균·항염 작용, 병원성 진균에 대한 억제
작용이 있으며, 진통, 진정, 사화(瀉火), 혈맥통리(血脈通利) 등
의 효능으로 소변불리, 소변혼탁, 수종, 부종, 전신의 경직

으름덩굴 **293**

통, 유즙불통 등을 치료한다. 뿌리는 한약명이 목통근(木桶根)이며, 풍사(風邪)와 습사(濕邪)를 제거하고, 혈액순환을 원활하게 하고 기의 운행을 촉진하며, 소변이 잘 나오게 하고 독소를 해독하는 효능이 있어, 타박상, 관절통, 배뇨 곤란, 헤르니아 등을 치료한다. 열매는 한약명이 팔월찰(八月札)이며, 간기(肝氣)가 울결된 것을 풀어주고 위기(胃氣)를 조화시키며, 혈액순환을 원활하게 하고 통증을 멈추게 하며, 딱딱하게 굳은 것을 유연하게 하고 뭉친 것을 풀어주며 소변이 잘 나오게 하는 효능이 있어, 번갈, 요통, 혈뇨, 탁뇨, 요로결석, 월경통, 헤르니아, 이질 등을 치료한다. 으름덩굴의 종자 추출물은 암 예방과 치료에 효과적이다.

약용법 말린 덩굴줄기 4~12g을 물 1L에 넣고 반으로 줄 때까지 달여서 하루 2~3회로 나누어 마신다. 말린 뿌리 9~15g을 물 1L에 넣고 반으로 줄 때까지 달여서 하루 2~3회로 나누어 마신다. 또는 즙을 내어 마시거나 술을 담가 마셔도 된다. 외용할 경우에는 뿌리를 짓찧어서 환부에 붙인다. 말린 열매 9~15g(대량으로 사용할 경우 30~60g)을 물 1L에 넣고 반으로 줄 때까지 달여서 하루 2~3회로 나누어 마신다. 또는 술을 담가 아침저녁으로 마셔도 된다.

주의사항 진액이 손상되고 기운이 약한 사람이 소변을 자주 보거나 저절로 나오는 경우와 임산부는 복용에 주의한다.

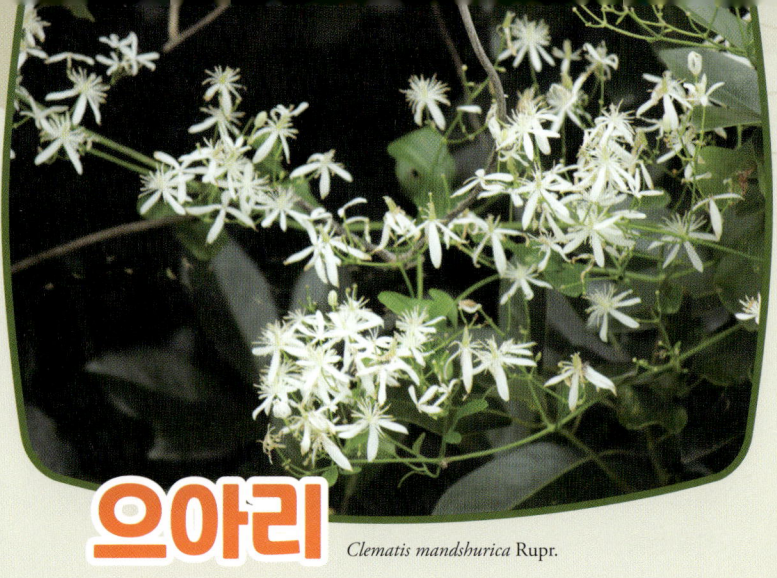

으아리

Clematis mandshurica Rupr.

이 명	큰위령선, 좀으아리, 긴잎으아리, 들으아리, 북참으아리, 위령선, 응아리, 큰 으아리, 저슬사리
한약명	위령선(威靈仙), 영선(靈仙), 능소(能消), 철각위령선(鐵脚威靈仙), 철선련(鐵線連)
과 명	미나리아재비과(Ranunculaceae)
식물명 유래	'아리다'는 의미로 아린 맛이 난다는 뜻 또는 '응어리'라는 의미로 응어 리진 것을 제거하는 효과가 있다는 뜻
식품원료 사용 가능 여부	**가능**(잎)

생육특성　으아리는 함경북도부터 백두대간에 분포하는 낙엽 활엽 덩굴 식물로, 들이나 산기슭에서 자란다. 길이는 2~3m 이다. 덩굴줄기는 길게 뻗으며, 덩굴손처럼 구부러진 잎자루 로 다른 물체를 감아 올라간다. 줄기는 목질화되지 못하고 겨

으아리 **295**

울에 말라 죽는다. 짧고 굵은 뿌리줄기에서 흑갈색의 가늘고 긴 뿌리들이 뭉쳐난다. 잎은 마주나고 5~7개의 작은잎으로 된 깃꼴겹잎이며, 작은잎은 달걀 모양 또는 타원형으로 양면에 털이 없고 가장자리가 밋밋하며, 잎자루가 구부러져서 덩굴손과 같은 구실을 한다. 꽃은 6~8월에 흰색으로 피는데, 줄기 끝이나 잎겨드랑이의 취산꽃차례에 10~30개가 달린다. 열매는 달걀 모양의 수과로 9~10월에 익으며, 흰색 털이 난 암술대가 꼬리처럼 달린다. 으아리속의 속명 Clematis는 덩굴손을 의미하고, 잎자루가 덩굴손같이 물체에 얽히는 것이 으아리속의 특징이다. 어린잎은 식용하며, 뿌리 및 뿌리줄기는 약용한다.

사용부위 및 채취시기 뿌리와 뿌리줄기를 가을철에 채취하여, 흙모래를 제거하고 햇볕에 말린다.

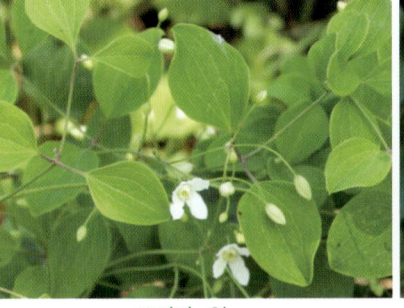

으아리_ 잎

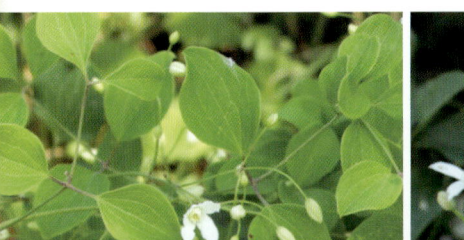

으아리_ 꽃

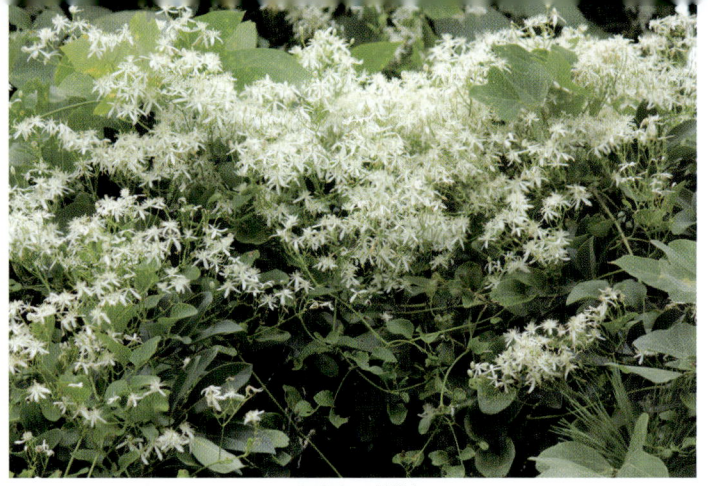

으아리_ 지상부

작용부위 간, 방광에 작용한다.

성질과 맛 성질이 따뜻하고, 맛은 맵고 짜며, 독성이 없다.

약리작용 진통작용, 이담작용, 분만촉진작용, 항미생물작용

으아리_ 종자 결실

효능 뿌리 및 뿌리줄기는 풍습(風濕)을 제거하고 경락을 소통시키는 효능이 있어, 각종 신경통, 근육통, 통풍, 관절염, 수

으아리 **297**

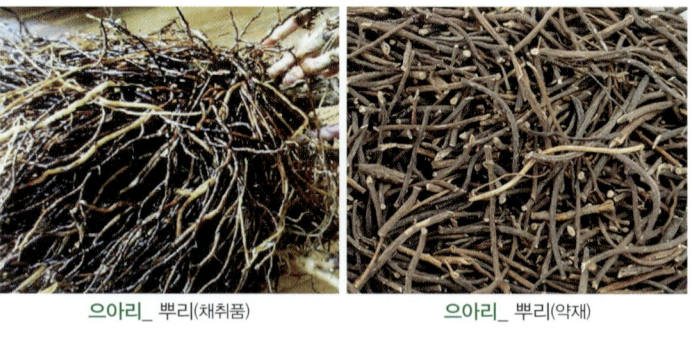

으아리_ 뿌리(채취품)　　　으아리_ 뿌리(약재)

족마비, 각기병, 편도염, 볼거리, 간염, 황달 등에 사용한다.

약용법 말린 뿌리 및 뿌리줄기 4~12g을 물 1L에 넣고 끓기 시
작하면 불을 약하게 줄여 1/3로 줄 때까지 달여서 하루 2회로
나누어 마신다. 환이나 가루로 만들어 복용하기도 한다. 외용
할 경우에는 짓찧어 환부에 붙인다. 민간에서는 구안와사, 류
머티즘성 관절염, 편도염의 치료에 사용하기도 한다.

주의사항 약성이 매우 강하여 기혈을 소모시킬 우려가 있으므로 기혈이 약
한 사람이나 임산부는 신중하게 사용해야 한다.

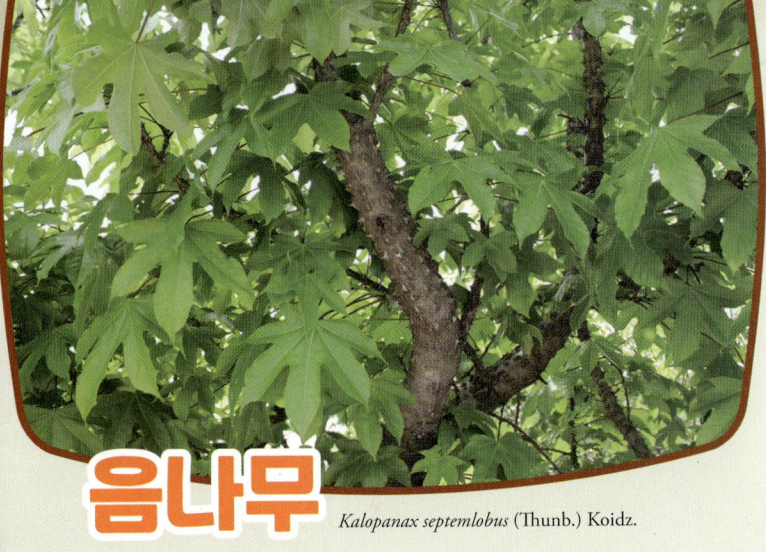

음나무

Kalopanax septemlobus (Thunb.) Koidz.

이 명	엄나무, 개두릅나무, 당엄나무, 당음나무, 멍구나무, 엉개나무, 가시엄낭
한약명	해동피(海桐皮), 해동수근(海桐樹根), 자추수피(刺楸樹皮), 정동피(釘桐皮), 자동피(刺桐皮)
과 명	두릅나무과(Araliaceae)
식물명 유래	옛 이름 '엄나모'에서 유래한 것으로, 엄(새싹)이 돋는 나무라는 뜻 또는 음나무를 '아목(牙木)'이라 하여 엄니(날카로운 이)처럼 날카로운 가시가 있는 나무라는 뜻
식품원료 사용 가능 여부	**가능**(나무껍질, 줄기, 잎, 순)

생육특성 음나무는 전국 각지에 분포하는 낙엽 활엽 교목으로, 산기슭 양지쪽 길가에서 자란다. 높이는 20~25m이며, 줄기와 가지가 굵고 가시가 많이 나 있다. 어려서 달린 가지는 오

음나무 299

래되면 떨어지고, 나무껍질은 회
갈색이며 불규칙하게 세로로 갈
라진다. 잎은 어긋나고 손바닥 모
양으로 가장자리가 5~9개로 깊
게 갈라지며, 잎끝이 길게 뾰족하
고 가장자리에 톱니가 있다. 갈래
조각은 달걀 모양이고 잎자루는
잎보다 길다. 꽃은 7~8월에 새
가지 끝에 황록색으로 피는데, 겹
산형꽃차례를 이루며 달린다. 열
매는 공 모양에 가까운 핵과이며,
9~10월 검게 익는다. 어린잎을
식용하고, 목재는 건축재, 가구재
로 이용하며, 뿌리와 나무껍질은
약용한다. 농촌에서는 잡귀의 침
입을 막기 위하여 음나무의 가지
를 대문 위에 꽂아두었다고 한다.

사용부위 및 채취시기 나무껍질은
연중 수시, 뿌리는 늦여름부터 가
을에 채취한다. 나무껍질을 채취
하여 겉껍질을 제거하고 햇볕에
말린다.

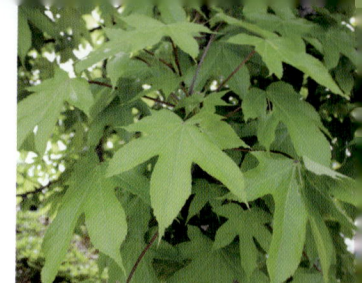

음나무_ 잎

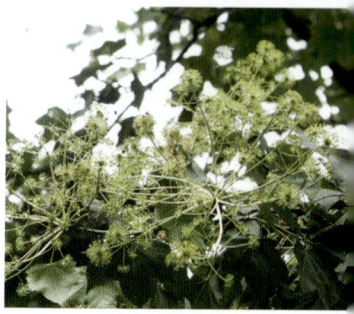

음나무_ 꽃

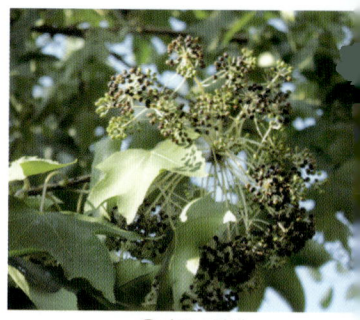

음나무_ 열매

작용부위 간, 신장에 작용한다.

성질과 맛 나무껍질은 성질이 평(平)하고, 맛은 쓰고 맵다. 뿌리는 성질이 평(平)하고, 맛은 쓰고 약간 매우며, 독성이 없다.

약리작용 항균작용, 항염작용

효능 나무껍질은 한약명이 해동피(海桐皮)이며, 풍습(風濕)을 제거하고 경락을 소통시키며, 기생충을 없애고 가려움

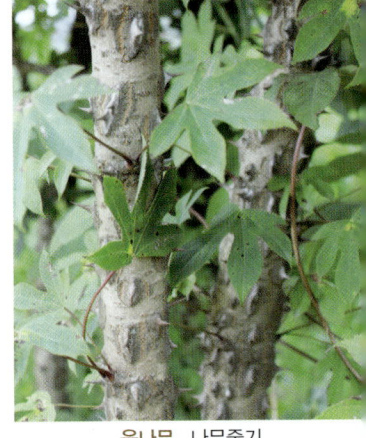

음나무_ 나무줄기

증을 그치게 하는 효능이 있어, 류머티즘에 의한 근육마비, 근육통, 관절염, 허리와 다리의 통증, 가려움증, 구내염 등을 치료한다. 또 항산화 작용과 항염, 항진균, 항종양, 혈당강하, 지질저하 작용 등이 있으며, 수렴, 진통약으로 쓴다. 뿌리 또는 뿌리껍질은 한약명이 해동수근(海桐樹根)이며, 혈분(血分)의 열을 내리고 어혈을 제거하며, 풍사(風邪)와 습사(濕邪)를 제거하고 독소를 해독하는 효능이 있어, 장풍치혈(腸風痔血), 타박상, 류머티즘에 의한 골통 등을 치료한다. 음나무 추출물은 HIV 증식 억제 활성으로 AIDS(후천성 면역 결핍증), 퇴행성 중추신경계 질환 등에 치료 효과가 있다.

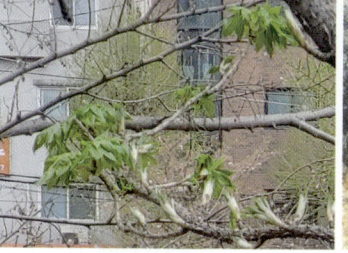
음나무_ 어린순

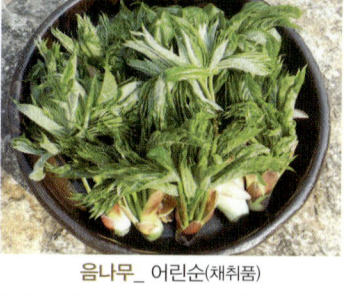
음나무_ 어린순(채취품)

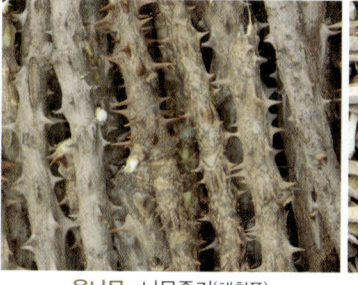
음나무_ 나무줄기(채취품)

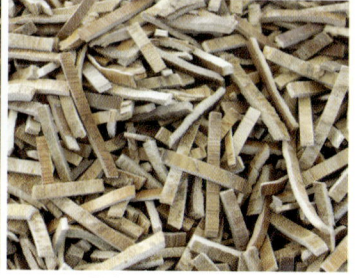
음나무_ 나무껍질(약재)

약용법 말린 나무껍질 4~14g을 물 1L에 넣고 반으로 줄 때까지 달여서 하루 2~3회로 나누어 마신다. 외용할 경우에는 짓찧거나 가루 낸 것을 기름에 개어 환부에 붙이거나 달인 액으로 환부를 씻는다. 말린 뿌리 9~15g을 물 1L에 넣고 반으로 줄 때까지 달여서 하루 2~3회로 나누어 마신다. 외용할 경우에는 짓찧어 환부에 붙인다.

주의사항 비위가 허약하고 찬 사람이나 임산부는 복용에 주의한다.

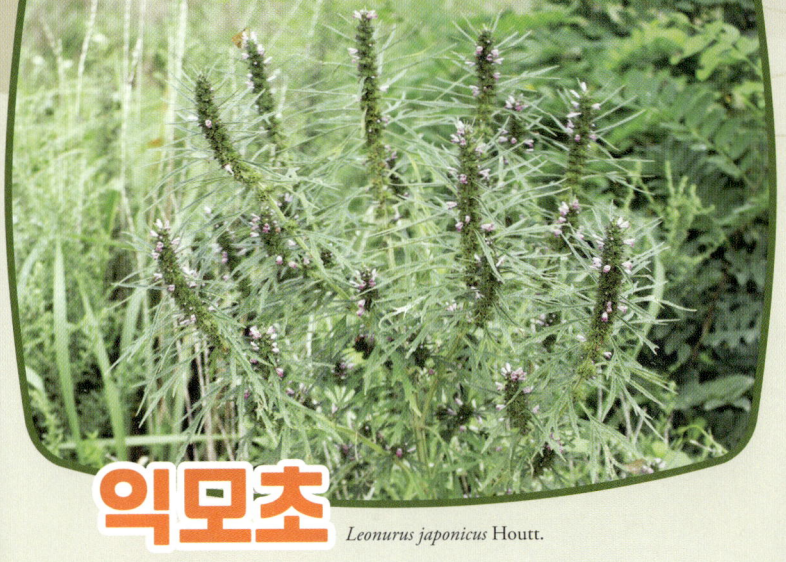

익모초

Leonurus japonicus Houtt.

이 명	임모초, 개방아, 육모초, 눈벨레기낭, 눈비애기쿨, 충자, 충위자
한약명	익모초(益母草), 충위자(茺蔚子), 익모초자(益母草子), 익명(益明)
과 명	꿀풀과(Labiatae)
식물명 유래	한자 이름 '익모초(益母草)'에서 유래한 것으로, 여성(어머니)에게 유익한 풀이라는 뜻
식품원료 사용 가능 여부	**제한적 사용**(지상부)

생육특성 익모초는 전국 각지에 분포하는 두해살이풀로, 들에서 자생하며 농가에서 약용작물로 재배하거나 관상용으로 재배하기도 한다. 높이는 0.5~1m이고, 줄기가 곧게 서며 둔하게 사각이 지고 가지가 갈라진다. 흰색 털이 있어 전체가 흰빛을 띤 녹색으로 보인다. 잎은 마주나는데, 뿌리잎은 달걀상

익모초 303

원형이며 가장자리에 둔하게 팬 흔적이 있고 꽃이 필 때 없어
진다. 줄기잎은 마주나며 3개로 갈라지고 갈래조각은 깃꼴로
다시 2~3개로 갈라지며 톱니가 있다. 꽃은 7~8월에 홍자색
으로 피며, 윗부분의 잎겨드랑이에 층층으로 달려 윤산꽃차
례를 이룬다. 꽃받침은 종 모양이고 5개로 갈라지며, 꽃부리

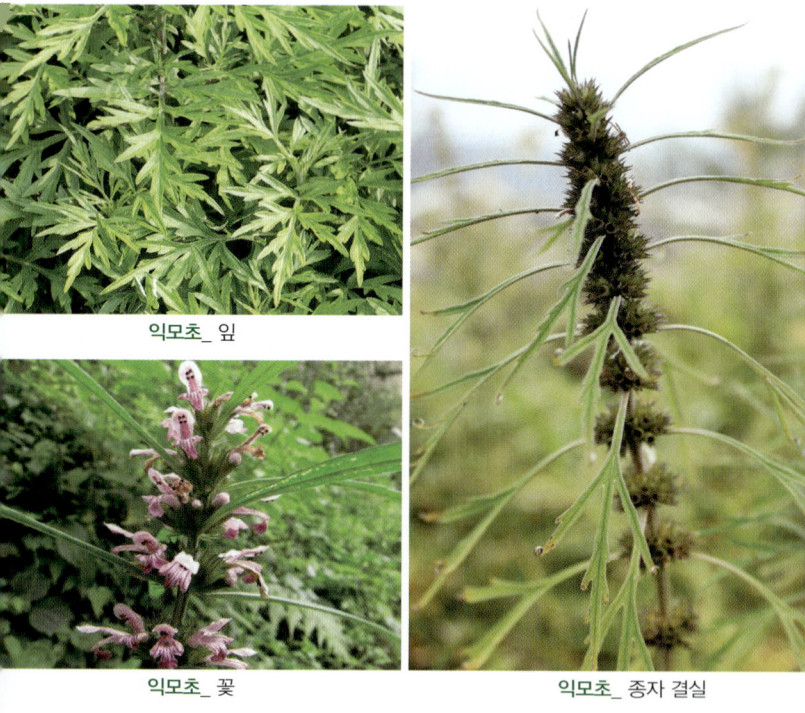

익모초_ 잎

익모초_ 꽃

익모초_ 종자 결실

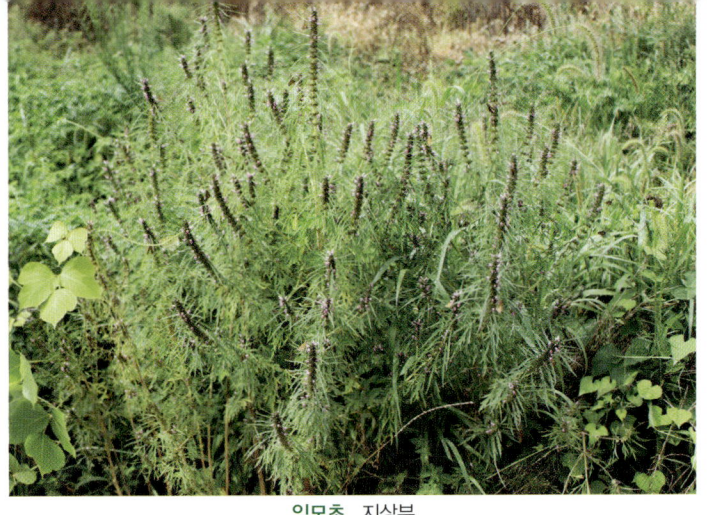

익모초_ 지상부

는 입술 모양이고 2갈래로 갈라지며 윗입술은 투구 모양, 아
랫입술은 다시 3개로 갈라진다. 열매는 넓은 달걀 모양의 분
과로, 꽃받침 속에 들어 있으며 9~10월에 익는다. 종자는 약
간 편평하며 3개의 능각이 있어 단면이 삼각형처럼 보인다.
부인병을 치료하는 데 효과가 있어 익모초(益母草)라는 이름
이 붙여졌다.

사용부위 및 채취시기 지상부는 여름, 종자는 가을에 채취한다.
신선한 지상부를 쓸 때는 봄철에 싹이 났을 때부터 초여름에
꽃피기 전까지 채취한다. 지상부를 말려서 쓸 때는 여름철에
줄기와 잎이 무성하고 꽃이 아직 피지 않았거나 피기 시작했

을 때 채취하여 햇볕에 말리거나, 길게 썰어 햇볕에 말린다. 종자는 열매가 잘 익었을 때 지상부를 베어, 햇볕에 말려 열매를 채취하고 이물질을 제거한다.

작용부위 간, 심포, 방광에 작용한다.

성질과 맛 성질이 약간 차고, 맛은 쓰고 매우며, 독성이 없다.

약리작용 자궁흥분작용, 중추흥분작용, 이뇨작용, 항균작용, 혈소판응집저해작용, 항혈전작용, 면역증강작용

효능 지상부 또는 전초는 혈액순환을 원활하게 하고 월경을 순조롭게 하며, 소변이 잘 나오게 해서 부은 종기나 상처를 없애며, 열을 내리고 열독을 해독하는 효능이 있어, 월경통, 월경불순, 산후출혈, 어혈복통(瘀血腹痛), 붕루, 타박상, 소화불량, 급성 신염, 소변불리, 혈뇨, 식욕부진 등을 치료한다. 또한 혈압 강하, 이뇨, 진정, 진통 작용이 있다. 종자(씨)는 혈액순환을 원활하게 하고 월경을 순조롭게 하며, 간열(肝熱)을 식혀주고 눈을 밝게 하는 효능이 있어, 월경불순, 대하, 산후 어혈복통, 간열두통(肝熱頭痛), 눈이 충혈되고 아픈 증상 등을 치료한다.

약용법 지상부 말린 약재를 가루 내어 12~20g(말린 종자는 6~20g) 정도를 물 500mL에 넣고 끓기 시작하면 불을 약하게 줄여 반으로 줄 때까지 달여서 하루 2회로 나누어 마신다. 민간에서는 손발이 차고 월경이 고르지 못한 여성의 부인병을

치료하거나 대하증을 치료하는 데 이 방법을 썼다. 산후 배앓이에는 꽃이 필 무렵 채취한 지상부를 짓찧어서 즙을 내어 마시는데, 한 번에 익모초즙 한 숟가락에 술을 약간 섞어 하루 3회 마신다. 또한 여름에 더위를 먹고 토하면서 설사를 할 때에는 즙을 내어 한 번에 1~2숟가락씩 자주 마신다.

주의사항 빈혈이 있거나 어혈이 없을 때, 월경량이 과다할 때, 동공이 확장된 사람에게는 사용을 금한다.

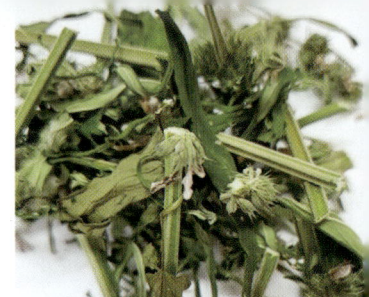

익모초_ 지상부(채취품)

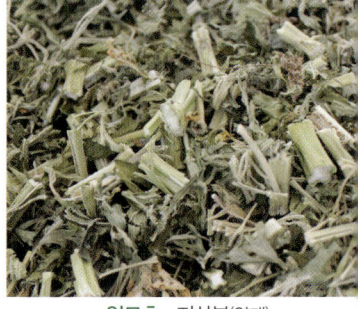

익모초_ 지상부(약재)

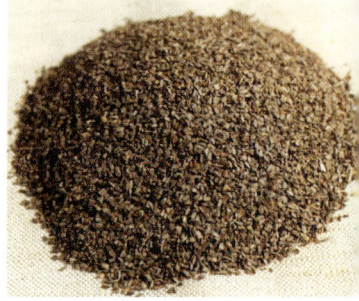

익모초_ 종자(약재)

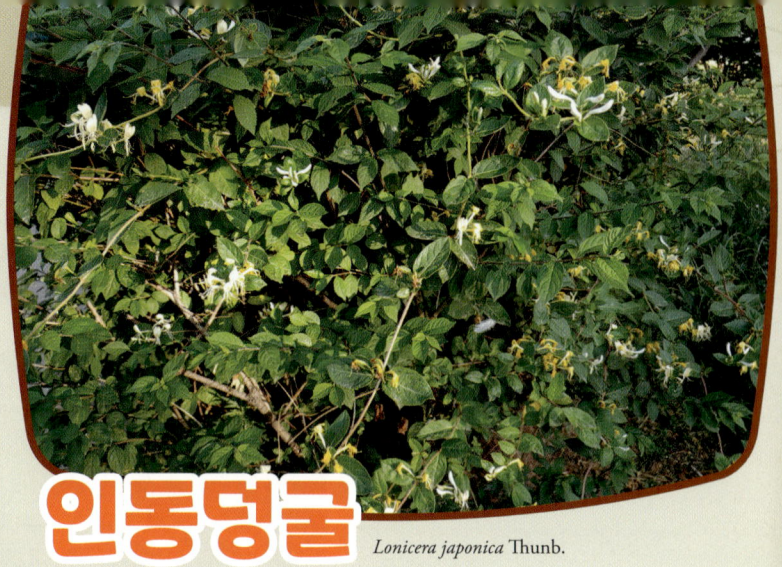

인동덩굴

Lonicera japonica Thunb.

이 명	인동, 금은화, 능박나무, 털인동덩굴, 우단인동, 섬인동, 연동줄, 인동넝쿨
한약명	인동등(忍冬藤), 금은화(金銀花), 인동(忍冬), 인동화(忍冬花)
과 명	인동과(Caprifoliaceae)
식물명 유래	한자 이름 '인동(忍冬)'에서 유래한 것으로, 잎과 줄기가 겨울에도 시들지 않고 푸르게 견디는 덩굴이라는 뜻
식품원료 사용 가능 여부	**제한적 사용**(꽃봉오리, 잎 및 줄기)

생육특성 인동덩굴은 전국 각지에 분포하는 덩굴성 낙엽 관목으로, 산과 들의 양지바른 곳에서 자생한다. 자생지에 따라 겨울에도 잎이 떨어지지 않기 때문에 인동이라고 한다. 길이는 3~5m이다. 덩굴줄기는 3m 내외로 뻗으며, 속이 비고 오른쪽으로 다른 물체를 감아 올라간다. 일년생 가지는 적갈색

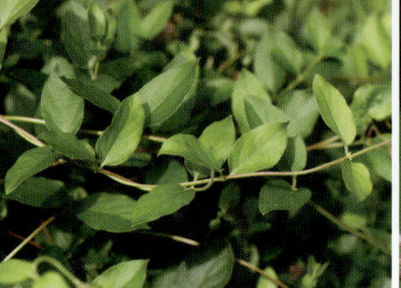

인동덩굴_ 잎

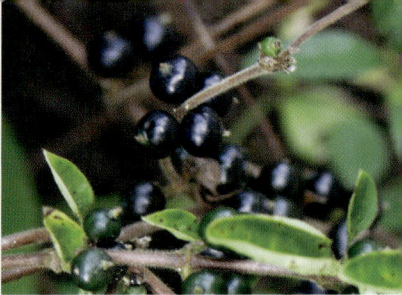

인동덩굴_ 열매

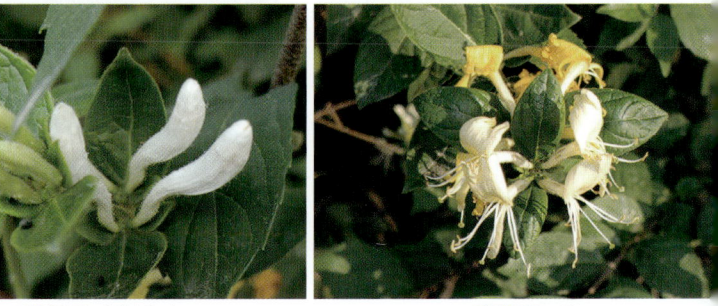

인동덩굴_ 꽃봉오리

인동덩굴_ 꽃

에 털이 빽빽이 나 있고 속은 비어 있다. 잎은 마주나고, 길
이 3~8cm, 너비 1~3cm에 넓은 피침 모양 또는 긴 달걀 모
양으로 잎끝이 뾰족하고 가장자리는 밋밋하다. 어린가지에
달린 잎은 깃처럼 갈라진다. 꽃은 6~7월에 피는데 1~2개씩
잎겨드랑이에 달리며, 처음에는 흰색이었다가 3~4일이 지나
면 노란색으로 변하므로 '금은화(金銀花)'라는 이름이 붙여졌
다. 꽃부리는 입술 모양이고 끝이 5갈래로 갈라지는데, 그중

1개가 깊게 갈라져서 뒤로 젖혀
지며 겉에 털이 빽빽이 나 있다.
열매는 둥근 장과이며 9~10월
에 검은색으로 익는다.

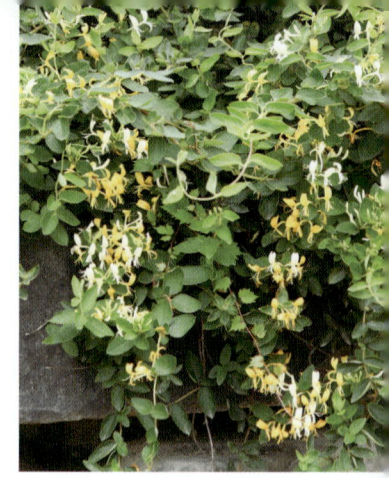

인동덩굴_ 나무모양

사용부위 및 채취시기 덩굴줄기와
잎은 가을과 겨울에 채취하여,
햇볕에 말린다. 꽃봉오리는 꽃
이 완전히 피기 전인 5~6월에
채취하여 바람이 잘 통하는 그
늘에서 말린다.

작용부위 심장, 폐, 위에 작용한다.

성질과 맛 잎과 덩굴줄기, 꽃봉오리는 성질이 차고, 맛은 달다.

약리작용 항미생물작용, 항독작용, 항염·해열작용, 혈중지질저
하작용, 중추흥분작용, 항균작용

효능 덩굴줄기와 잎은 한약명이 인동등(忍冬藤)이며, 열을 내
리고 열독을 해독하며, 풍사(風邪)를 몰아내고 경락을 잘 통하
게 하는 효능이 있어, 항균·항진균 및 항바이러스 작용과 수
렴, 이뇨 작용이 있어 감기몸살의 발열, 세균성 적리, 전염성
간염, 근골동통(筋骨疼痛), 종기, 부스럼 등을 치료한다. 꽃봉
오리 또는 막 피기 시작한 꽃은 한약명이 금은화(金銀花)이며,
열을 내리고 열독을 해독하며, 몸속에 쌓인 풍열(風熱)의 독을

발산하여 제거하며, 혈액을 맑게 하고 설사를 멎게 하는 효능이 있어, 감기 발열, 혈리, 외상 감염, 종독(腫毒), 치루, 귀밑샘염, 패혈증, 장염, 종기, 두드러기 등을 치료한다. 민간에서는 해독 작용이 강하고 이뇨와 미용 작용이 있다고 하여 차나 술을 만들기도 한다.

약용법 말린 덩굴줄기와 잎 10~40g을 물 1L에 넣어 반으로 줄 때까지 달여서 하루 2~3회로 나누어 마신다. 외용할 경우에는 달인 액으로 환부를 씻거나 달인 액을 졸여서 고(膏)로 만들어 환부에 붙이거나 가루 내어 기름에 섞어서 환부에 바른다. 말린 꽃봉오리 8~20g을 물 1L에 넣고 반으로 줄 때까지 달여서 하루 2~3회로 나누어 마신다.

주의사항 비위가 허약하고 찬 사람은 복용에 주의한다.

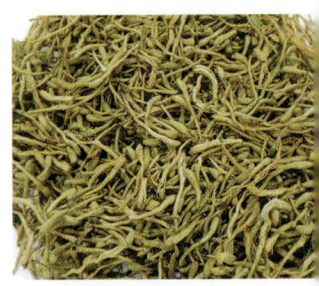

인동덩굴_ 꽃봉오리(채취품)

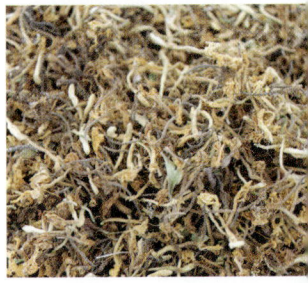

인동덩굴_ 꽃봉오리(약재)

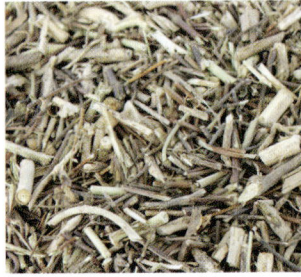

인동덩굴_ 덩굴줄기(약재)

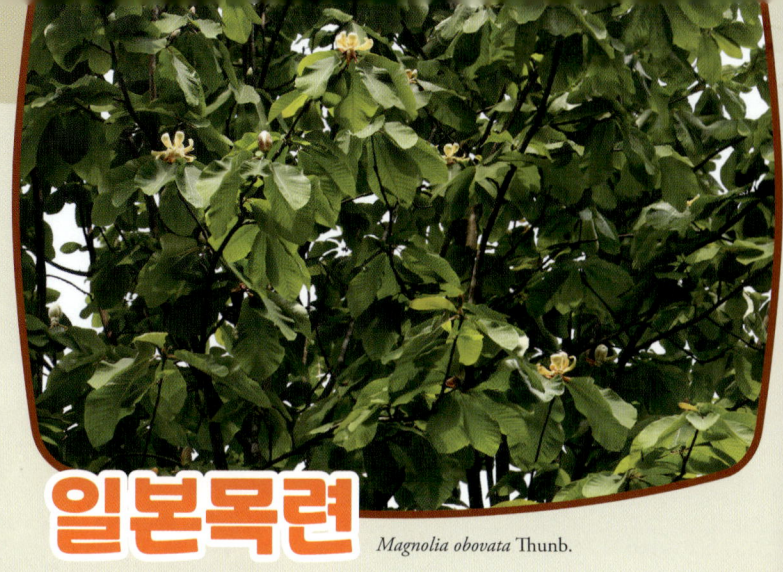

일본목련

Magnolia obovata Thunb.

이 명	떡갈후박, 왕후박, 황목련, 후박나무
한약명	후박(厚朴), 적박(赤朴), 천박(川朴), 후피(厚皮), 중피(重皮)
과 명	목련과(Magnoliaceae)
식물명 유래	일본 원산의 목련이라는 뜻
식품원료 사용 가능 여부	식품원료 목록에 없음

생육특성 일본목련은 일본 원산의 낙엽 활엽 교목으로, '향목련'이라고도 한다. 원산지에서는 높이 20m, 지름 1m 정도 자라고, 관상 가치가 있어 정원이나 공원, 유원지 등에 조경수로 심는다. 해가 잘 들고 표토가 깊고 배수가 잘 되는 비옥한 땅을 좋아한다. 높이는 20~30m이다. 가지가 굵고 엉성하

며 나무껍질은 연한 회색이다. 잎은 어긋나지만 가지 위쪽 끝에서 모여나기 하며, 길이 20~40cm, 너비 13~25cm에 거꿀달걀상 긴 타원형으로 끝이 뾰족하고 가장자리는 밋밋하다. 잎의 표면에는 털이 없고 뒷면에는 흰색 잔털이 있다. 꽃은 5~6월에 연한 노란빛이 도는 유백색으로 피는데, 가지 끝에 1개씩 위를 향하여 달리고 지름이 15cm 정도이며 향기가 강하다. 꽃잎은 6~9개이고 거꿀달걀 모양이며 약간 육질이다. 꽃받침잎은 3장으로 꽃잎보다 약간 작고, 색깔은 붉은빛을 띤 연한 녹색이다. 열매는 길이 15cm 내외의 타원형으로 구과처럼 생겼고, 10월에 홍자색으로 익는다. 종자는 골돌 속에 2개씩 들어 있고 익으면 벌어져서 흰색 실에 매달린다. 열매

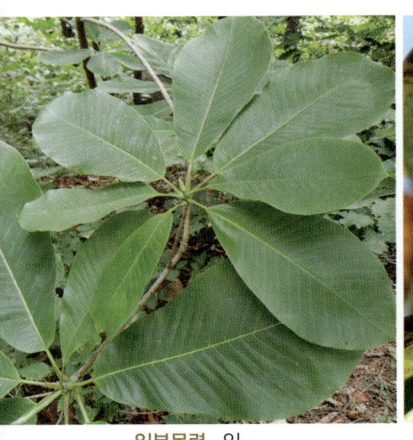

일본목련_ 잎

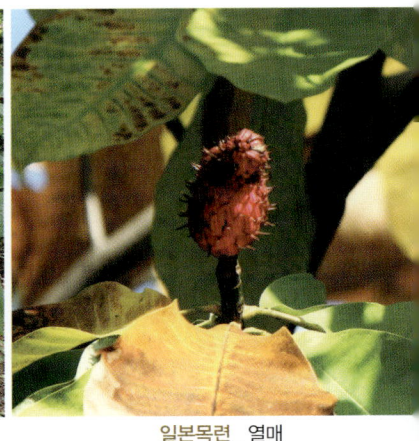

일본목련_ 열매

말린 것을 후박과 또는 후박실이라 하며 독특한 향기가 있다. 우리나라에 자생하는 목련속 식물 중 잎이 가장 크다. 일본목련의 나무껍질을 후박이라 하여 한약재로 사용하는데, 남부 지방에 자생하는 후박나무(*Machilus thunbergii*)는 한약재 후박으로 사용할 수 없다.

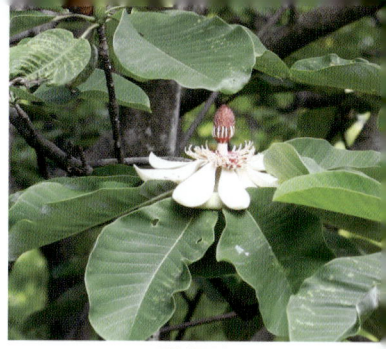

일본목련_ 꽃

사용부위 및 채취시기 나무껍질을 4~6월에 채취하여, 끓는 물에 살짝 삶은 뒤 그늘지고 습윤한 곳에 쌓아두어 내표면이 자갈색이나 갈색으로 변할 때까지 말린 다음 습기를 먹어 부드러워지면 꺼내어 통 모양으로 말아서 말린다.

작용부위 비장, 위, 폐, 대장에 작용한다.

성질과 맛 성질이 따뜻하고, 맛은 쓰고 맵다.

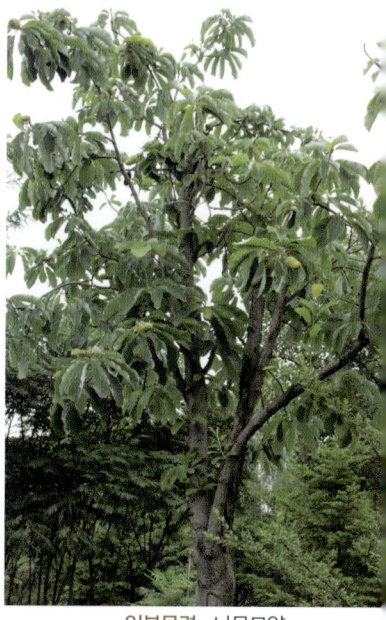

일본목련_ 나무모양

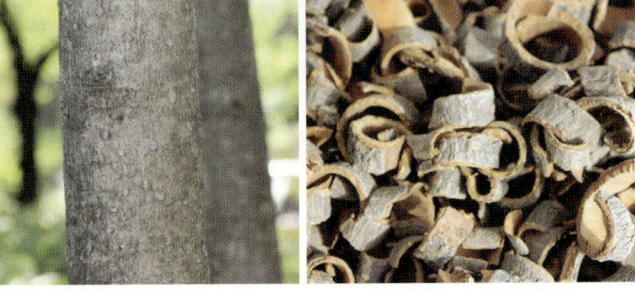

일본목련_ 나무줄기　　　　　**일본목련_** 나무껍질(약재)

약리작용 혈압강하작용, 근육이완작용, 항궤양작용, 중추억제
작용, 위액분비 억제작용, 십이지장경련 억제작용, 항미생물
작용, 항종양작용

효능 나무껍질은 습을 말리고 막혀 있는 탁한 담(痰)을 없애며,
기운을 아래로 내리고 속이 더부룩한 것을 없애는 효능이 있
어, 소화불량, 복통, 설사, 구토, 해수, 천식 등을 치료한다.
또한 위염, 위경련, 기침이 나고 숨이 찬 데, 기관지염, 기관
지천식 등에 쓴다.

약용법 말린 나무껍질 4~12g을 물 1L에 넣고 반으로 줄 때까
지 달여서 하루 2~3회로 나누어 마신다. 가루나 환으로 만들
어 복용하기도 한다.

주의사항 임산부는 복용에 주의해야 하며, 택사, 초석, 한수석과는 함께 배
합하지 않는다.

일본목련 315

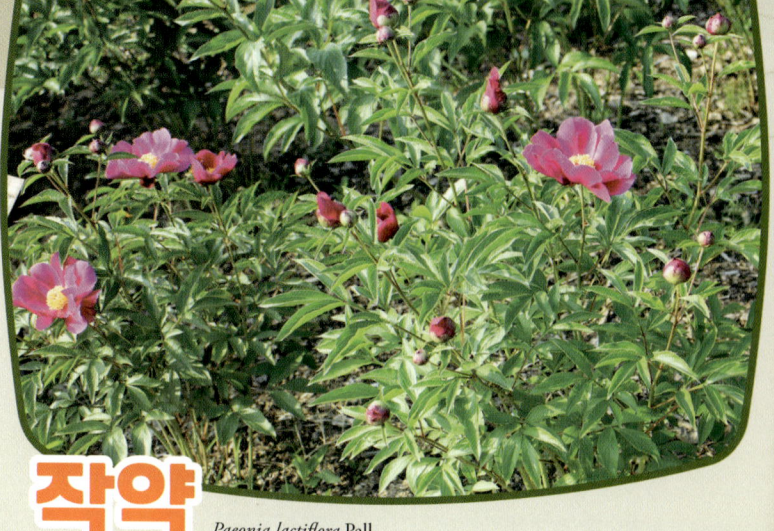

작약

Paeonia lactiflora Pall.

이 명	함박꽃, 함박초, 자약, 모과작약
한약명	작약(芍藥), 적작약(赤芍藥), 백작약(白芍藥), 금작약(金芍藥)
과 명	작약과(Paeoniaceae)
식물명 유래	한자 이름 '작약(芍藥)'에서 유래한 것으로, 이시진의 《본초강목》에서는 '작약(婥約)'이라고도 하는데 꽃이 아름답고 보기좋다는 뜻
식품원료 사용 가능 여부	**제한적 사용**(뿌리)

생육특성 작약은 중국 원산의 여러해살이풀로, 꽃이 아름답기 때문에 약용 재배뿐만 아니라 관상용으로 화분 재배도 많이 하고 있다. 깊은 산속의 수림 밑에서 나고, 추운 지방보다 따뜻한 곳에서 잘 자란다. 높이는 50~80cm이고, 줄기는 한 포기에서 여러 개가 나와 곧게 선다. 가지를 치고

털은 없다. 뿌리는 방추형으로 여러 갈래로 갈라지며, 굵고
길다. 잎은 어긋나고 밑부분의 것은 2회 3출겹잎이다. 작은
잎은 피침 모양 또는 달걀 모양이나 때로는 2~3개로 갈라
지며, 양면에 털이 없고 가장자리가 밋밋하다. 잎의 표면은
짙은 녹색이고 잎맥과 잎자루는 붉은색을 띤다. 윗부분의

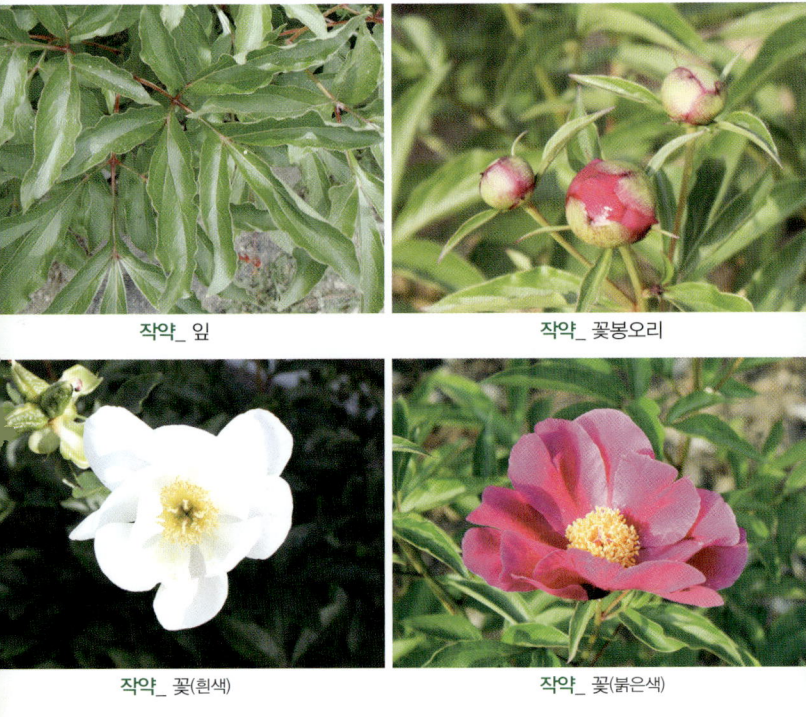

작약_ 잎

작약_ 꽃봉오리

작약_ 꽃(흰색)

작약_ 꽃(붉은색)

작약 317

것은 3출겹잎 또는 홑잎이며, 표면에 광택이 있고 가장자리가 밋밋하다. 꽃은 5~6월에 흰색 또는 적색으로 피는데, 원줄기 끝에 지름 10cm 정도의 큰 꽃이 1송이씩 달린다. 꽃의 생김새가 모란과 비슷하나 꽃잎이 10~13장으로 더 많고 꽃 피는 시기도 모란보다 조금 늦어 모란과 쉽게 구별할 수 있다. 열매는 달걀 모양의 골돌과로 끝이 갈고리 모양으로 굽으며, 8월 중순경에 익으면 복봉선(열매가 터지는 선)으로 갈라져서 둥근 종자가 나온다. 흰색 꽃이 피는 것을 백작약(白芍藥), 적색 꽃이 피는 것을 적작약(赤芍藥)이라 하고 있으나 이는 정확하지 않다(백작약 기원의 꽃이 붉은색인 것도 있음). 또는 작약을 끓는 물에 잠깐 삶은 후 뿌리껍질을 벗기고 말린 것을 백작약(白芍藥), 뿌리껍질을 그대로 말린 것을 적작약(赤芍藥)이라 구분하기도 한다. 현재 우리나라, 중국, 일본 등 주요 작약 재배국의 농가에서는 대개 *Paeonia lactiflora* Pall.을 재배하고 있으며, *Paeonia japonica* Miyabe et Takeda 를 비롯하여 백작약 기원의 작약은 그 수량성이 너무 낮아서 농가에서 재배하지 않고 있는 실정이다.

사용부위 및 채취시기 이른 봄 또는 가을에 뿌리를 채취하여 물에 씻은 다음 잔뿌리를 제거하고 햇볕에 말린다.

작용부위 간, 비장에 작용한다.

성질과 맛 성질이 약간 차고, 맛은 쓰고 시다.

약리작용 중추억제작용, 진경작용(경련 억제), 항염작용, 항궤양작용, 면역증강작용, 항균작용, 간보호작용, 해독작용, 항종양작용, 항암작용

효능 백작약(白芍藥)은 혈(血)을 자양(滋養)하여 월경을 순조롭게 하며, 음기(陰氣)를 수렴하여 땀을 그치게 하는 효능이 있고, 적작약(赤芍藥)은 열을 내리고 혈분(血分)의 열을 식히며, 어혈을 제거하고 통증을 멈추게 하는 효능이 있다. 작약은 통증과 경련을 멎게 하고 열을 내리며, 혈액을 생성하고 땀을 그치게 하며 소변이 잘 나가게 하는 등의 효능이 있어, 두통, 치통, 복통, 위통, 설사, 식은땀을 흘리는 증상, 신체허약증, 월경불순, 월경이 멈추지 않는 증상, 대하증 등의 치료에 사용한다.

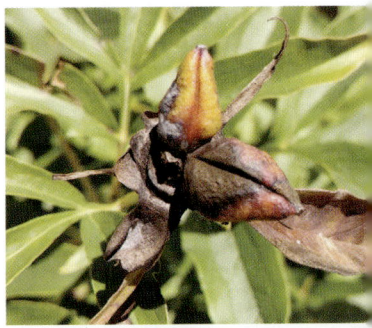

작약_ 종자 결실

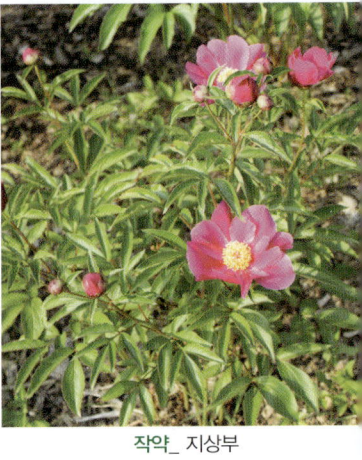

작약_ 지상부

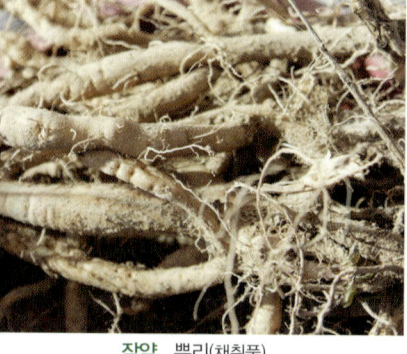 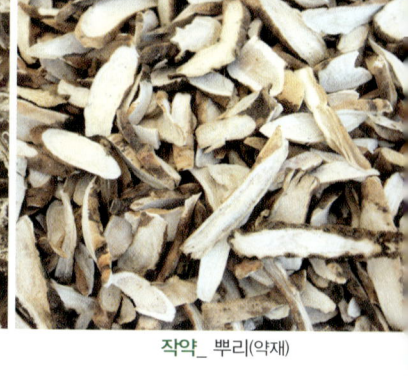

작약_ 뿌리(채취품) 작약_ 뿌리(약재)

약용법 말린 뿌리와 감초를 1회 3~5g씩, 300mL의 물에 넣고
약한 불에서 반으로 달여 아침저녁 식후에 2주일 정도 마신
다. 가루 내어 복용하면 위경련과 신경통 치료에 좋고 당귀를
배합하면 효과가 좋다. 작약은 부인병에 쓰는 사물탕(四物湯)
에 천궁, 당귀, 숙지황과 함께 기본으로 들어간다. 집 안 베란
다에서 키우면서 복통, 설사 등의 경련성 동통에 바로 채취하
여 사용할 수 있다.

주의사항 성질이 차므로 위나 장이 냉한 사람의 복통, 설사에는 주의한다.
여로(藜蘆)와 함께 사용하면 안 된다.

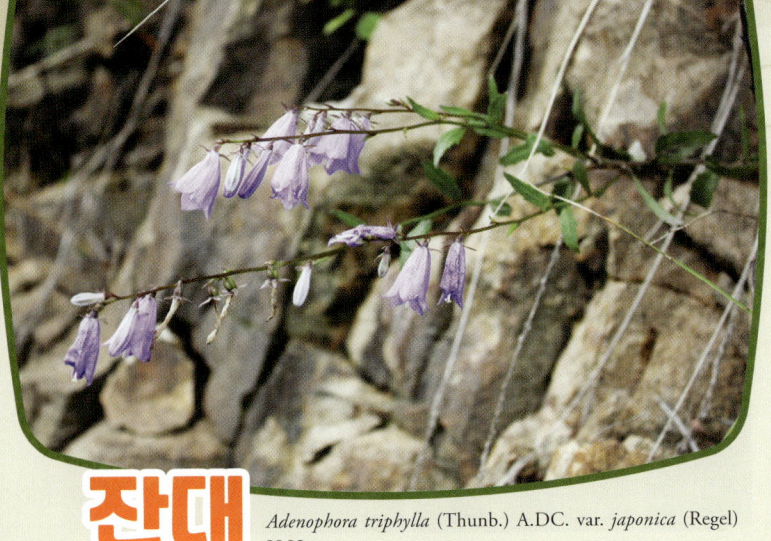

잔대

Adenophora triphylla (Thunb.) A.DC. var. *japonica* (Regel) H.Hara

이 명 갯딱주, 가는잎딱주, 층층잔대, 딱주, 운엽사삼, 잔디, 잔다구뿌리

한약명 사삼(沙蔘), 남사삼(南沙蔘), 사엽사삼(四葉沙蔘), 지모(知母)

과 명 초롱꽃과(Campanulaceae)

식물명 유래 옛 이름 '잔다괴'에서 유래한 것으로, '잔(가늘고 작은)'과 '다(대나무 또는 작대기)'와 '괴(명사화 접미사)'의 합성어로, 가늘게 자라는 작대기 같다는 뜻 또는 자잘한 대가 촘촘히 올라온다는 뜻

식품원료 사용 가능 여부 가능(뿌리, 순)

생육특성 잔대는 전국 각지에 분포하는 여러해살이풀로, 산과 들에서 자생한다. 높이는 40~120cm이다. 줄기가 곧게 서고 전체에 잔털이 있으며, 뿌리는 굵고 도라지처럼 엷은 황

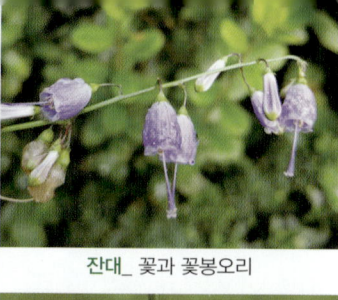

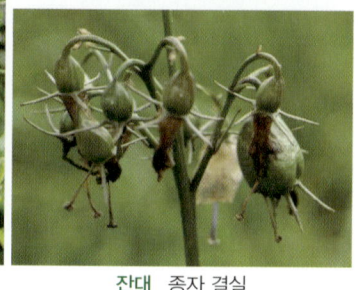

잔대_ 꽃과 꽃봉오리

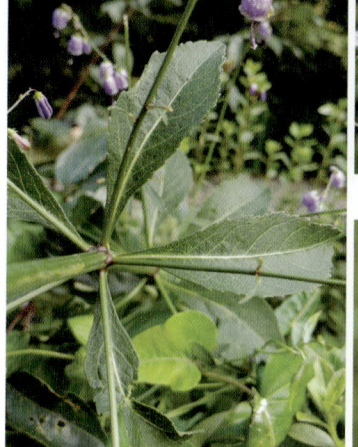

잔대_ 잎

잔대_ 종자 결실

백색을 띤다. 뿌리의 질은 가볍고 절단하기 쉬우며, 절단면
은 유백색을 띠고 빈틈이 많다. 뿌리잎은 잎자루가 길고 거
의 원형이며 꽃이 필 무렵 말라 죽는다. 줄기잎은 3~5개가
돌려나거나 마주나기 또는 어긋나기하며, 길이 4~8cm, 너
비 0.5~4cm에 긴 타원형, 달걀상 타원형, 피침 모양 또는 넓
은 줄 모양의 여러 형태로 양 끝이 좁고 가장자리에 톱니가
있다. 꽃은 7~9월에 하늘색이나 보라색으로 피는데, 길이
1.5~2cm의 종 모양 꽃이 원줄기 끝에 엉성한 원추꽃차례를
이루며 달린다. 열매는 삭과이며 꽃받침이 달린 채로 익어 술

잔 비슷한 모양이고 10월경에 익으면 능선 사이에서 터진다. 갈색 씨방에는 먼지 같은 작은 종자들이 많이 들어 있다. 대표적인 산나물의 하나로 '딱주'라 부르기도 한다. 뿌리를 사삼(沙蔘)이라 하여 식용 또는 약용한다.

사용부위 및 채취시기 뿌리를 봄과 가을에 채취한다. 수염뿌리와 코르크를 제거한 후 씻어서 말린다.

작용부위 폐, 위에 작용한다.

성질과 맛 성질이 약간 차고, 맛은 달고, 독성이 없다.

약리작용 면역증강작용, 거담작용, 항균작용, 강심작용

효능 뿌리는 폐음(肺陰)을 길러 폐의 열기를 식혀주며, 위(胃)를 보익(補益)하고 진액을 생기게 하며, 가래를 삭이고 원기를 더하여 주는 효능이 있어, 해수, 폐결핵성 해수, 옹종(종기) 등을 치료한다. 특히 각종 독성을 해독하는 효능이 뛰어나고 산후에 젖이 잘 나오게 하여 출산 후 회복기의 산모에게 매우 유용하다.

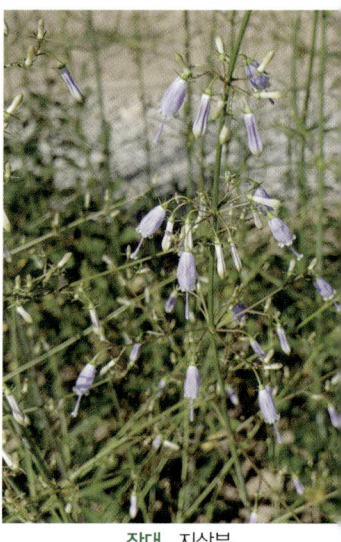

잔대_ 지상부

잔대 **323**

약용법 말린 뿌리 9~20g을 물 1L
에 넣어 끓기 시작하면 불을 약
하게 줄여 1/3로 줄 때까지 달여
서 하루 2~3회로 나누어 마신
다. 환이나 가루로 만들어 복용
하기도 한다. 민간에서는 주로
독성을 제거하는 데 썼으며, 산
후조리에는 다음의 방법으로 약
용하였다. 말린 뿌리 100~150g
을 대추 100g과 함께 푹 달인 다
음 삼베에 거른 것에, 잘 익은 늙
은 호박의 속을 작게 토막 내어
넣고 푹 삶아 다시 삼베에 거른
다. 여기에 막걸리 1병을 넣고
끓여서 하루 2~3회 한 대접씩
먹으면 산후 부기를 빼주고 자궁
수축 효과가 있어 산모의 산후
회복에 도움을 준다.

주의사항 성미가 달고 차므로 풍사와
한사로 인하여 기침을 하는 경우나 비위
가 허하고 찬 경우에는 적당하지 않다.
여로(藜蘆)는 배합 금기이다.

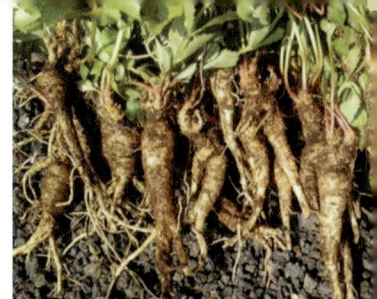

잔대_ 뿌리(채취품)

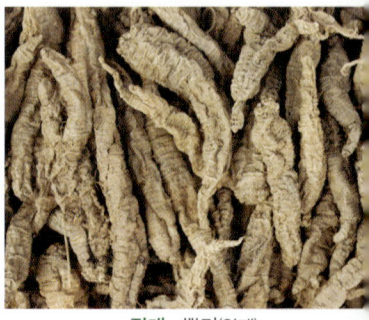

잔대_ 뿌리(약재)

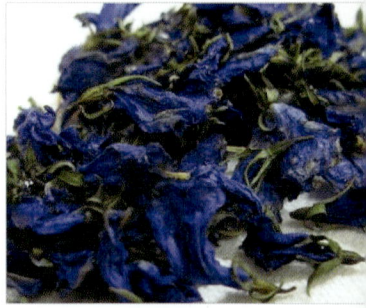

잔대_ 꽃(채취품)

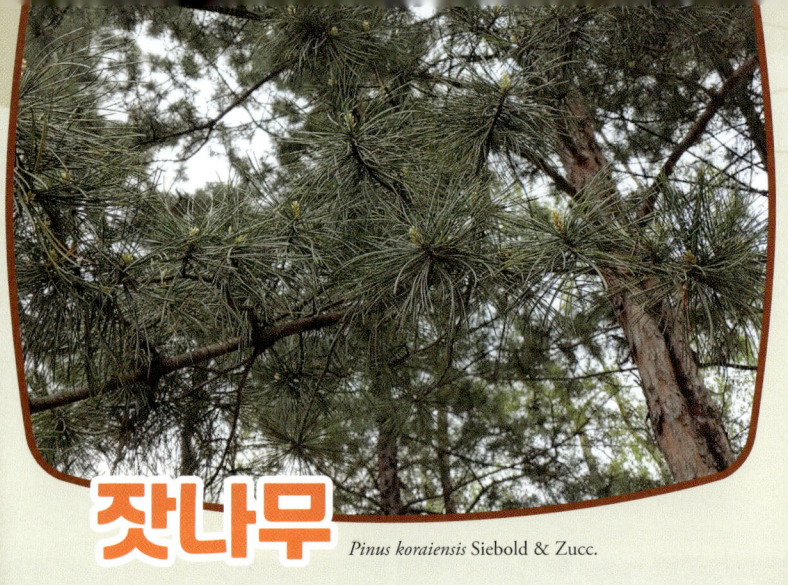

잣나무

Pinus koraiensis Siebold & Zucc.

이 명	홍송, 오엽송, 오립송
한약명	해송자(海松子), 송자(松子), 송자인(松子仁)
과 명	소나무과(Pinaceae)
식물명 유래	'잣'과 '나무'의 합성어로, 뾰족하다는 뜻 또는 먹을 수 있는 자원으로 '젖'과 같은 어원이라는 뜻
식품원료 사용 가능 여부	**가능**(잎, 씨앗)

생육특성 잣나무는 전국 각지에 분포하는 상록 침엽 교목으로, 해발고도 1,000m 이상의 고도가 높은 산지의 능선부에서 자란다. 높이는 20~30m이다. 줄기의 지름은 1m에 달하고, 나무껍질은 흑갈색이며 비늘 모양으로 갈라져 불규칙하게 떨어진다. 어린가지는 적갈색이고 흔히 황색 털이 난다. 원뿌리

잣나무 325

와 잔뿌리 모두 왕성하다. 잎은 바늘 모양으로 짧은 가지 끝에 5개씩 모여나고 3개의 능선이 있으며, 양면에 흰색의 기공선이 5~6줄씩 있고 가장자리에 잔톱니가 드물게 있다. 꽃은 4~5월에 암수한그루로 피는데, 수꽃이삭은 황색으로 새 가지 밑에 달리며, 암꽃이삭은 연한 홍자색으로 새 가지 끝에 달린다. 열매는 길이 12~15cm, 지름 6~8cm에 긴 달걀 모양의 구과(毬果)이며 10~11월에 결실한다. 열매 속의 종자는 달걀상 삼각형으로 날개가 없고 양면에 얇은 막이 있으며, 다음 해 9~10월에 익으며 한 구에 약 100개의 잣이 생산된다. 소나무의 목재 색깔이 흰색을 띠는데 반하여 잣나무는 붉은 황

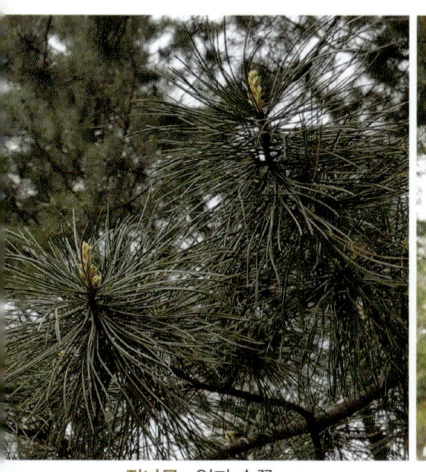

잣나무_ 잎과 수꽃

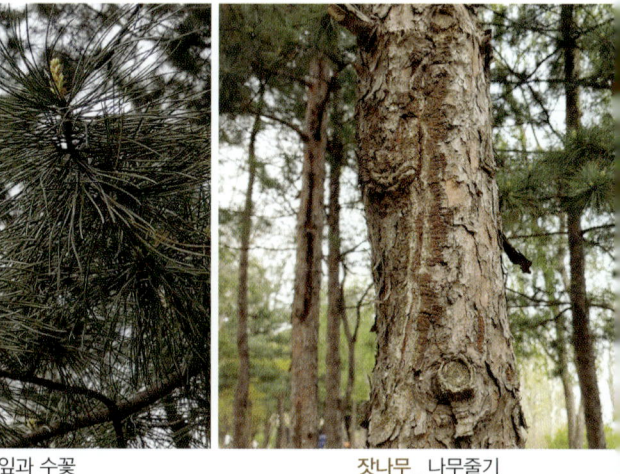

잣나무_ 나무줄기

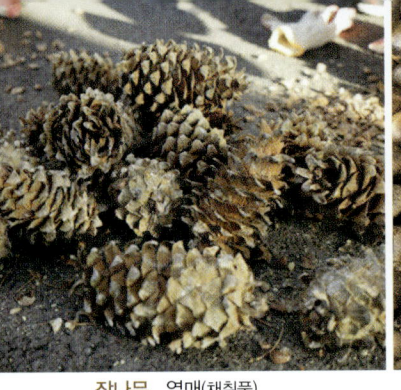

잣나무_ 열매(채취품)

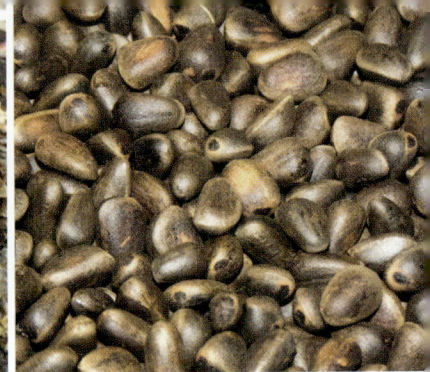

잣나무_ 씨앗(채취품)

색을 많이 띠므로 일명 '홍송'이라고도 한다. 또 소나무는 잎이 2개씩 달려 있는 2엽송인데 반하여 잣나무는 잎이 5개씩 달려 있는 5엽송이다. 목재는 건축재, 가구재, 펄프 등으로 이용하고 종자를 식용 또는 약용한다.

사용부위 및 채취시기 가을에 잣송이를 따서 약하게 두드려 종자를 채취하여 말린다.

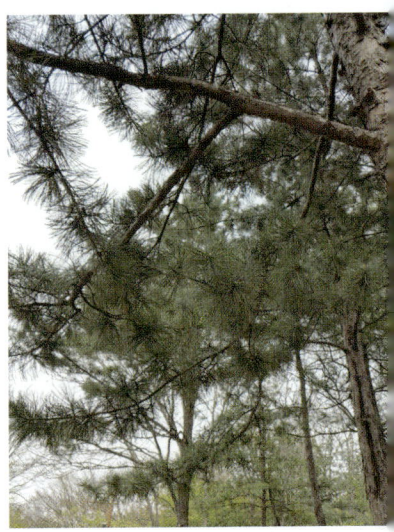

잣나무_ 나무모양

잣나무 327

작용부위 간, 폐, 위, 대장에 작용한다.

성질과 맛 성질이 약간 따뜻하고, 맛은 달고, 독성이 없다.

약리작용 동맥경화 억제작용

효능 종자(씨)는 한약명이 해송자(海松子)이며, 진액을 생성하여 마른 것을 적셔주고 혈(血)을 자양(滋養)하며 풍사(風邪)를 제거하며, 몸에 영양을 공급하여 체질을 건강하게 하고 기를 보하는 등의 효능이 있어, 풍병과 비병, 어지럼증, 마른기침, 토혈, 변비 등을 치료한다. 잎 추출물은 혈중 콜레스테롤을 내려주고 당뇨의 예방과 치료에 효과적이다.

약용법 말린 종자 10~15g을 물 1L에 넣고 반으로 줄 때까지 달여서 하루 2~3회로 나누어 마신다.

주의사항 변이 묽고 설사를 자주 하거나 담음체질인 사람은 복용에 주의한다.

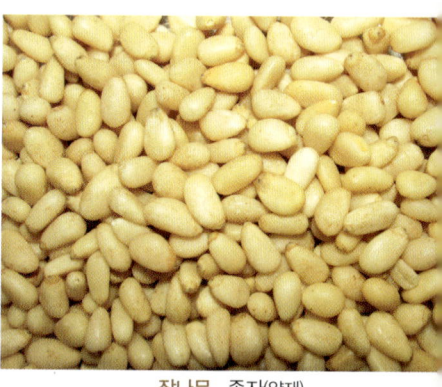

잣나무_ 종자(약재)

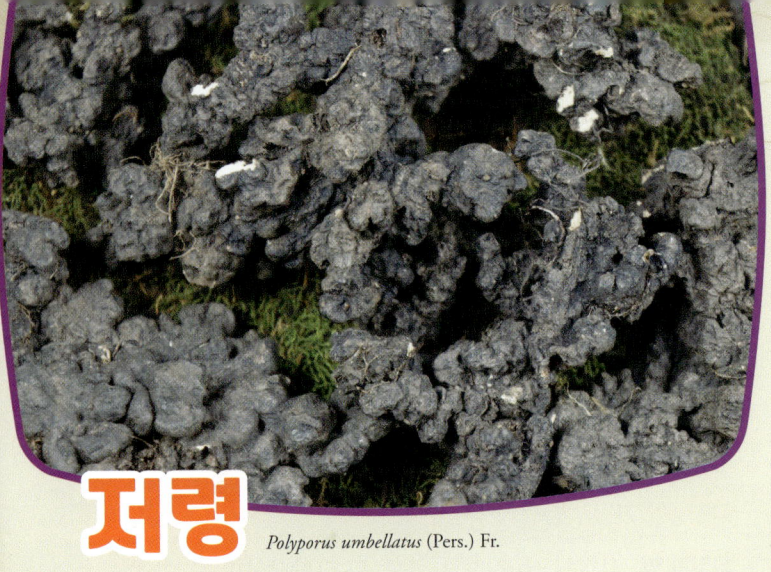

저령

Polyporus umbellatus (Pers.) Fr.

한약명 저령(猪苓), 축령(豕零), 가저시(豭猪屎), 지오도(地烏桃)

과　명 구멍장이버섯과(Polyporaceae)

식물명 유래 한자 이름 '저령(猪苓)'에서 유래한 것으로, 색깔과 모양이 돼지[猪]의 똥과 비슷하게 생기고 신령[苓]스럽다는 뜻

식품원료 사용 가능 여부 가능(균핵)

생육특성 저령은 활엽수림의 오리나무, 참나무과의 살아 있는 뿌리에 달라붙어 형성되는 균류이다. 균핵은 땅속 10cm 깊이에서 발생하기도 하지만, 벌목한 나무뿌리에서도 직접 발생하기도 한다. 균핵은 불규칙한 덩어리 모양으로 생강과 비슷하고, 표면이 울퉁불퉁하며 겉껍질은 흑갈색, 단면은 흰색

저령 **329**

이 도는 담갈색이다. 균핵은 높이 10~20cm, 지름 12~20cm에 전체적으로 복잡하게 가지를 친 대와 갓으로 되어 있다. 대는 밑동에서 가지가 서너 번 갈라지며 각 가지 끝에서 갓이 퍼지는데, 갓은 표면이 누런 흰색 또는 누런 갈색이고 지름 1~4cm에 둥근 깔때기 모양이다. 살은 흰색이다. 갓 아랫면의 관공은 자루에 내려붙고, 홀씨는 긴 타원형이며 한쪽 끝이 뾰족하고 밋밋하다.

사용부위 및 채취시기 균핵을 봄과 가을에 채취하여, 물에 씻은 다음 흙모래를 제거하고 햇볕에 말린다.

작용부위 신장, 방광에 작용한다.

성질과 맛 성질이 평(平)하고, 맛은 달고 담담하다.

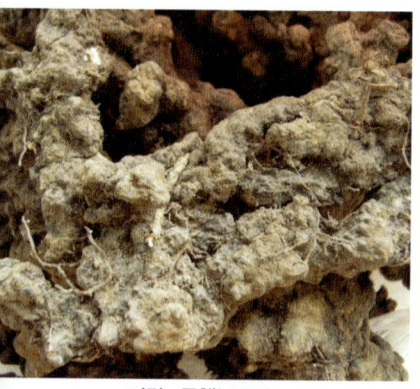

저령_ 균핵(채취품)

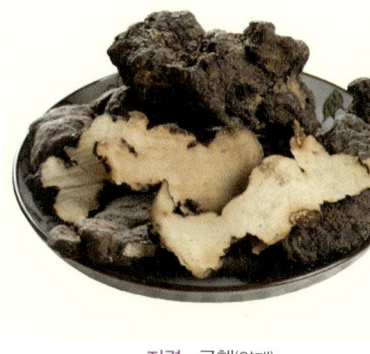

저령_ 균핵(약재)

약리작용 이뇨작용, 면역증강작용, 항암작용, 간보호작용, 항균작용

효능 균핵은 소변이 잘 나오게 하여 인체 내의 습을 배출시키는 효능이 있고, 이뇨 작용, 항종양 작용이 있어, 각종 신장질환, 신염, 소변불리, 빈뇨, 급성요도염, 각기(脚氣), 백대하, 부종, 간경화, 설사, 입안이 마르는 증상 등을 치료한다.

약용법 말린 저령 8~16g을 물 1L에 넣고 반으로 줄 때까지 달여서 하루 2~3회로 나누어 마신다. 환이나 가루로 만들어 복용하기도 한다.

주의사항 저령은 복령(茯苓)과 비슷하게 이수삼습(利水滲濕)의 효능이 있지만, 복령의 보익(補益)작용이 없어 많은 양을 복용하면 신기(腎氣)를 손상시킬 우려가 있으므로 장기복용을 금하며, 수습(水濕)이 없는 경우에는 사용할 수 없다.

저령 **331**

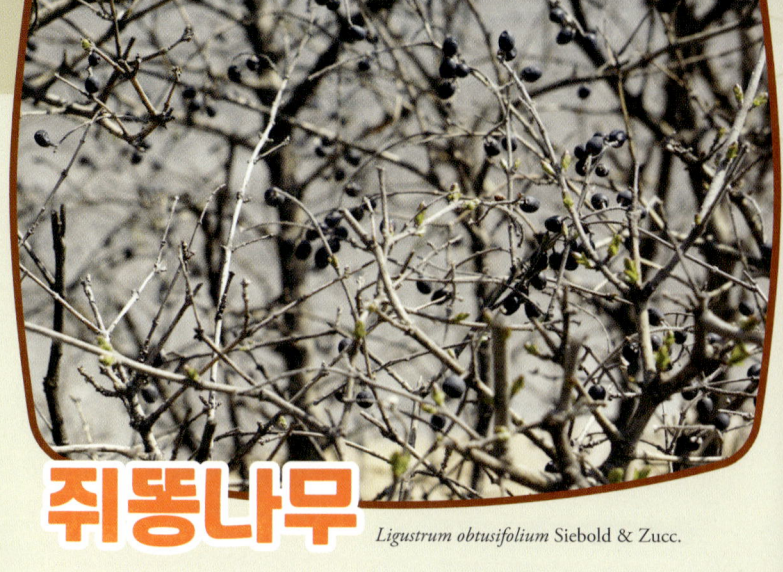

쥐똥나무

Ligustrum obtusifolium Siebold & Zucc.

이 명 개쥐똥나무, 남정실, 검정알나무, 귀똥나무, 싸리버들, 백당나무, 청쥐똥나무

한약명 수랍과(水蠟果), 수랍수(水蠟果)

과 명 물푸레나무과(Oleaceae)

식물명 유래 다 익은 까만 열매가 쥐의 똥을 닮았다고 붙여진 이름

식품원료 사용 가능 여부 식품원료 목록에 없음

생육특성 쥐똥나무는 전국 각지에 분포하는 낙엽 활엽 관목으로, 산기슭이나 계곡에서 자라며 흔히 산울타리로 심는다. 자연상태에서 음수로 자라지만 충분한 광선을 요구한다. 높이는 2~4m이고, 줄기는 가지가 많이 갈라진다. 가지는 가늘고 잿빛을 띤 흰색이며, 어린가지에는 잔털이 나 있으나 2년지에

는 없다. 잎은 마주나며, 길이 2~7cm, 너비 0.7~2.5cm에 긴 타원형으로 끝이 둔하고 밑부분이 넓게 뾰족하며 가장자리는 밋밋하다. 꽃은 5~6월에 흰색으로 피는데, 가지 끝에 총상 또는 겹총상꽃차례를 이루며 작은 꽃들이 많이 달린다. 꽃부리는 통 모양이고 끝이 4개로 갈라지며, 꽃받침은 녹색으로 4개의 톱니와 잔털이 있다. 열매는 길이 0.6~0.7cm에 둥근 달걀 모양의 장과이며 10월에 검은색으로 익는다. 다 익은 열매가 쥐똥같이 생겨서 이 이름이 붙여졌다. 생장이 빠르고 잔가지가 많이 나고 맹아력이 강해 정형적인 수형 조성이 가능하며 적응성이 높아 어느 곳에서나 식재가 가능하다.

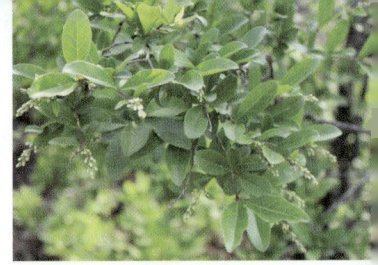

쥐똥나무_ 잎

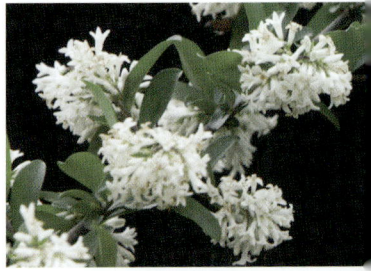

쥐똥나무_ 꽃

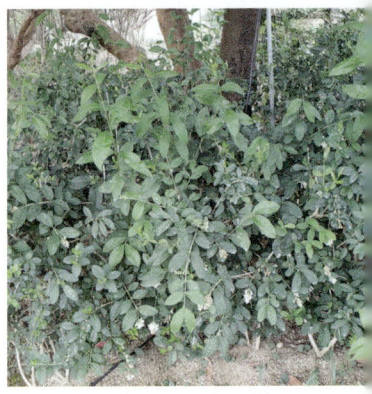

쥐똥나무_ 나무모양

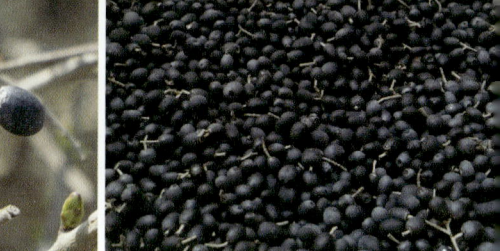

쥐똥나무_ 열매

쥐똥나무_ 열매(채취품)

사용부위 및 채취시기 열매를 10~11월에 채취한다.

작용부위 심장, 신장에 작용한다.

성질과 맛 성질이 평(平)하고, 맛은 달고, 독성이 없다.

약리작용 항산화작용, 항허혈작용, 혈중지질저하작용, 혈당강하작용, 항종양작용

효능 열매는 한약명이 수랍과(水蠟果)이며, 몸을 튼튼하게 하고 출혈을 멎게 하는 등의 효능이 있어, 신체허약, 식은땀, 유정, 토혈, 혈변 등을 치료한다.

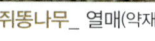

쥐똥나무_ 열매(약재)

약용법 말린 열매 6~15g을 물 1L에 넣고 반으로 줄 때까지 달여서 하루 2~3회로 나누어 마신다.

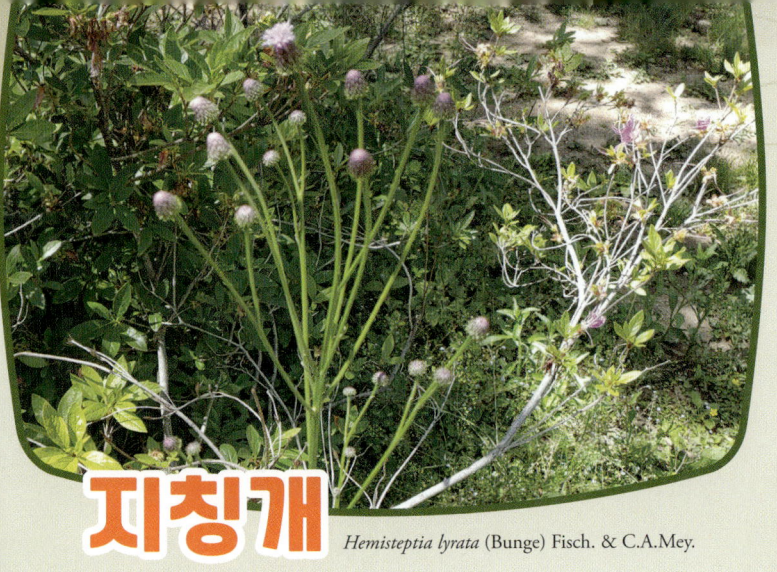

지칭개

Hemisteptia lyrata (Bunge) Fisch. & C.A.Mey.

이 명 지칭개나물

한약명 이호채(泥胡菜)

과 명 국화과(Compositae)

식물명 유래 옛 이름 '즈츰개'에서 유래한 것으로, '즈츰(지치다)'과 '개(접미사)'의 합성
어로 모양과 효능이 엉겅퀴와 비슷하지만 그보다 못하다는 뜻 또는 상처 난 곳에
잎과 뿌리를 짓찧어 바르는 풀이라는 뜻

식품원료 사용 가능 여부 가능(순, 잎)

생육특성 지칭개는 중부 이남에 분포하는 두해살이풀로, 건조
한 양지 또는 고도가 낮은 산지의 풀밭, 반그늘의 밭이나 들,
길가, 공터, 밭둑에서 자란다. 높이는 60~80cm이고, 줄기가
곧게 서며 속은 비어 있고 윗부분에서 많은 가지가 갈라지며

지칭개 **335**

거미줄 같은 흰 털이 있다. 뿌리잎은 꽃이 필 때 말라 없어지고, 줄기 밑부분에 달린 잎은 길이 7~21cm에 거꿀피침 모양 또는 피침상 타원형으로 밑부분이 좁아지며, 잎의 가장자리에 톱니가 있고 깃꼴로 갈라진다. 중앙부의 잎은 잎자루가 없고 긴 타원형에 깃꼴로 깊게 갈라지며, 위로 올라갈수록 선상

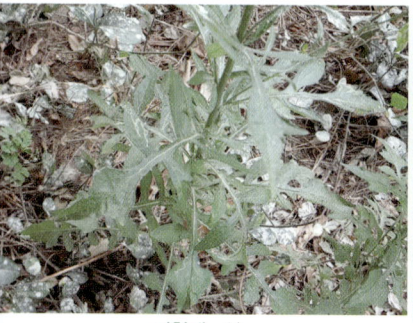

지칭개_ 잎

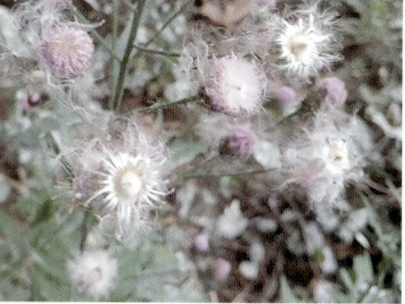

지칭개_ 종자 결실

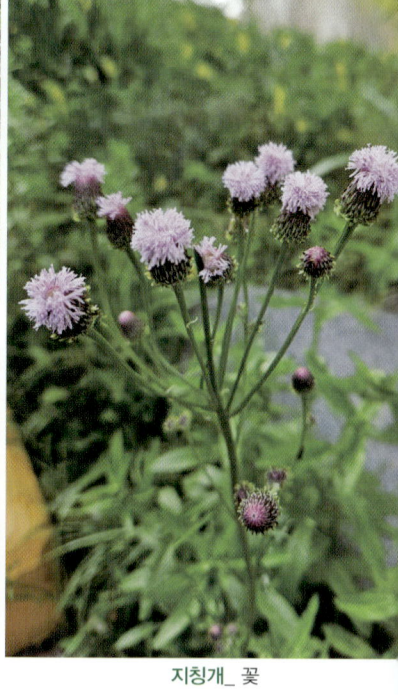

지칭개_ 꽃

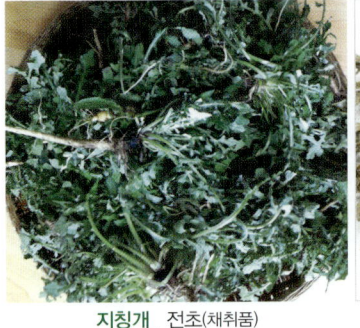

지칭개_ 전초(채취품)

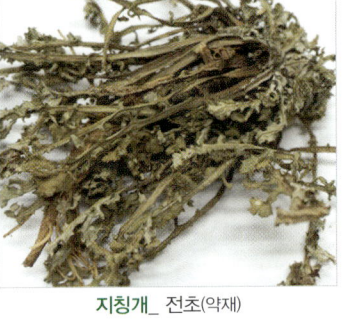

지칭개_ 전초(약재)

피침 모양 또는 줄 모양으로 된다. 잎 뒷면에 흰 솜털이 빽빽하게 난다. 꽃은 5~7월에 홍자색으로 피며, 줄기나 가지 끝에서 머리모양꽃이 1송이씩 위를 향하여 달린다. 모인꽃싸개(총포) 뒷면 윗부분에 부속체가 있다. 열매는 긴 타원형의 수과이고, 7월에 검은빛을 띤 갈색으로 익는다. 15개의 모가 난 줄이 있으며, 갓털은 흰색에 깃 모양이고 2줄이다. 지칭개속(*Hemisteptia*)에는 지칭개 1종만이 속한다. 조뱅이속이나 엉겅퀴속 식물들에 비해서 지칭개는 모인꽃싸개(총포) 조각에 닭벼슬처럼 생긴 부속체가 있어 구분된다.

사용부위 및 채취시기 전초 또는 뿌리를 여름부터 가을에 채취한다.

작용부위 간, 심장, 대장에 작용한다.

지칭개 **337**

성질과 맛 성질이 차고, 맛은 맵고 쓰다.

약리작용 항균작용, 항염작용, 항산화작용

효능 전초 또는 뿌리는 열을 내리고 열독을 해독하며, 뭉친 것을 풀어주고 부은 종기나 상처를 없애는 효능이 있어, 종기와 부스럼, 외상출혈, 골절, 유방염, 치루 등을 치료한다.

약용법 말린 전초 9~15g을 물 1L에 넣고 1/3로 줄 때까지 달여서 하루 2~3회로 나누어 마신다. 외상출혈이나 골절상에는 짓찧어 환부에 붙이거나 달인 액으로 환부를 닦아낸다.

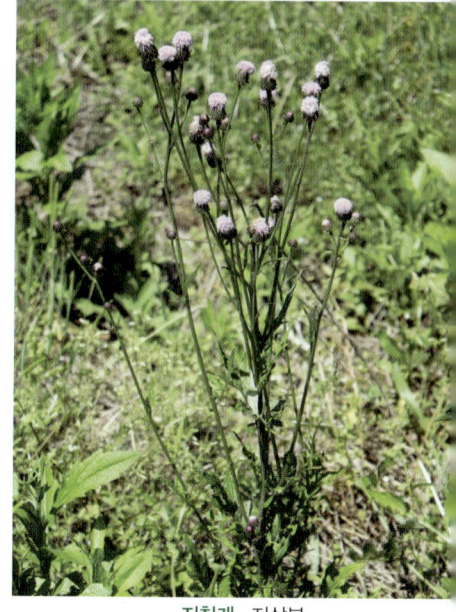

지칭개_ 지상부

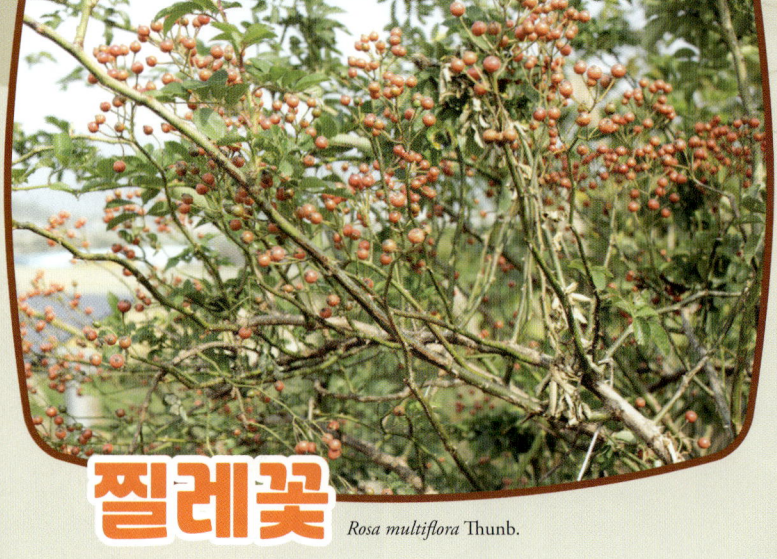

찔레꽃

Rosa multiflora Thunb.

이 명 찔레나무, 설널네나무, 새버나무, 질꾸나무, 들장미, 가시나무, 질누나무, 민
찔레나무, 털찔레, 야장미, 새비나무, 새비낭, 찔루

한약명 영실(營實), 장미화(薔薇花), 장미근(薔薇根)

과 명 장미과(Rosaceae)

식물명 유래 옛 이름 '딜위'에서 유래한 것으로, '딜(찌르다)'과 '위(명사화 접미사)'의 합
성어로 가시가 달려 찔리는 꽃이라는 뜻

식품원료 사용 가능 여부 가능(순, 잎, 열매, 꽃잎)

생육특성 찔레꽃은 전국 각지에 분포하는 낙엽 활엽 관목으로,
산기슭이나 양지바른 냇가와 골짜기에서 자란다. 습기가 많
은 하천이나 호반 주변에서 많이 자라며 배수가 잘 되는 양지
바른 곳이 좋다. 높이는 1~2m이고, 줄기는 가지가 많이 갈

찔레꽃 **339**

라지며, 가지는 덩굴처럼 서로 엉켜 끝부분이 밑으로 처지고
억센 가시가 많이 나 있다. 잎은 어긋나고 5~9개의 작은잎
으로 된 깃꼴겹잎이며, 작은잎은 길이 2~4cm에 타원형 또는
넓은 달걀 모양으로 양 끝이 좁고 가장자리에 잔톱니가 있다.
턱잎은 가장자리에 빗살 같은 톱니가 있고, 밑부분이 잎자루

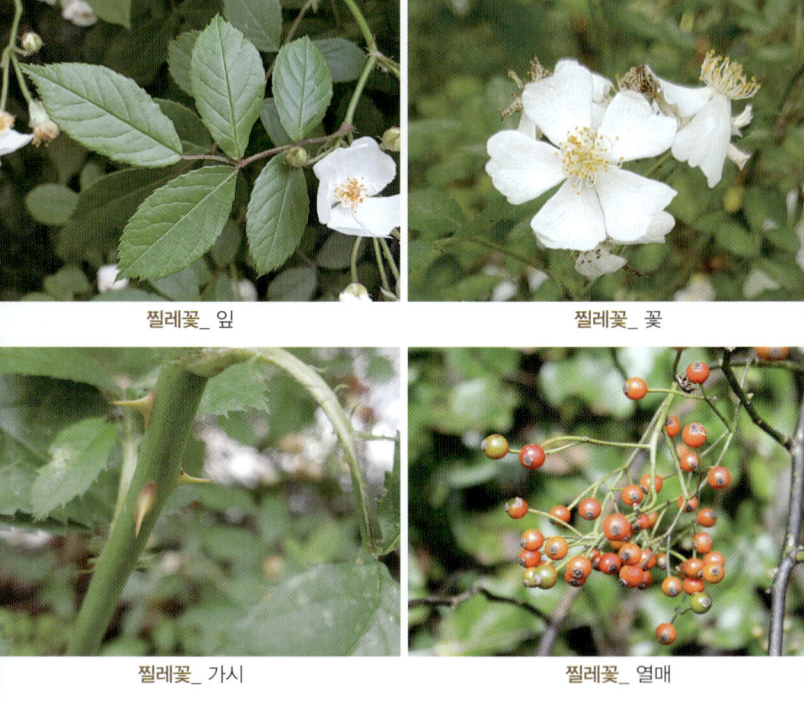

찔레꽃_ 잎

찔레꽃_ 꽃

찔레꽃_ 가시

찔레꽃_ 열매

와 합쳐진다. 꽃은 5~6월에 흰색 또는 연한 붉은색으로 피는데, 새 가지 끝에 원추꽃차례를 이루며 달리고 방향성의 향기가 있다. 꽃잎은 거꿀달걀 모양이고, 꽃받침조각은 바소꼴이며 뒤로 젖혀지고 안쪽에 털이 빽빽이 있다. 열매는 둥근 수과이며, 10월에 붉은색으로 익는다. 울타리로 심으며, 어린순은 식용하고, 열매와 뿌리는 약용한다.

사용부위 및 채취시기 열매는 9~11월, 꽃은 5~6월, 뿌리는 연중 수시로 채취한다. 열매가 붉은색으로 익었을 때 채취하여, 꼭지와 꽃받침조각을 제거하고 약하게 찐 다음 햇볕에 말린다.

작용부위 간, 신장, 위에 작용한다.

성질과 맛 열매는 성질이 시원하고, 맛은 시다. 꽃은 성질이 시원하고, 맛은 쓰고 떫으며, 독성이 없다. 뿌리는 성질이 시원하고, 맛은 쓰고 떫다.

약리작용 항혈전작용, 혈중지질저하작용, 항동맥경화작용, 사하작용

효능 열매는 한약명이 영실(營實)이며, 열을 내리고 열독을 해독하며, 풍사(風邪)를 제거하고 혈액순환을 원활하게 하며, 소변이 잘 나오게 하여 부종을 없애는 효능이 있어, 신장염, 소변불리, 부종, 각기, 부스럼, 옴, 옹종, 월경복통 등을 치료한다. 꽃은 한약명이 장미화(薔薇花)이며, 서열(暑熱)을 내리고

찔레꽃 **341**

위기(胃氣)를 조화시키
며, 혈액순환을 원활하
게 하고 출혈을 멎게 하
며 독소를 해독하는 효능
이 있어, 각종 출혈에 지
혈 효과가 있고 여름철
더위에 지쳤을 때나 당
뇨로 입이 마를 때, 위가
불편할 때 치료 효과가
있다. 뿌리는 한약명이
장미근(薔薇根)이며, 열
을 내리고 열독을 해독하
며, 풍사(風邪)와 습사(濕
邪)를 제거하며, 혈액순
환을 원활하게 하고 월경

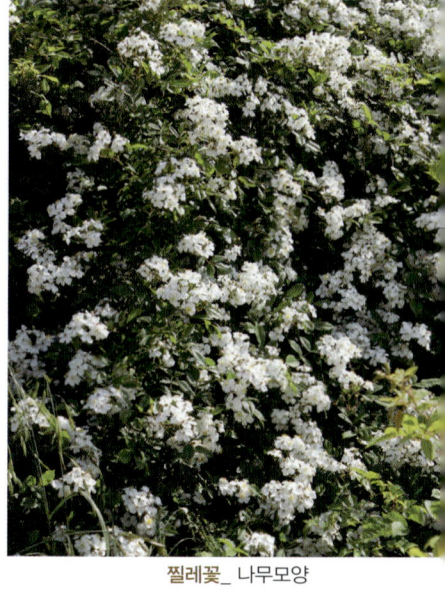

찔레꽃_ 나무모양

을 순조롭게 하며, 정(精)을 튼튼히 하고 소변을 다스리는 효
능이 있어, 폐농양, 당뇨, 이질, 관절염, 사지마비, 토혈, 비
출혈, 월경불순, 타박상 등을 치료한다. 찔레꽃 추출물은 항
산화 작용이 있어 노화 방지와 성인병 치료에 효과가 있다.

약용법 말린 열매 15~30g을 물 1L에 넣고 반으로 줄 때까지
달여서 하루 2~3회로 나누어 마신다. 외용할 경우에는 짓찧
어서 환부에 붙이거나, 달인 액으로 환부를 씻는다. 말린 꽃

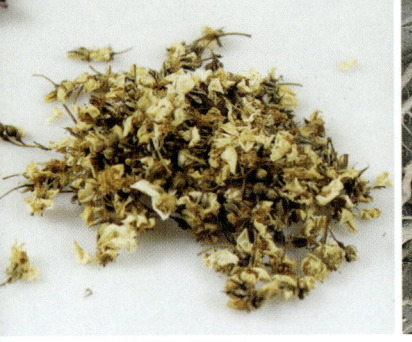

찔레꽃_ 꽃(약재)

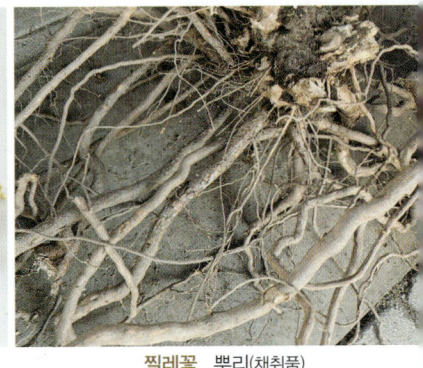

찔레꽃_ 뿌리(채취품)

3~6g을 물 1L에 넣고 반으로 줄 때까지 달여서 하루 2~3회로 나누어 마신다. 외용할 경우에는 가루 내어 환부에 뿌린다. 말린 뿌리 10~15g을 물 1L에 넣고 반으로 줄 때까지 달여서 하루에 나누어 마신다. 외용할 경우에는 짓찧어서 환부에 붙인다.

찔레꽃_ 열매(채취품)

찔레꽃 **343**

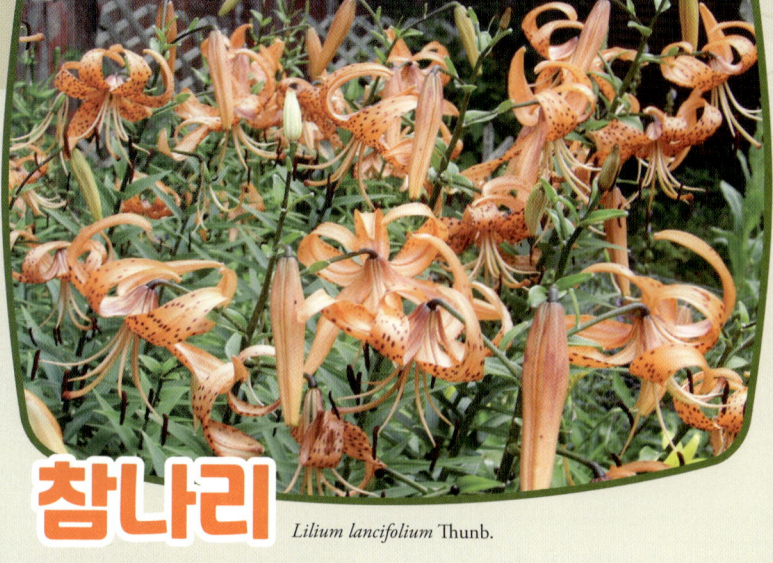

참나리

Lilium lancifolium Thunb.

이 명	나리, 백합, 알나리, 당개나리
한약명	백합(百合), 백백합(白百合), 산저(蒜藷), 야백합(野百合)
과 명	백합과(Liliaceae)
식물명 유래	진짜(참) 나비처럼 아름다운 꽃(나리) 또는 먹는 나물이라는 뜻
식품원료 사용 가능 여부 가능(뿌리, 비늘줄기, 꽃잎)	

생육특성 참나리는 전국 각지에 분포하는 숙근성 여러해살이 풀로, 산과 들에서 자라고 관상용으로 재배하기도 한다. 햇 볕이 잘 들고 토양이 비옥한 산기슭에서 흔하게 자란다. 높 이는 1~2m이며, 줄기가 곧게 서고 검은빛을 띤 자주색 점이 빽빽이 있으며 어릴 때는 거미줄 같은 흰색 털이 나 있다. 등

근 비늘줄기는 흰색이며 원줄기 아래에 달리고 그 밑에서 뿌리가 나온다. 잎은 어긋나고, 길이 5~18cm, 너비 0.5~1.5cm에 피침 모양으로 줄기에 다닥다닥 붙는다. 잎겨드랑이에는 흑갈색 살눈이 하나씩 달려 있다가 땅에 떨어져 뿌리를 내리고 싹을 틔운다. 잎자루는 없다. 꽃은 7~8월에 피는데, 원줄기와 가지 끝에 4~20송이가 아래를 향하여 달린다. 꽃덮이조각은 6개이고, 피침 모양으로 황적색 바탕에 흑자색 점이 퍼져 있으며 뒤로 말린다. 향기가 진하지는 않다. 열매를 맺지 못하고, 잎겨드랑이의 살눈(주아)이 땅에 떨어져 발아하거나 비늘조각으로 번식한다. 참나리는 꽃색이 붉고 꽃잎이 뒤로

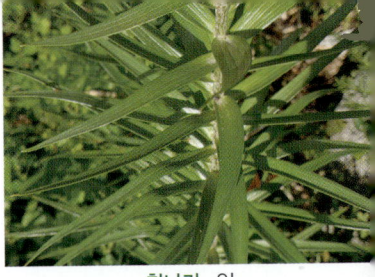

참나리_ 잎

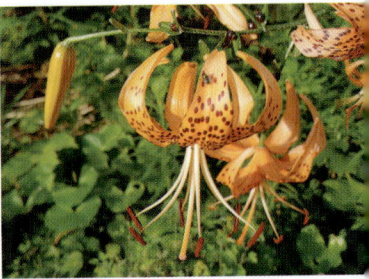

참나리_ 꽃과 꽃봉오리

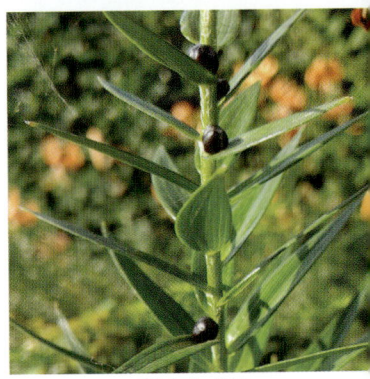

참나리_ 주아

말렸다 하여 '권단(卷丹)'이라고도 하는데 우리나라 산야에 흔히 자라고 있고 옛날부터 비늘줄기를 식용 또는 약용하여 어느 가정에나 한두 포기는 있을 정도로 친숙한 식물이다. 백합속 다른 식물들과 달리, 참나리는 잎겨드랑이의 둥근 살눈(주아)이 떨어져 번식하는 특성이 있어 구분된다.

사용부위 및 채취시기 비늘줄기를 가을철에 채취하여 씻은 후, 비늘조각을 떼어내어 끓는 물에 약간 데치고 말린다.

작용부위 심장, 폐에 작용한다.

성질과 맛 성질이 차고, 맛은 달고, 독성이 없다.

약리작용 기관지확장작용, 진해·평천·거담작용, 항스트레스작용, 진정최면작용, 면역증강작용, 항암작용

효능 비늘줄기는 음액을 보충하고 폐의 기운을 윤활하게 하여 기침을 멎게 하며, 심열(心熱)을 식혀주고 정신을 안정시키는 효능이 있어, 해수, 폐결핵, 정신불안, 신체허약 등에 쓰며, 폐나 기관지 관련 질환에 널

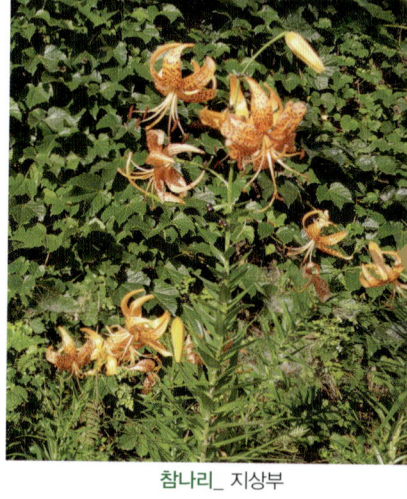

참나리_ 지상부

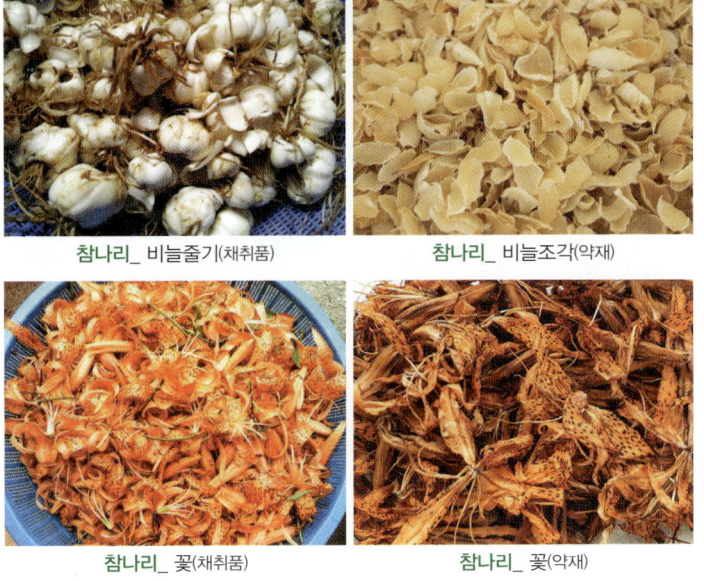

참나리_ 비늘줄기(채취품)

참나리_ 비늘조각(약재)

참나리_ 꽃(채취품)

참나리_ 꽃(약재)

리 응용할 수 있다. 또한 진정 작용과 항알레르기 작용이 있고 백혈구 감소증에도 효과가 있다.

약용법 말린 비늘조각 9~30g을 물 1L에 넣고 끓기 시작하면 불을 약하게 줄여 1/3로 줄 때까지 달여서 하루 2회로 나누어 마신다. 죽을 쑤어 먹기도 한다. 또한 산조인(酸棗仁), 원지(遠志) 등을 배합하여 신경쇠약이나 불면증 등을 치료한다.

주의사항 활설(滑泄)한 특성이 있으므로 중초(中焦)가 차고 변이 무른 경우 또는 풍사나 한사로 인하여 담이 많고 기침이 많은 경우에는 사용을 금한다.

참나리 347

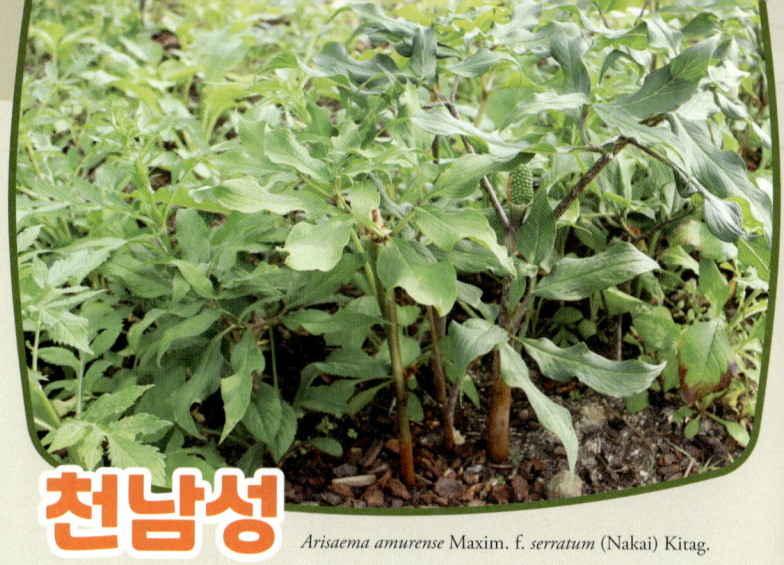

천남성

Arisaema amurense Maxim. f. *serratum* (Nakai) Kitag.

이 명	가새천남성, 넓은잎천남성, 무늬넓은잎천남성, 청사두초, 톱니아물천남성
한약명	천남성(天南星), 남성(南星), 사육곡(蛇六穀), 호장(虎掌)
과 명	천남성과(Araceae)
식물명 유래	한자 이름 '천남성(天南星)'에서 유래한 것으로, 뿌리가 둥글고 희며 모양이 남쪽 하늘의 별 노인성(老人星)과 비슷하다는 뜻 또는 그 약성이 강해 하늘에서 양기가 가장 강한 남쪽 노인성(老人星)에 해당한다는 뜻
식품원료 사용 가능 여부	식품원료 목록에 없음

생육특성 천남성은 전국 각지에 분포하는 여러해살이풀로, 산지의 습하고 그늘진 곳에서 자란다. 높이는 15~30cm이고, 줄기는 곧게 서는데 겉은 녹색이나 때로 자주색 반점이 있기도 하다. 덩이뿌리는 지름 2~4cm에 편평한 구형이며, 주위

348

에 작은 알줄기가 2~3개 달리고 윗부분에서 수염뿌리가 사방으로 퍼지고, 알줄기 위의 비늘조각은 얇은 막질이다. 잎은 줄기에 1개가 달려 5~11개의 작은잎으로 갈라지며, 작은잎은 달걀상 피침 모양으로 양 끝이 뾰족하고 가장자리에 톱니가 있다. 꽃은 5~7월에 피고 육수꽃차례로 달리며, 깔때기 모양의 불염포(육수꽃차례의 꽃을 싸는 포가 변형된 것)는 윗부분이 모자처럼 앞으로 꼬부라지고 끝이 뾰족하다. 불염포는 녹색 또는 어두운 자주색이다. 열매는 장과이며 옥수수알처럼 달리고 10~11월에 붉게 익는다. 둥근잎천남성은 잎 가장자리가 밋밋한 전연(온전한 잎)이고, 천남성은 둥근잎천남성의 변종으로 작은잎(소

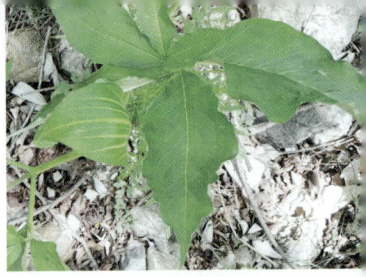

천남성_ 잎

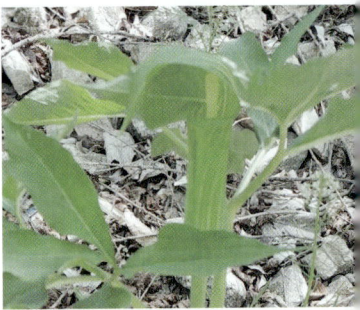

천남성_ 꽃

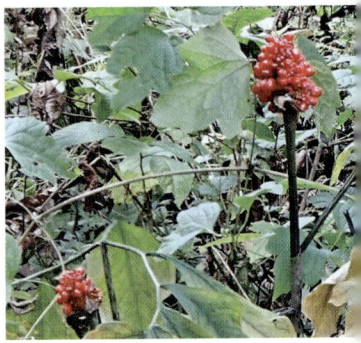

천남성_ 열매

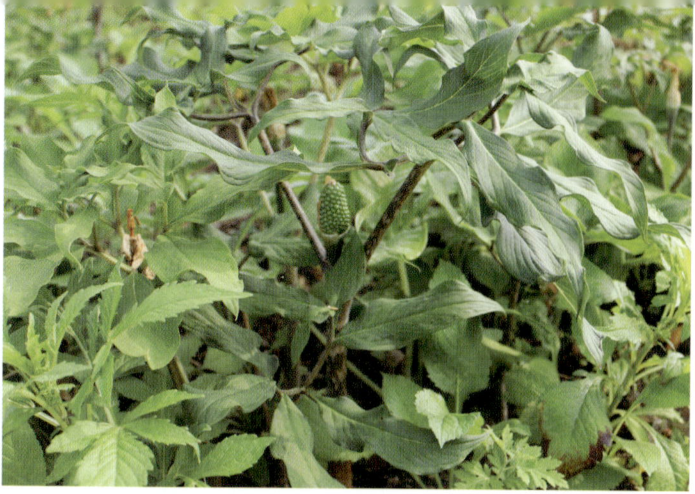

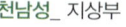

천남성_ 지상부

엽)에 톱니가 있는 것을 말한다.

사용부위 및 채취시기 덩이뿌리를 가을과 겨울에 줄기와 잎이 시들 때 채취하여, 수염뿌리 및 겉껍질을 제거하고 말린다.

작용부위 간, 폐, 비장에 작용한다.

성질과 맛 성질이 따뜻하고, 맛은 쓰고 매우며, 독성이 있다.

약리작용 거담작용, 항종양작용, 진정작용, 진통작용, 항경련작용, 항산화작용

효능 덩이뿌리는 습을 말리고 가래를 삭이며, 풍사(風邪)를 제거하고 경련을 멈추게 하며, 뭉친 것을 풀어주고 부은 종기

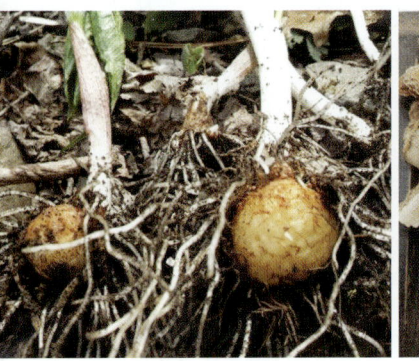

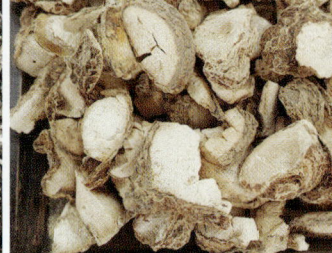

천남성_ 덩이뿌리(채취품)　　　천남성_ 덩이뿌리(약재)

나 상처를 없애는 효능이 있어, 해수, 중풍, 어지럼증, 구안와
사, 반신불수, 종기, 경풍(驚風), 파상풍, 뱀이나 벌레 물린 상
처를 치료한다.

약용법 말린 덩이뿌리 4~12g을 물 1L에 넣고 1/3로 줄 때까지
달여서 마신다. 또는 가루나 환으로 만들어 복용한다. 독성이
강하므로 가공에 주의해야 한다.

주의사항 건조한 성미가 매우 강하여 음기를 상하게 하고 진액을 말리는
부작용이 생길 수 있으므로 열이 매우 높은 경우, 혈이 허하며 풍사가 동하
는 경우, 음기가 허하고 건조한 담이 있는 경우, 그리고 임산부의 경우는 사
용을 금한다. 독성이 있으므로 전문가의 상담 없이 함부로 복용해서는 안
된다.

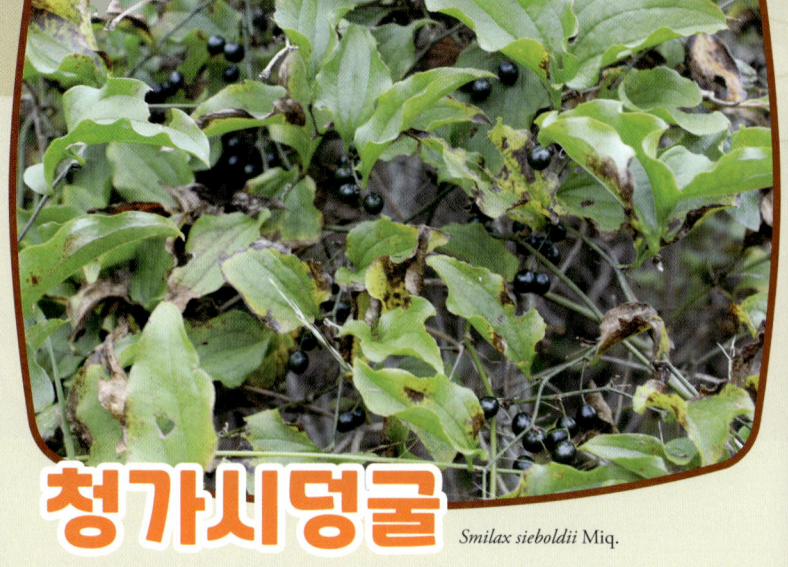

청가시덩굴

Smilax sieboldii Miq.

이 명	종가시나무, 청가시나무, 청가시덤불, 청경개까시나무, 청미래, 청밀개덤불, 청열매덤불, 멜쑨, 밀순, 실순
한약명	철사령선(鐵絲靈仙), 철사근(鐵絲根), 철사위령선(鐵絲威靈仙), 점어수(粘魚鬚), 용수채(龍須菜)
과 명	백합과(Liliaceae)
식물명 유래	청색 열매가 달리고 줄기가 초록색이며 가시가 있는 덩굴성 식물이라는 뜻
식품원료 사용 가능 여부	**가능**(순)

생육특성 청가시덩굴은 전국 각지에 분포하는 낙엽 활엽 덩굴성 관목으로, 산이나 들에서 자라며 철조망, 울타리 같은 곳에 심어 산울타리를 만들면 경관이 아름답다. 추위에 강하고

양지와 음지를 다 좋아하며, 맹아력이 좋아 무수한 줄기가 뻗어 올라온다. 길이는 5~6m이다. 덩굴줄기는 가지가 많이 갈라지고 길이 5m 내외로 뻗어가며 능선과 곧은 가시가 있고, 가지는 딱딱하며 녹색에 흑색 반점이 있고 털이 없다. 잎은 어긋나고, 길이 5~14cm, 너비 3~9cm에 달걀상 타원형 또는 달걀상 심장 모양으로 끝이 뾰족하며 가장자리가 물결 모양이다. 잎의 표면은 녹색에 털이 없고 뒷면은 연한 녹색에 약간 윤채가 있으며, 밑부분에서 나온 5~7맥이 다시 그물맥으로 된다. 잎자루는 중앙부에 턱잎이 변한 1쌍의 덩굴손이 있다. 꽃은 이가화(암수딴그루)이며 6월에 황록색으로 피고, 잎 겨드랑이의 산형꽃차례에 달린다. 열매는 지름 0.7~0.9cm의 둥근 장과이며 9~10월에 검은색으로 익는다. 청미래덩굴은 잎이 둥글고 두꺼우며 윤기가 나고 열매가 붉게 익는 반면,

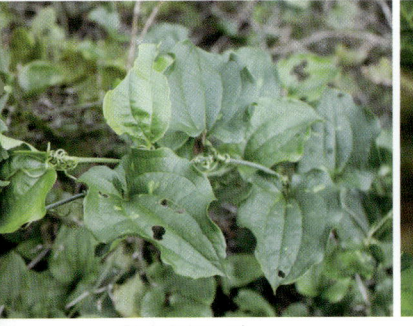

청가시덩굴_ 잎

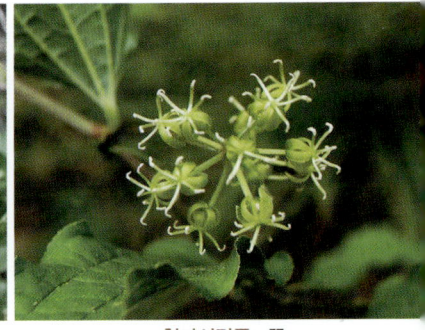

청가시덩굴_ 꽃

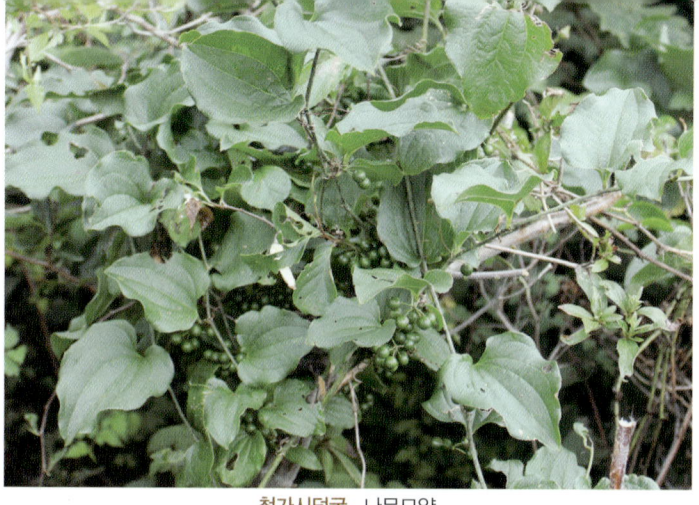

청가시덩굴_ 나무모양

청가시덩굴은 잎이 보다 얇고 심장 모양으로 길쭉하며 가장
자리가 물결 모양이고 열매가 검게 익어 구분된다. 어린순을
나물로 식용한다.

사용부위 및 채취시기 뿌리와 뿌리줄기를 여름·가을에 채취한다.

작용부위 간, 심장에 작용한다.

성질과 맛 성질이 평(平)하고, 맛은 달고 매우며 약간 쓰다.

약리작용 항고지혈작용

효능 뿌리 및 뿌리줄기는 풍사(風邪)와 습사(濕邪)를 제거하고,
혈액순환을 원활하게 하고 경락을 잘 통하게 하며, 독소를 해

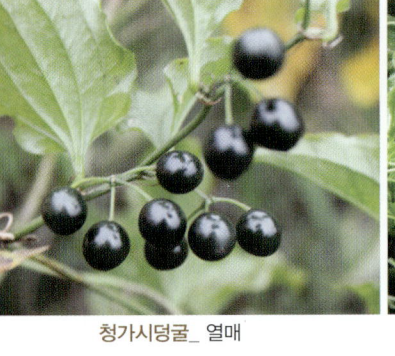

청가시덩굴_ 열매

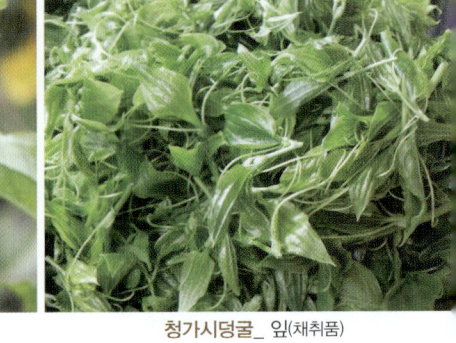

청가시덩굴_ 잎(채취품)

독하고 뭉친 것을 풀어주는 효능이 있어, 신경통, 관절통, 중풍, 아토피, 피부병 치료에 효과가 있다.

약용법 말린 뿌리 및 뿌리줄기 6~9g(대량은 15~30g까지)을 물 1L에 넣고 달여서 마신다. 외용할 경우에는 달인 액을 환부에 바른다.

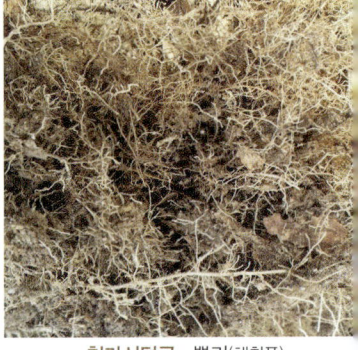

청가시덩굴_ 뿌리(채취품)

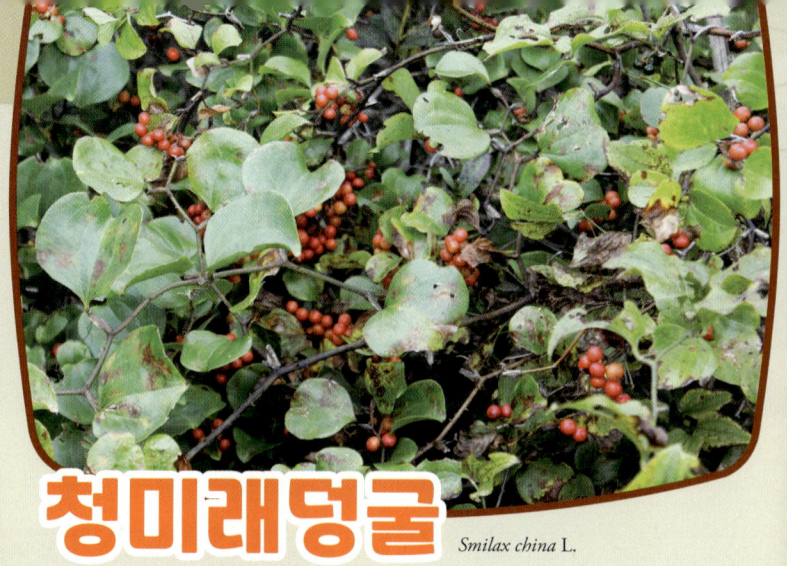

청미래덩굴

Smilax china L.

이　명	망개나무, 명감나무, 명감, 매발톱가시, 종가시나무, 청열매덤불, 팔청미래
한약명	토복령(土茯苓), 산귀래(山歸來), 발계(菝葜), 발계엽(菝葜葉)
과　명	백합과(Liliaceae)
식물명 유래	'청'과 '미래'와 '덩굴'의 합성어로, 덜 익은 청색 열매 또는 푸른색 줄기가 있는 덩굴성 식물이라는 뜻. '미래(멸앳, 며래)'는 열매를 의미
식품원료 사용 가능 여부	가능(순, 잎), 제한적 사용(뿌리)

생육특성 청미래덩굴은 황해도 이남에 분포하는 낙엽 활엽 덩굴성 관목으로, 해발 1,600m 이하의 양지바른 산기슭이나 계곡, 개울가의 숲 가장자리에서 자생한다. 햇볕이 잘 들거나 반그늘진 곳, 물이 잘 빠지는 산성토양이 적합하다. 길이는 3m이다. 덩굴줄기는 길이가 3m에 이르고 마디에

서 굽어 자라며, 갈고리 같은 가시가 있다. 굵고 딱딱한 뿌리줄기는 땅속에서 옆으로 길게 뻗고 불규칙하게 휘어지며, 드문드문 수염뿌리가 난다. 잎은 어긋나고, 길이 3~12cm, 너비 2~10cm에 넓은 타원형으로 두꺼우며 광택이 나고, 끝이 갑자기 뾰족해지며 가장자리가 밋밋하다. 잎자루는 짧고 턱잎은 칼집 모양이며 끝이 덩굴손으로 발달한다. 꽃은

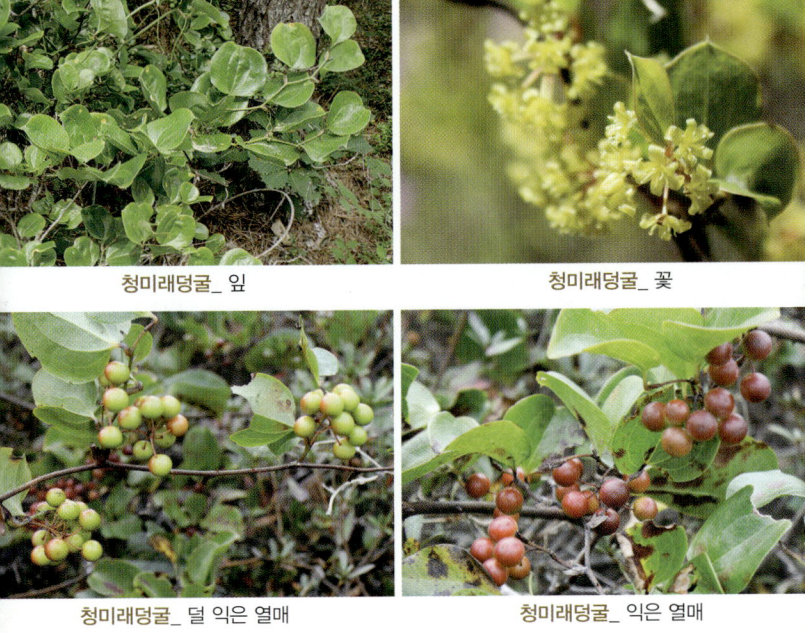

청미래덩굴_ 잎

청미래덩굴_ 꽃

청미래덩굴_ 덜 익은 열매

청미래덩굴_ 익은 열매

암수딴그루이며, 5월에 잎겨드랑이의 산형꽃차례에 황록색으로 달린다. 열매는 지름 1cm 정도로 둥글고 9~10월에 붉은색으로 익으며 종자는 황갈색이고 5개 정도이다. 어린잎과 열매는 식용하고, 뿌리는 약재로 사용한다.

사용부위 및 채취시기 뿌리줄기를 늦가을부터 이듬해 봄까지 채취하여, 수염뿌리를 제거하고 씻어서 햇볕에 말리거나 신선할 때 절편하여 말린다. 잎은 봄·여름에 채취한다.

작용부위 간, 위, 신장에 작용한다.

성질과 맛 뿌리줄기는 성질이 평(平)하고, 맛은 달고 담담하다. 잎은 성질이 평(平)하고, 맛은 달고, 독성이 없다.

약리작용 항균작용, 항염작용, 항종양작용, 고시폴(gossypol) 독성에 길항작용, 수은중독 해독작용

효능 뿌리줄기는 한약명이 토복령(土茯苓) 또는 발계(菝葜)이며, 독소를 해독하고 습사(濕邪)를 제거하며, 관절의 기운을 소통시켜 운동을 원활히 하는 효능이 있어, 관절통, 근육마비, 설사, 이질, 치질, 부종, 수종 등을 치료한다. 특히 수은이나 납 등 중금속의 해독에 효과적이다. 잎은 한약명이 발계엽(菝葜葉)이며, 풍사(風邪)를 제거하고 하초(下焦)의 습을 제거하며 독소를 해독하는 효능이 있어, 풍독(風毒), 종독(腫毒), 화상 등을 치료한다. 청미래덩굴 추출물은 혈관 질환의 예방 및 치료에 효과적이다.

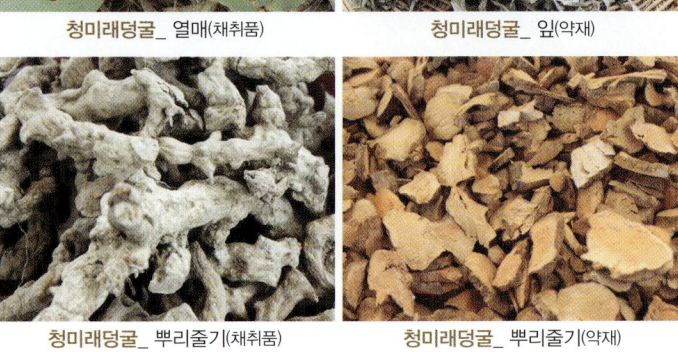

청미래덩굴_ 열매(채취품)

청미래덩굴_ 잎(약재)

청미래덩굴_ 뿌리줄기(채취품)

청미래덩굴_ 뿌리줄기(약재)

약용법 말린 뿌리줄기 20~75g을 물 1L에 넣고 반으로 줄 때까지 달여서 하루 2~3회로 나누어 마신다. 또는 환이나 가루로 만들어 복용하거나, 술을 담가 마신다. 말린 잎 15~30g을 물 1L에 넣고 반으로 줄 때까지 달여서 하루 2~3회로 나누어 마신다. 외용할 경우에는 짓찧어서 환부에 붙이거나 가루 내어 뿌린다.

주의사항 복약 중에 차를 마시면 탈모를 초래하므로 주의를 요한다. 차와 식초는 피한다.

청미래덩굴 **359**

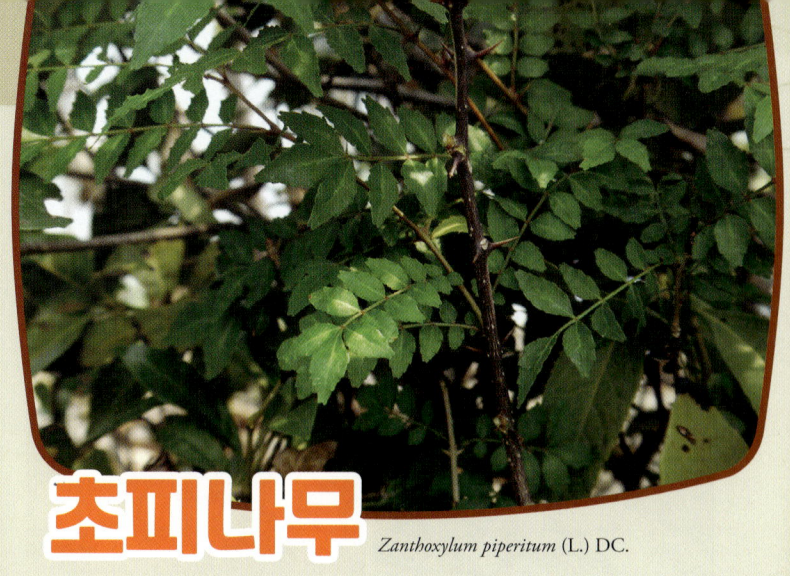

초피나무

Zanthoxylum piperitum (L.) DC.

이 명	산초나무, 좀피나무, 제피나무, 제피낭, 조피낭, 제피, 잰피
한약명	산초(山椒), 화초(花椒), 촉초(蜀椒), 천초(川椒), 파초(巴椒)
과 명	운향과(Rutaceae)
식물명 유래	한자 이름 '초피(椒皮)'에서 유래한 것으로, 독특한 초피향이 나는 열매껍질을 약용하는 나무라는 뜻
식품원료 사용 가능 여부 가능(잎, 열매, 씨앗)	

생육특성 초피나무는 경기도 이남에 분포하는 낙엽 활엽 관목으로, 산중턱이나 산골짜기에서 자란다. 따뜻한 지방에 자생하나 온도의 적응력은 넓은 편이다. 높이는 2~3m이고, 일년생 가지에 털이 있으나 점차 없어진다. 턱잎이 변한 가시가 잎자루 밑에 1쌍씩 마주나며, 길이 1cm 정도에 밑으로 약간

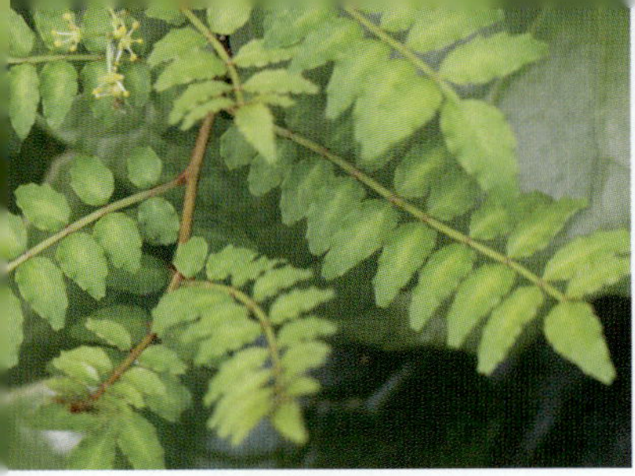

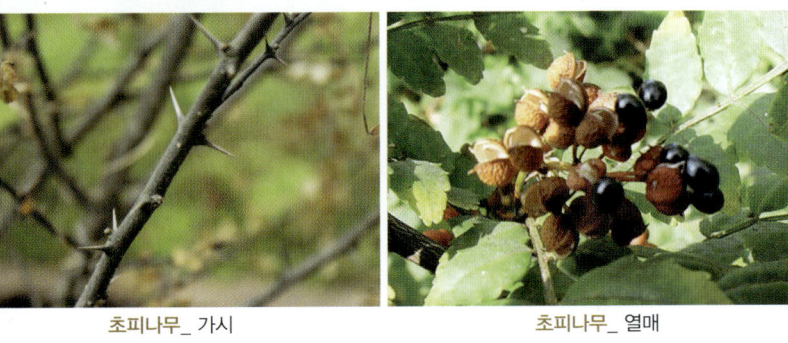

초피나무_ 잎

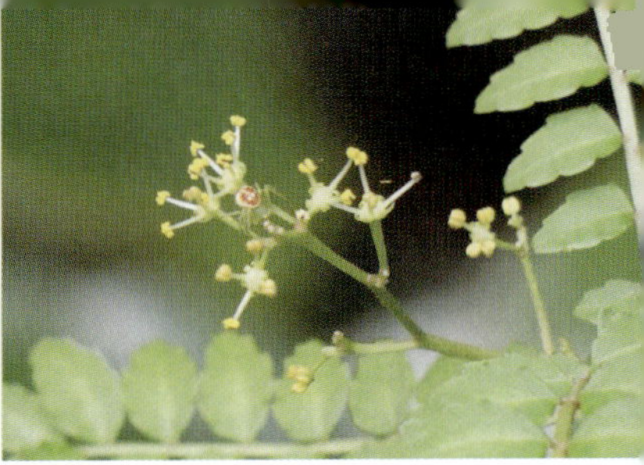

초피나무_ 꽃

초피나무_ 가시

초피나무_ 열매

굽는다. 잎은 어긋나고 9~19개의 작은잎으로 된 홀수 깃꼴겹
잎이며, 작은잎은 길이 1~3.5cm에 달걀 모양으로 가장자리
에 물결 모양의 톱니와 샘점이 있다. 잎의 중앙부에 연한 황
록색 무늬가 있고 잎줄기에는 짧은 가시가 있다. 잎에 방향성
기름샘이 있어 강한 향기(냄새)가 난다. 꽃은 암수딴그루이며,
5~6월에 연한 황록색 꽃이 잎겨드랑이에 겹총상꽃차례를 이
루며 달린다. 꽃잎은 없다. 열매는 둥근 삭과이며 샘점이 있

고, 9~10월에 붉게 익어 검은 종자가 나온다. 제피나무, 젠피나무라고도 하며 민물고기 요리의 비린내를 없애는 향신료로서 오랜 옛날부터 널리 사용된 야생 과수라 할 수 있다. 국내에만 자

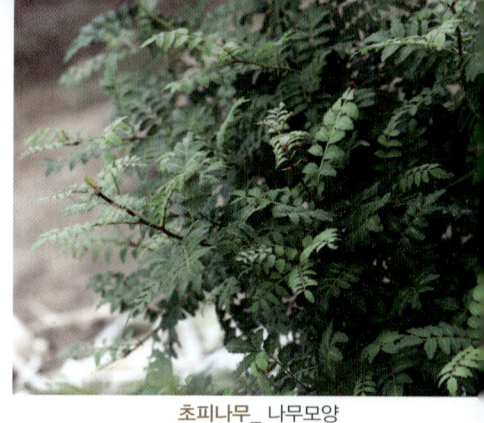

초피나무_ 나무모양

생하는 특산 식물이다. 초피나무는 가시가 마주나기하고 꽃 잎이 없는 반면, 생김새가 닮은 산초나무는 가시가 어긋나기하고 꽃잎이 있다. 또 산초나무는 작은잎에 잔톱니가 있다.

사용부위 및 채취시기 열매껍질은 가을에 채취한다. 잘 익은 열매를 채취하여, 햇볕에 말리고 씨와 이물질을 제거한다.

작용부위 비장, 위, 신장에 작용한다.

성질과 맛 성질이 따뜻하고, 맛은 맵고, 독성이 약간 있다.

약리작용 국소마취 및 진통작용, 항염작용, 구충작용, 항균작용, 항산화작용, 항혈전작용

효능 열매껍질은 중초(中焦)를 따뜻하게 하고 통증을 멈추게 하며, 기생충을 없애고 가려움증을 그치게 하는 효능이 있어, 소화불량, 식체, 위하수, 구토, 기침, 이질, 설사, 치통 등을

낫게 하고 회충 구제에도 쓴다. 또한 방향성 건위제, 항균제, 향신료, 방향제 등으로도 쓰인다.

약용법 말린 열매껍질 3~6g을 물 1L에 넣고 반으로 줄 때까지 달여서 하루 2~3회로 나누어 마신다. 또는 가루 내어 복용한다. 기름을 짜서 식용하거나 술을 담가 마시기도 하는데, 기침에 효과가 있으며 생선 독에 중독되었을 때 해독제로 쓰기도 한다. 신경통과 관절염에는 돼지 족발과 초피나무 가지를 1:1 비율로 물에 넣고 달여서 매 식후 150mL씩 마신다. 기침에는 볶은 열매를 가루 내어 1회에 10g을 끓인 물과 함께 하루 2~3회 복용한다.

주의사항 임산부는 복용에 주의한다.

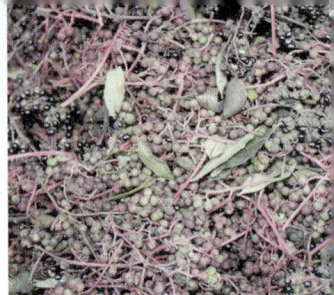

초피나무_ 열매(채취품)

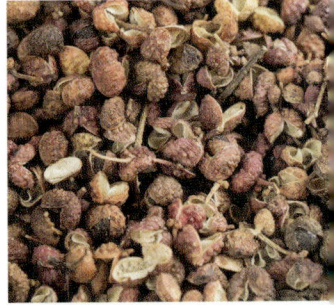

초피나무_ 열매껍질(약재)

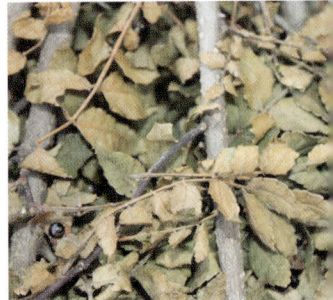

초피나무_ 잎과 가지(채취품)

초피나무 363

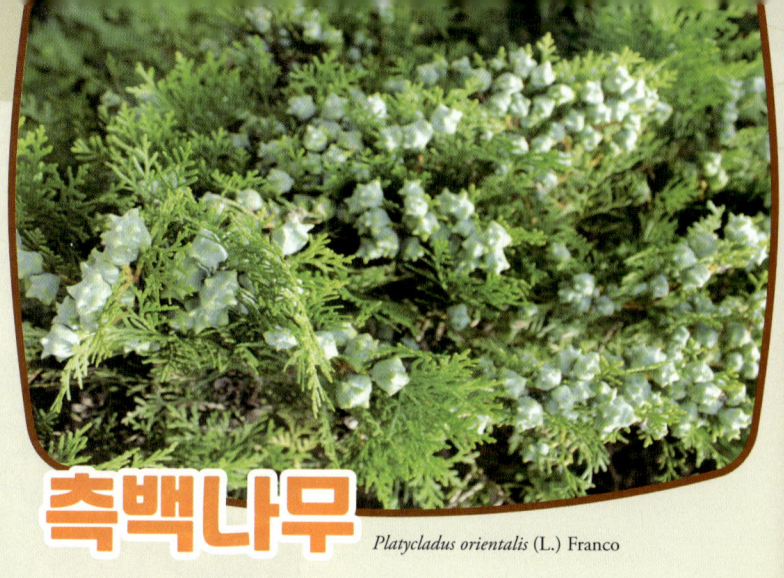

측백나무

Platycladus orientalis (L.) Franco

이 명	선측백, 천지백
한약명	측백엽(側柏葉), 백자인(柏子仁), 백근백피(柏根白皮), 백엽(柏葉), 총백엽(叢柏葉)
과 명	측백나무과(Cupressaceae)
식물명 유래	한자 이름 '측백(側柏)'에서 유래한 것으로, 잎이 납작하게 측면(側)으로 자라고 서쪽을 향해 기우는 음지성 식물이라 오행(五行)에서 서쪽을 뜻하는 흰색(白)을 의미하는 나무(柏)라는 뜻
식품원료 사용 가능 여부	제한적 사용(잎)

생육특성 측백나무는 전국 각지에 분포하는 상록 침엽 교목으로, 산야에 자생하거나 정원 또는 울타리 등에 심어 가꾸기도 한다. 석회암 또는 퇴적암 지대에서 잘 자란다. 높이는 20~25m이다. 관목상으로 가지가 많이 갈라지고, 나무껍질

은 적갈색 또는 회갈색이며 비늘 모양으로 벗겨진다. 녹색의
납작한 어린가지는 수직으로 뻗어 자란다. 원뿌리와 곁뿌리
가 자란다. 잎은 마주나고, V자 비늘 모양으로 겹겹이 배열하
며, 끝이 뾰족하고 앞면과 뒷면의 구별이 거의 없고 흰색 점
이 약간 있다. 꽃은 암수한그루로 4~5월에 피는데, 수꽃은

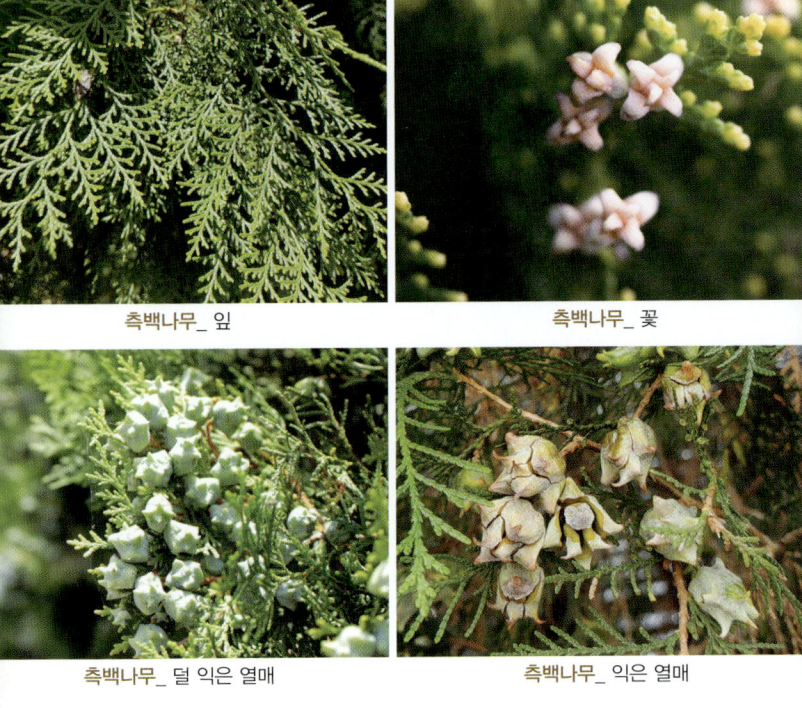

측백나무_ 잎

측백나무_ 꽃

측백나무_ 덜 익은 열매

측백나무_ 익은 열매

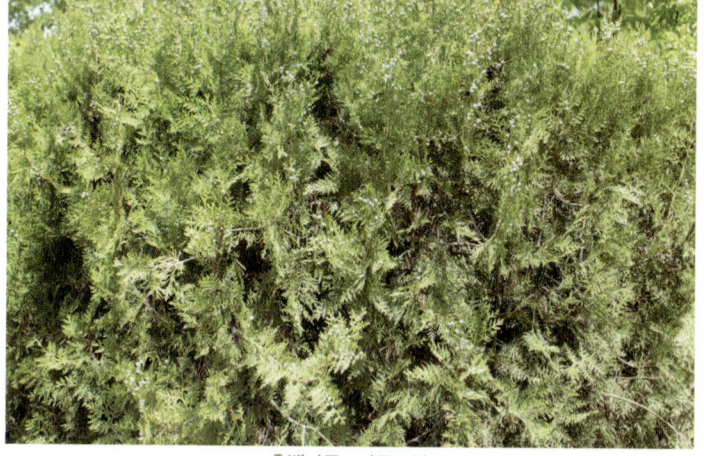

측백나무_ 나무모양

노란색을 띤 갈색이고, 전년지 끝에 1개씩 달리며 10개의 비늘조각과 2~4개의 꽃밥이 있다. 암꽃은 연한 자갈색이고, 위쪽의 작은 가지에서 달리며 꽃자루는 없이 8개의 실편으로 이루어지고 6개의 밑씨가 있다. 열매는 달걀 모양의 구과이며, 다육질이지만 나중에는 목질로 되고 분백색에서 9~10월에 흑갈색으로 익으면 갈라져서 종자가 나온다. 측백나무는 정원수, 관상수, 울타리 등으로 이용한다. 측백나무는 잎의 앞뒤 구별이 거의 없고 열매의 표면에 돌기가 발달하는 반면, 서양측백나무는 잎의 비늘조각이 크고 열매가 타원형이라 구분된다.

사용부위 및 채취시기 어린 가지와 잎은 여름과 가을, 뿌리껍질은 연중 수시, 종인은 가을과 겨울에 채취한다. 잎이 붙은 어린가지를 베어 엮어서 바람이 잘 통하는 그늘에서 말린다. 잘 익은 씨를 채취하여, 햇볕에 말리고 씨껍질을 제거하여 종인을 모은다.

작용부위 잎은 폐, 간, 대장에 작용한다. 종인(씨)은 심장, 신장, 대장에 작용한다.

성질과 맛 가지는 성질이 따뜻하고, 맛은 쓰고 맵다. 잎은 성질이 약간 차고, 맛은 쓰고 떫다. 뿌리껍질은 성질이 평(平)하고, 맛은 쓰다. 종인은 성질이 평(平)하고, 맛은 달며, 독성이 없다.

약리작용 지혈작용, 진해작용, 거담작용, 평천작용, 항병원미생물작용, 진정작용, 항균작용

용도 원예 및 조경용, 약용(잎은 지혈 효과)

효능 어린가지와 잎은 한약명이 측백엽(側柏葉)이며, 혈분(血分)의 열을 내리고 출혈을 멎게 하며, 가래를 삭이고 기침을 멈추게 하며, 머리카락이 나게 하고 검게 하는 효능이 있어, 비출혈, 혈뇨, 풍습비통, 세균성 이질, 고혈압, 해수, 귀밑샘염, 탕상(湯傷) 등을 치료한다. 또 몸을 가볍게 하고 기를 북돋우며 새살이 돋게 하는 효능이 있다. 종인(씨)은 한약명이 백자인(柏子仁)이며, 심음(心陰) 또는 심혈(心血)을 자양하고 정신을 안정시키며, 장(腸)을 적셔주고 대변을 잘 통하게 하여

측백나무_ 열매와 잎(채취품)

측백나무_ 종인(약재)

배변이 잘 되도록 하며, 땀을 그치게 하는 효능이 있어, 변비, 불면증, 유정, 잘 때 식은땀이 나는 증상 등을 치료한다. 뿌리 껍질은 한약명이 백근백피(柏根白皮)이며, 혈분(血分)의 열을 내리고 독소를 해독하며, 짓무른 상처를 수렴하여 아물게 하고 머리카락이 잘 자라게 한다.

약용법 말린 어린가지와 잎 6~12g을 물 1L에 넣고 반으로 줄 때까지 달여서 하루 2~3회로 나누어 마신다. 외용할 경우에는 달인 액을 환부에 바르거나 짓찧어서 도포한다. 가루 내어 사용해도 된다. 뿌리껍질을 외용할 경우에는 생뿌리를 짓찧어 거즈에 싸서 환부에 도포한다. 말린 종인 12~20g을 물 1L에 넣고 반으로 줄 때까지 달여서 하루 2~3회로 나누어 마신다. 외용할 경우에는 기름을 짜서 환부에 바른다.

주의사항 오래 복용하거나 과량 복용하면 어지러움, 오심, 위부의 불쾌감, 식욕감퇴 등을 일으킨다.

칡

Pueraria lobata (Willd.) Ohwi

이 명	칙, 칙덤불, 칡덩굴, 칡넝굴, 달근, 침덩굴, 칙줄, 칠기
한약명	갈근(葛根), 갈화(葛花), 건갈(乾葛), 감갈(甘葛), 분갈(粉葛)
과 명	콩과(Leguminosae)
식물명 유래	옛 이름 '즐'이 '츩'을 거쳐 '칡'으로 변한 것으로, 즐은 줄을 의미하며 덩굴성 식물로 덩굴 껍질을 섬유 등으로 사용한다는 뜻 또는 다른 나무를 칭칭 감고 올라간다는 뜻
식품원료 사용 가능 여부	**가능**(뿌리, 잎), **제한적 사용**(꽃봉오리)

생육특성 칡은 전국 각지에 분포하는 낙엽 활엽 덩굴성 식물로, 산기슭의 양지에서 자생하며 줄기가 겨울에도 얼어 죽지 않고 살아남아 매년 굵어져서 나무로 분류된다. 길이는 10~20m이다. 덩굴줄기는 길이 10m 내외로 뻗으며 다른 물체

를 왼쪽에서 오른쪽으로 감아 올라가는데, 오래된 것은 지름
이 10cm나 되는 것도 있다. 줄기는 흑갈색으로 갈색 또는 흰
색의 퍼진 털과 구부러진 털이 있고, 아랫부분은 목질화하여
갈라진다. 새 줄기에 갈색 또는 흰색 털이 빽빽하게 나지만
곧 없어진다. 뿌리는 2~3m, 지름 20~30cm나 되는 것도 있으
며, 땅속에서 옆으로 길게 뻗고 섬유질로서 회백색을 띠며 녹

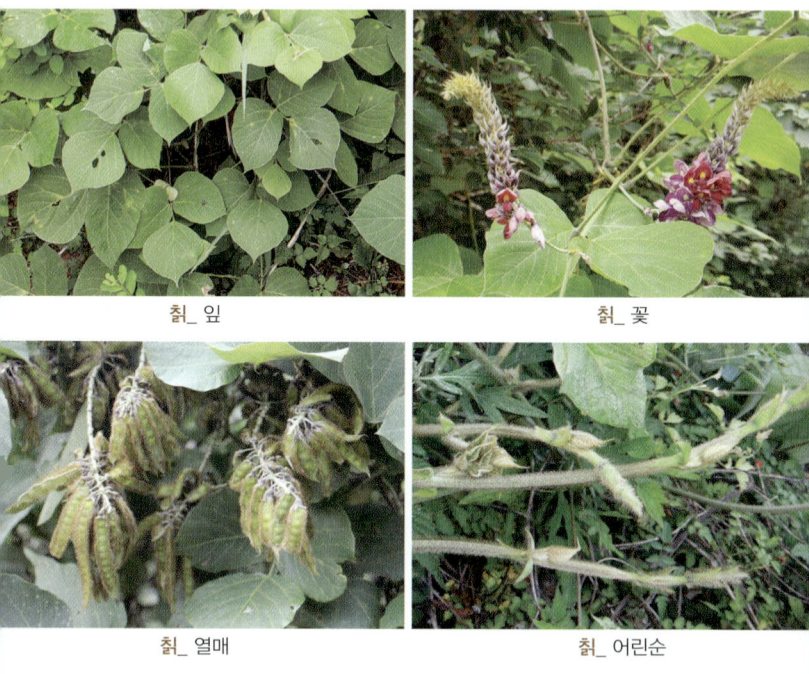

칡_ 잎

칡_ 꽃

칡_ 열매

칡_ 어린순

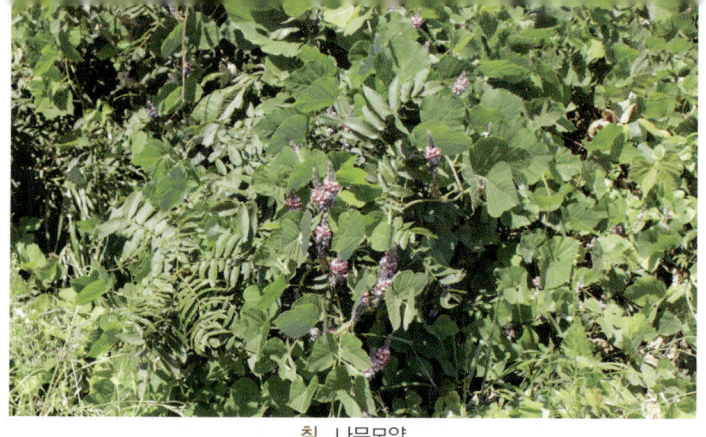

칡_ 나무모양

말을 저장한다. 잎은 어긋나고 잎자루가 긴 3출엽이며, 작은 잎은 길이와 너비가 각각 10~15cm에 마름모꼴로 털이 많고 가장자리가 밋밋하거나 얕게 3갈래로 갈라진다. 꽃은 8월에 홍자색으로 피는데, 잎겨드랑이에 길이 10~25cm의 총상꽃차례를 이루며 많은 수가 달린다. 열매는 길이 4~9cm에 편평한 줄 모양의 협과이며, 굳은 갈색 털이 나 있고 9~10월에 익는데 종자는 갈색이고 작다. 어린순은 식용하고, 뿌리는 식용 또는 약용한다. 칡은 사방용으로 심으며, 척박한 환경에서도 잘 번성하는 1차천이 식생이다.

사용부위 및 채취시기 뿌리는 봄·가을, 꽃은 8월에 채취한다. 뿌리는 채취하여, 신선할 때 두터운 절편이나 작은 덩어리로 썰어서 말린다. 꽃은 만개하기 전에 채취하여 그늘에서 말린다.

칡 371

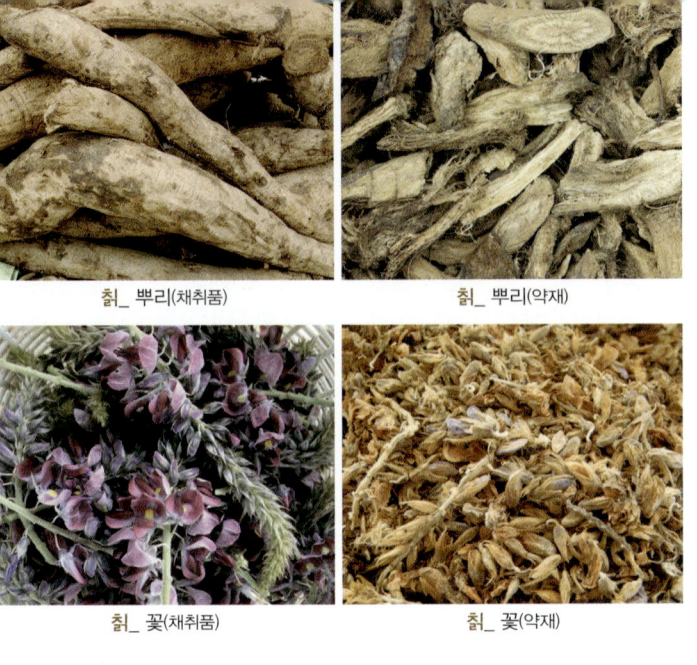

칡_ 뿌리(채취품)

칡_ 뿌리(약재)

칡_ 꽃(채취품)

칡_ 꽃(약재)

작용부위 뿌리와 꽃은 비장, 위에 작용한다.

성질과 맛 뿌리는 성질이 시원하고, 맛은 달고 맵다. 꽃은 성질이 시원하고, 맛은 달다.

약리작용 관상동맥순환 개선작용, 혈압강하작용, 혈당강하작용, 혈중지질저하작용, 혈소판응집 억제작용, 해열작용, 항종양작용, 항산화작용, 해독작용

효능 뿌리는 한약명이 갈근(葛根)이며, 기육(肌肉)을 풀어주고

열기를 제거하며, 진액을 생기게 하고 갈증을 없애며, 양기(陽氣)를 끌어올리고 설사를 멎게 하는 효능이 있고, 해열, 발한, 진정, 진경, 해독, 지갈, 지사 등의 작용이 있어 두통, 감기, 이질, 고혈압, 협심증, 난청 등을 치료한다. 또한 항암, 항균, 항산화 작용이 있으며, 칼슘 흡수를 촉진하여 여성의 갱년기장애와 골다공증 예방 및 치료에 도움을 주고, 남성의 전립선암과 전립선 비대증의 예방 및 치료에도 효과가 있다. 술을 과하게 마셔 생긴 주독(酒毒)을 풀어주는 효능도 있다. 꽃봉오리 또는 꽃은 한약명이 갈화(葛花)이며, 주독(酒毒)을 풀어주고 비기(脾氣)를 깨워 소화기를 편안하게 하며 출혈을 멎게 하는 효능이 있어, 숙취를 풀어주고 속쓰림과 오심, 구토, 식욕부진 등을 치료하며 치질, 장풍하혈, 토혈 등의 치료에도 효과적이다.

약용법 말린 뿌리 6~12g을 물 1L에 넣고 반으로 줄 때까지 달여서 하루 2~3회로 나누어 마신다. 짓찧어 즙을 내어 먹어도 된다. 외용할 경우에는 짓찧어 환부에 붙인다. 말린 꽃 3~9g을 물 1L에 넣고 반으로 줄 때까지 달여서 하루 2~3회로 나누어 마신다.

주의사항 성질이 시원하므로 위가 차서 구토를 하거나 허약해서 땀을 많이 흘리는 사람은 복용에 주의한다. 위의 기운을 손상시킬 우려가 있어 오래 복용하는 것은 삼간다.

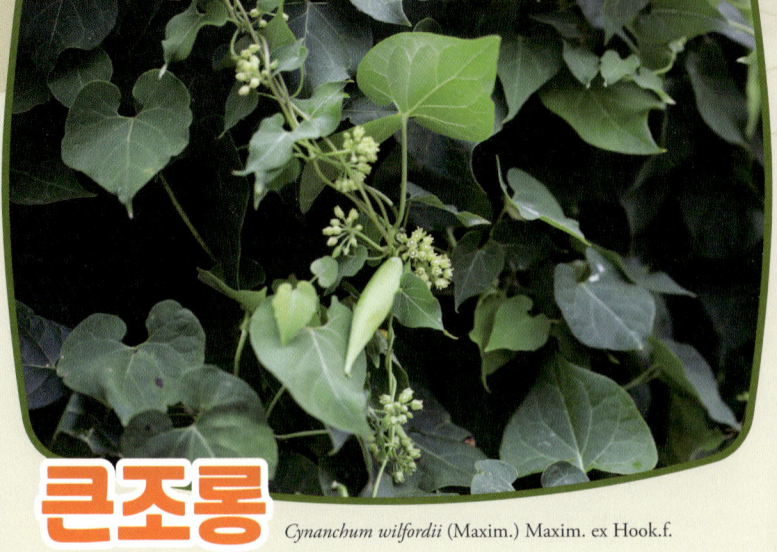

큰조롱

Cynanchum wilfordii (Maxim.) Maxim. ex Hook.f.

이 명	은조롱, 새박, 새박풀, 하수오, 백하수오
한약명	백수오(白首烏), 백하수오(白何首烏), 하수오(何首烏), 격산소(隔山消)
과 명	박주가리과(Asclepiadaceae)
식물명 유래	'큰'과 '조롱'의 합성어로, 잎과 열매 등이 크고(큰) 열매가 조롱박(조롱)과 닮았다는 뜻
식품원료 사용 가능 여부	**제한적 사용**(덩이뿌리)

생육특성 큰조롱은 전국 각지에 분포하는 덩굴성 여러해살이 풀로, 산기슭 양지의 풀밭이나 바닷가의 경사지에서 자생하거나 농가에서 재배하기도 한다. 덩굴줄기는 길이 1~3m까지 뻗으며, 원줄기는 원주형으로 가늘고 다른 물체를 왼쪽으로 감아 오른다. 줄기에 상처를 내면 흰색 유액이 나온다. 뿌

리는 굵은 육질이며 땅속 깊이 들어가고 표면이 암갈색이다. 잎은 마주나고, 길이 5~10cm, 너비 4~8cm에 달걀상의 심장 모양으로 끝이 뾰족하고 가장자리가 밋밋하며, 잎자루는 2~5cm 정도이고, 위로 올라갈수록 짧아진다. 꽃은 7~8월에 연한 황록색으로 피며, 잎겨드랑이에 산형꽃차례로 달리고, 활짝 벌어지지 않는다. 열매는 길이 약 8cm, 지름 약 1cm에 피침 모양의 골돌과이며 9월에 익는다. 종자는 암갈색이며 길고 흰 털이 뭉쳐난다.

사용부위 및 채취시기 덩이뿌리를 가을에 잎이 마른 다음이나 이른 봄에 싹이 나오기 전에 채취하여 수염뿌리와 겉껍질을 제거하고 햇볕에 말린다.

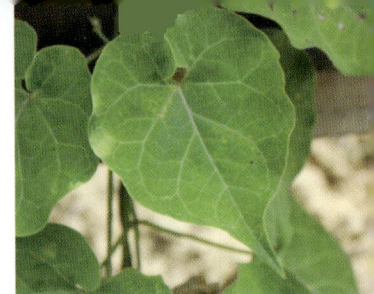
큰조롱_ 잎

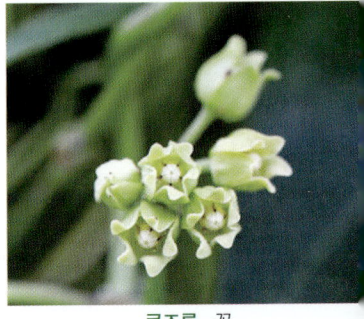
큰조롱_ 꽃

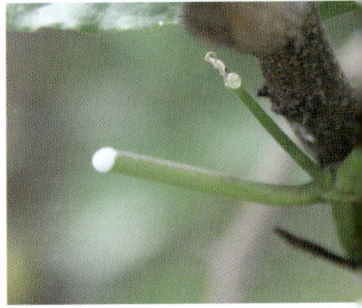
큰조롱_ 줄기에서 나오는 흰색 유액

작용부위 간, 비장, 신장에 작용한다.

성질과 맛 성질이 약간 따뜻하고, 맛은 달고 약간 쓰며, 독성이 없다.

약리작용 항스트레스작용, 혈중지질 저하작용

효능 덩이뿌리는 간과 신장을 보하고 근육과 뼈를 강하게 하며, 비위를 튼튼하게 하고 독소를 해독하는 효능이 있어, 빈혈, 어지럼증, 신경쇠약, 불면증, 건망증, 머리가 빨리 희어지는 증상, 유정, 류머티즘, 허리와 무릎이 시리고 아픈 증상, 위가 더부룩하고 헛배 부른 증상, 식욕부진, 설사, 장출혈, 치질, 출산 후 젖이 잘 나오지 않는 증상 등을 치료한다. 또한 자양강장, 보혈약으로 정기를 수렴하고 머리카락을 검게 한다. 신선한 것은 장을 윤활하게 하여 배변이 잘 되도록 하는 효능이 있어서 노인의 변비에 적합하다.

약용법 말린 덩이뿌리 6~16g을 물

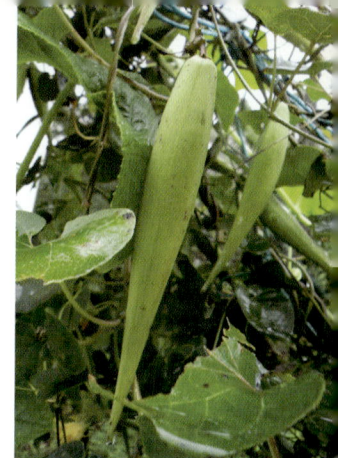

큰조롱_ 열매

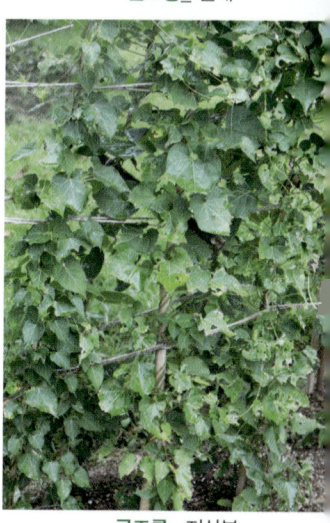

큰조롱_ 지상부

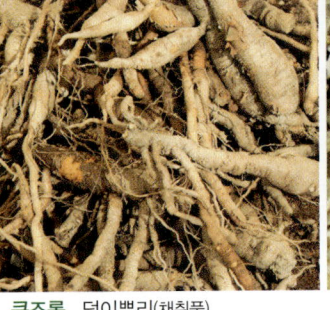

큰조롱_ 덩이뿌리(채취품)   큰조롱_ 덩이뿌리(약재)

1L에 넣고 끓기 시작하면 불을 약하게 줄여 1/3로 줄 때까지 달여서 하루 2회로 나누어 마신다. 가루 또는 환으로 만들어 복용하기도 하고, 술을 담가 마시기도 한다. 술을 담글 때에는 덩이뿌리 100g에 소주 1.8L를 부어 3개월 이상 두었다가 반주로 1잔씩 마신다.

주의사항 설사하거나 소화불량인 사람은 복용에 주의한다. 한방에서는 큰조롱의 덩이뿌리를 백수오(白首烏)라고 부르며 약용하는데, 일반인들 사이에서 큰조롱을 하수오라는 이명으로 부르며 마디풀과의 약용 식물인 하수오(Reynoutria multiflora)와 혼동하는 경우를 볼 수 있다. 붉은빛을 띠는 하수오의 덩이뿌리를 적하수오라 하고, 백수오라는 한약명이 있는 큰조롱의 덩이뿌리를 백하수오라고 잘못 부른 데서 비롯된 것으로 보인다. 두 식물 모두 덩이뿌리를 약용하지만 동일한 약재는 아니므로 구분해서 사용해야 한다. 큰조롱은 줄기를 자르면 흰색 유액이 나오지만 하수오는 유액이 나오지 않으므로 구별할 수 있다. 또한 생김새가 비슷하고 독성이 있는 이엽우피소와 혼동하지 않도록 주의해야 한다.

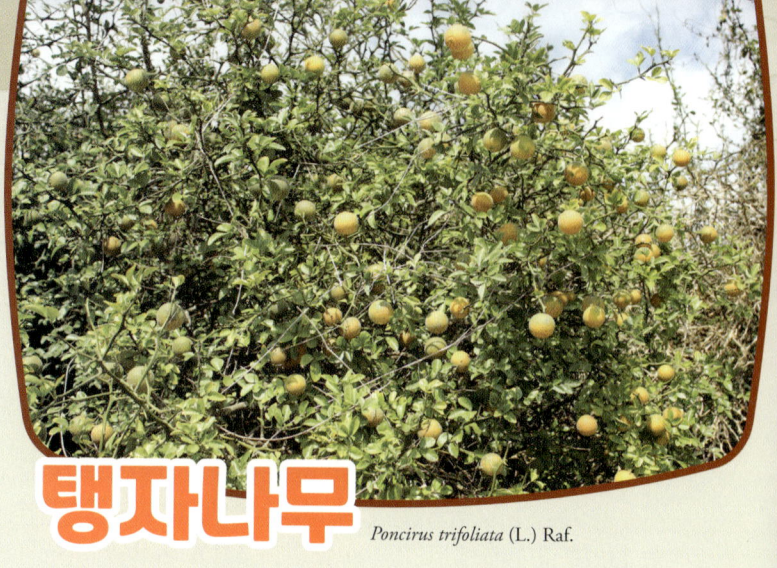

탱자나무

Poncirus trifoliata (L.) Raf.

이 명	개탕쉬낭, 개탕쥐낭, 등자, 구귤
한약명	지실(枳實), 구귤(枸橘), 구귤핵(枸橘核), 지근피(枳根皮), 구귤엽(枸橘葉)
과 명	운향과(Rutaceae)
식물명 유래	옛 이름 '팅즈'에서 유래한 것으로, 귤 종류 등자(橙子)의 발음이 '탱자'로 변한 것 또는 귤이나 유자에 비해 탱탱한 열매가 달리는 나무라는 뜻
식품원료 사용 가능 여부	**가능**(열매)

생육특성 탱자나무는 중부와 남부 지방에 분포하는 낙엽 활엽 관목으로, 마을 근처, 과수원, 울타리 등에 심어 가꾼다. 높이는 3~4m이고, 가지가 많이 갈라지며 길이 3~5cm의 억센 가시가 어긋난다. 가지는 약간 납작하고 능각이 지며, 가지와 가시가 녹색이므로 다른 나무와 쉽게 구별된다. 잎은 어

굿나고 3출겹잎이며, 작은잎
은 가죽질이고 길이 3~6cm에
타원형 또는 거꿀달걀 모양으
로 가장자리에 둔한 톱니가 있
다. 잎자루는 길이가 약 2.5cm
이고 좁은 날개가 있다. 꽃은
5~6월에 잎보다 먼저 흰색으
로 피며, 가지 끝 또는 잎겨드
랑이에 1~2개씩 달린다. 꽃잎
은 5장이다. 열매는 지름 3cm
의 둥근 장과로 9~10월에 노
랗게 익는데, 표면에 부드러운
털이 많고 향기가 좋다. 탱자
나무는 귤나무를 접붙일 때 대
목으로 많이 쓰고, 열매는 즙
이 많고 신맛이 강하여 식용보
다는 주로 약용한다.

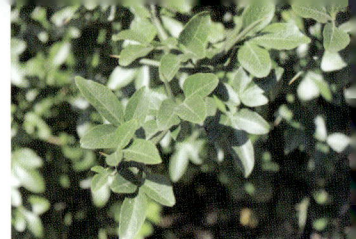

탱자나무_ 잎

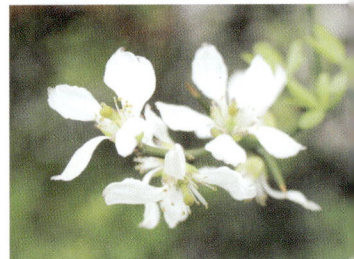

탱자나무_ 꽃

사용부위 및 채취시기 열매는
5~6월, 뿌리와 뿌리껍질은 연
중 수시, 잎은 봄·여름에 채취
한다. 열매가 익기 전에 채취
하거나 저절로 떨어진 어린 열

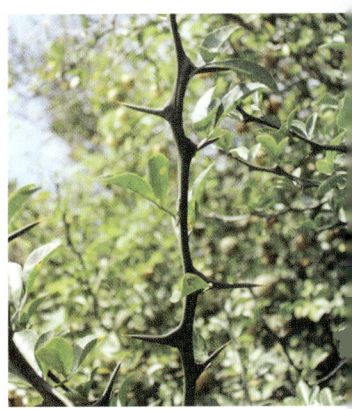

탱자나무_ 가시

매를 모아 햇볕에 말린다. 큰 것은 반으로 쪼개서 햇볕에 말리거나 저온 건조한다.

작용부위 비장, 위, 대장에 작용한다.

성질과 맛 열매는 성질이 따뜻하고, 맛은 맵고 쓰다. 뿌리껍질과 잎은 성질이 따뜻하고, 맛은 맵다.

약리작용 항바이러스작용, 항염작용, 항산화작용, 항균작용

효능 덜 익은 열매는 한약명이 지실(枳實) 또는 구귤(枸橘)이며, 간기(肝氣)가 울결된 것을 풀어주고 위기(胃氣)를 조화시키며, 기(氣)를 소통시키고 통증을 멈추게 하며, 적체된 것을 제거하고 정체된 것을 풀어주는 효능이 있고, 건위, 거담, 진통, 이뇨 작용이 있어 소화불량, 식욕부진, 식체, 변비, 위통, 위하수, 자궁하수, 치질, 타박상, 주독 등을 치료한다. 뿌리와 뿌리껍질은 한약명이 지근피(枳根皮)이며, 혈(血)을 수렴시켜 지혈하고 통증을 멈추게 하는 효능이 있어, 치통과 혈변, 치질을 치료한다. 잎은 한약명이 구귤엽(枸橘葉)이며, 기(氣)를 소통시키고 구토를 멈추게 하며, 부은 종기나 상처를 없애고 뭉친 것을 풀어주는 효능이 있다. 탱자나무의 추출물은 항염, 항알레르기, 살충 작용이 있고 B형과 C형 간염에 치료 효과가 있다.

약용법 말린 덜 익은 열매 9~15g을 물 1L에 넣고 반으로 줄때까지 달여서 하루 2~3회로 나누어 마신다. 외용할 경우에

게 함유되어 있어 전분을 추출하여 다양한 요리에 활용하며, 덩이뿌리와 씨를 약용한다. 중부 지방에서 인위적으로 재배하는 경우 결실이 잘 안되는 특성이 있다.

사용부위 및 채취시기 뿌리는 가을부터 이른 봄 사이, 열매와 종자는 가을과 겨울에 채취한다. 뿌리를 채취하여 씻어서 겉껍질을 제거하고, 길게 자르거나 세로로 쪼개어 말린다. 잘 익은 열매를 쪼개어 종자를 꺼내고 씻어서 햇볕에 말린다.

작용부위 뿌리는 폐, 위에 작용한다. 종자는 폐, 위, 대장에 작용한다.

성질과 맛 뿌리는 성질이 약간 차고, 맛은 달고 약간 쓰다. 종자는 성질이 차고, 맛은 달다.

약리작용 뿌리는 유산초래 작용 및 임신방지작용, 항암작용, 면역증강작용, 항균작용, 항바이러스작용, 항HIV작용, 씨는 사하작용, 혈소판응집 억제작용, 항암작용

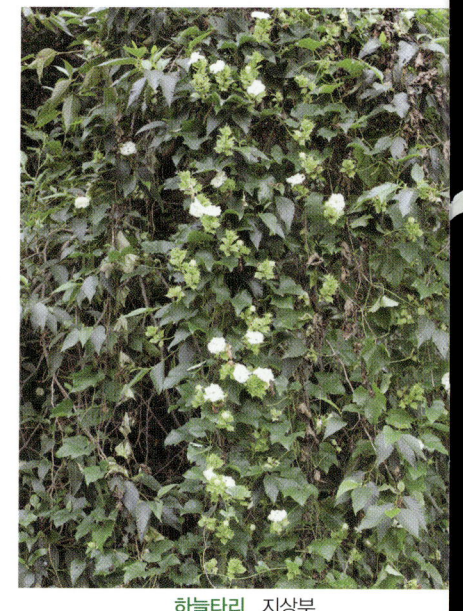

하늘타리_ 지상부

적이다. 길이는 2~5m이고, 잎과 마주나는 덩굴손으로 다른 물체를 감아 올라가며 덩굴줄기가 뻗어간다. 고구 마처럼 굵고 큰 덩이뿌리는 표면이 황백색 또는 연한 황 갈색이다. 잎은 어긋나고 단 풍잎처럼 5~7갈래 갈라지 며, 갈래조각은 표면에 짧은 털이 있고 가장자리에 톱니 가 있다. 꽃은 암수딴그루이 며 7~8월에 흰색으로 피는 데, 수꽃은 이삭꽃차례로 달 리고 암꽃은 1개씩 달린다. 꽃잎과 꽃받침은 5개로 갈라 지며 각 갈래는 다시 실처럼 가늘게 갈라진다. 열매는 지 름 7cm 정도의 둥근 장과이 며 9~10월에 오렌지색으로 익고, 속에는 연한 다갈색 종자가 많이 들어 있다. 덩 이뿌리에는 전분이 풍부하

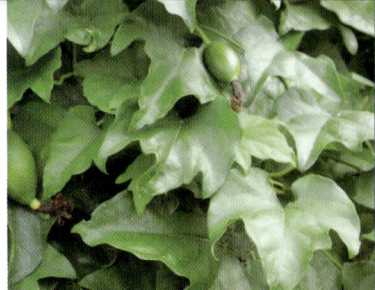

하늘타리_ 잎

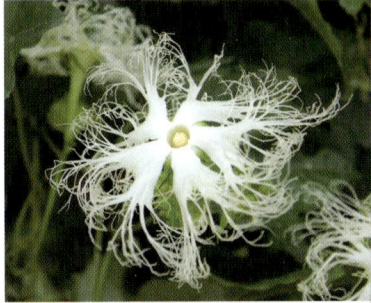

하늘타리_ 꽃

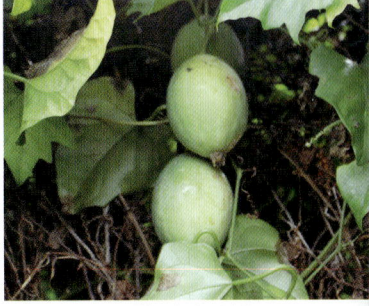

하늘타리_ 열매

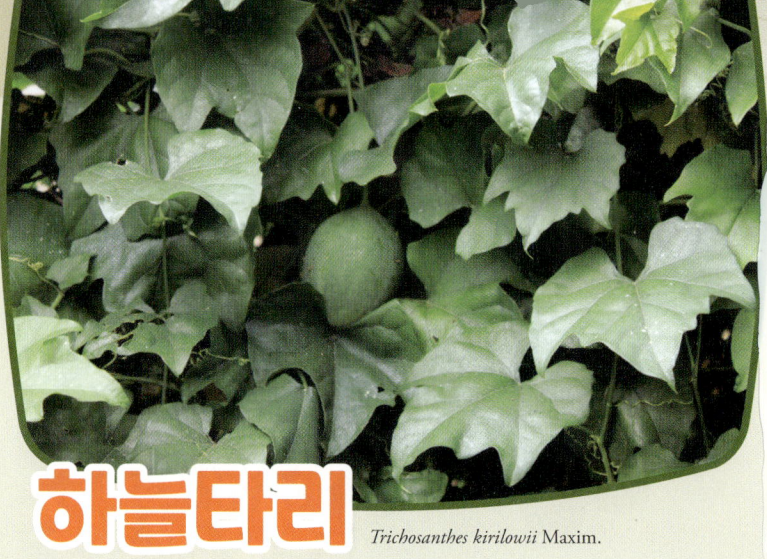

하늘타리

Trichosanthes kirilowii Maxim.

이 명	자주꽃하눌수박, 쥐참외, 하눌타리, 하늘수박, 하눌수박, 하늘에기, 하늘왜기
한약명	괄루근(栝蔞根), 괄루인(栝蔞仁), 천화분(天花粉), 과루근(瓜蔞根), 과루(瓜蔞), 괄루(栝樓), 과루자(瓜蔞子), 괄루실(栝樓實)
과 명	박과(Cucurbitaceae)
식물명 유래	옛 이름 '하눐드래'에서 유래한 것으로, 줄기가 하늘로 뻗어 올라가고 열매가 다래처럼 둥글게 생겼다는 뜻, 꽃이 하늘을 향해 타래처럼 실이 엉켜있다는 뜻 또는 노랗게 익은 열매가 하늘의 달과 비슷하다는 뜻
식품원료 사용 가능 여부	식품원료 목록에 없음

생육특성 하늘타리는 중부 이남에 분포하는 덩굴성 여러해살이풀로, 산기슭 아래에서 자란다. 햇빛이 잘 드는 곳에서 재배하는 것이 좋으며 토양은 물빠짐이 좋고 기름진 곳이 이상

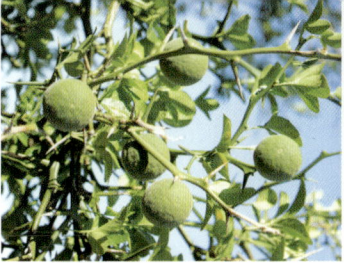

탱자나무_ 덜 익은 열매

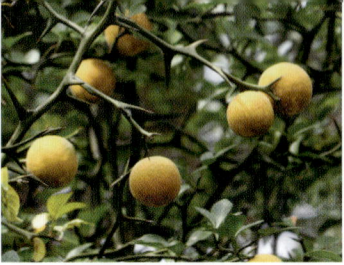

탱자나무_ 익은 열매

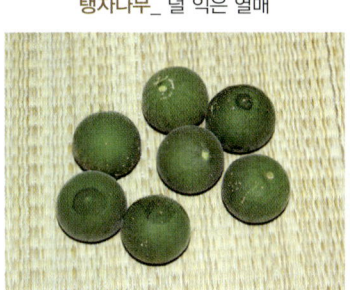

탱자나무_ 덜 익은 열매(채취품)

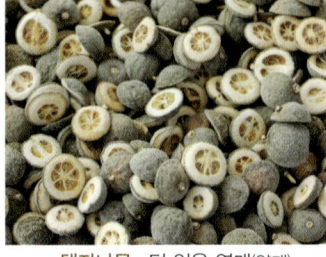

탱자나무_ 덜 익은 열매(약재)

는 달인 액으로 환부를 씻거나 달인 농축액을 환부에 바른다. 말린 뿌리와 뿌리껍질 4.5~9g을 물 1L에 넣고 반으로 줄 때까지 달여서 하루 2~3회 매 식후에 마신다. 외용할 경우에는 달인 액을 입에 머금고, 치질에는 달인 액으로 환부를 자주 씻어준다. 말린 잎 6~15g(생것은 30g)을 물 1L에 넣고 반으로 줄 때까지 달여서 하루 2~3회로 나누어 마신다.

주의사항 정기를 소모하므로 비위가 허약한 사람이나 임산부는 복용에 주의한다.

효능 뿌리는 한약명이 괄루근(栝蔞根)이며, 열을 내리고 화기(火氣)를 제거하며, 진액을 생기게 하고 갈증을 없애며, 부은 종기나 상처를 없애고 고름을 배출시키는 효능이 있어, 열병으로 입이 마르는 증상, 소갈, 황달, 폐조해혈(肺燥咳血), 옹종치루 등을 치료한다. 종자(씨)는 한약명이 괄루인(栝蔞仁)이며, 폐를 윤택하게 하고 가래를 삭이며, 장(腸)을 매끄럽게 하고 대변을 잘 통하게 하며 염증을 가라앉히는 등의 효능이 있다. 또한 항균, 항암 작용이 있다.

약용법 말린 뿌리 12~16g을 물 1L에 넣고 1/3로 줄 때까지 달여서 하루 2~3회로 나누어 마신다. 또는 환이나 가루로 만들어 복용한다. 심한 기침에는 열매를 반으로 쪼갠 다음

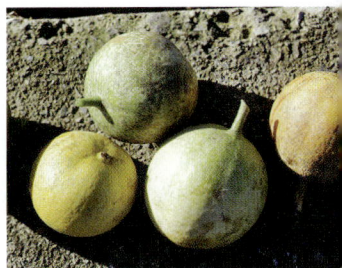

하늘타리_ 열매(채취품)

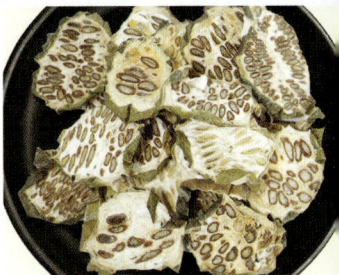

하늘타리_ 열매(약재)

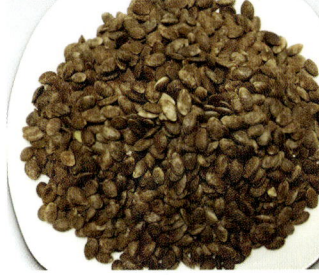

하늘타리_ 종자(약재)

하늘타리 **385**

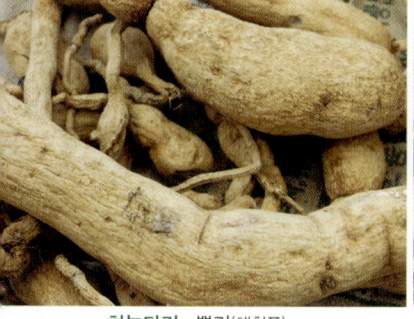
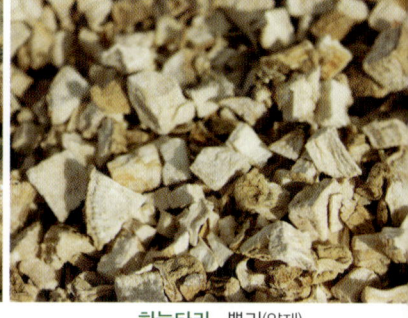

하늘타리_ 뿌리(채취품)　　　　하늘타리_ 뿌리(약재)

그 속에 하늘타리 종자 몇 개와 같은 수의 살구씨를 넣고 다시 덮어서 젖은 종이로 싸고 이것을 다시 진흙으로 싸서 잿불에 타지 않을 정도로 굽는다. 이것을 가루 내어 같은 양의 패모 가루를 섞고 하룻밤 냉수에 담근 다음 같은 양의 꿀을 섞어서 한 번에 두 숟가락씩 하루 3회 식후 20~30분 후에 먹는데, 꾸준히 복용하면 오래된 심한 기침도 잘 낫는다. 민간에서는 신경통 치료에 열매살 부분을 술에 담가 하루 2~3회 복용하기도 한다.

주의사항 성미가 쓰고 차기 때문에 비위가 허하고 찬 경우나 대변이 진흙처럼 설사하는 경우에는 신중하게 사용해야 한다. 임산부는 복용에 주의한다. 오두(烏頭)와는 배합금기이다.

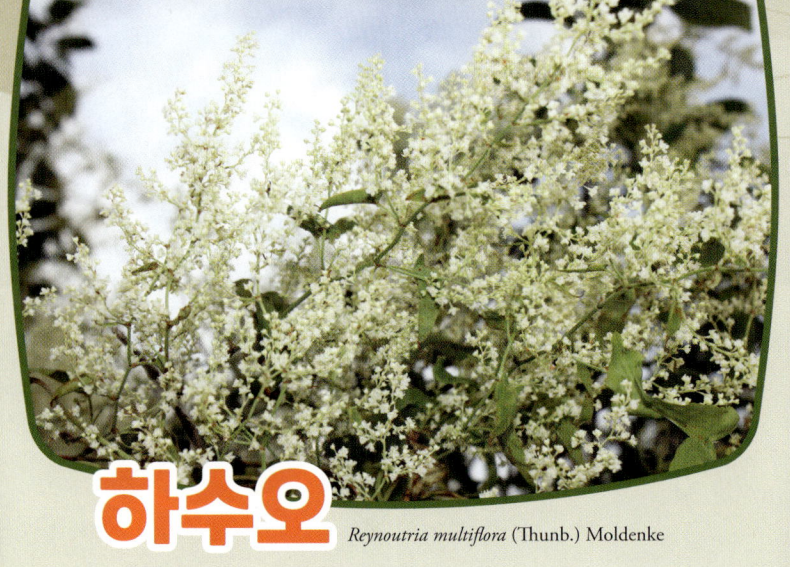

하수오

Reynoutria multiflora (Thunb.) Moldenke

이 명	적하수오, 붉은조롱, 새박조가리, 새박덩쿨
한약명	하수오(何首烏), 수오등(首烏藤), 제수오(製首烏), 지정(地精), 수오(首烏), 적하수오(赤何首烏)
과 명	마디풀과(Polygonaceae)
식물명 유래	한자 이름 '하수오(何首烏)'에서 유래한 것으로, 어찌(何) 머리가(首) 검은 가(烏)라는 뜻 또는 옛날 중국에 하씨 성을 가진 사람이 이 식물의 뿌리를 복용 후 자식을 연이어 낳고 오래 살며 머리털도 오히려 검어졌다는 데서 붙여진 이름
식품원료 사용 가능 여부	**가능**(덩이뿌리)

생육특성 하수오는 중국 원산의 덩굴성 여러해살이풀로, 전국 각지에서 자생하며 중남부 지방에서 재배하고 있다. 우리나라 각지의 산야에 야생하므로 전국 어디서나 재배할 수 있다.

하수오 387

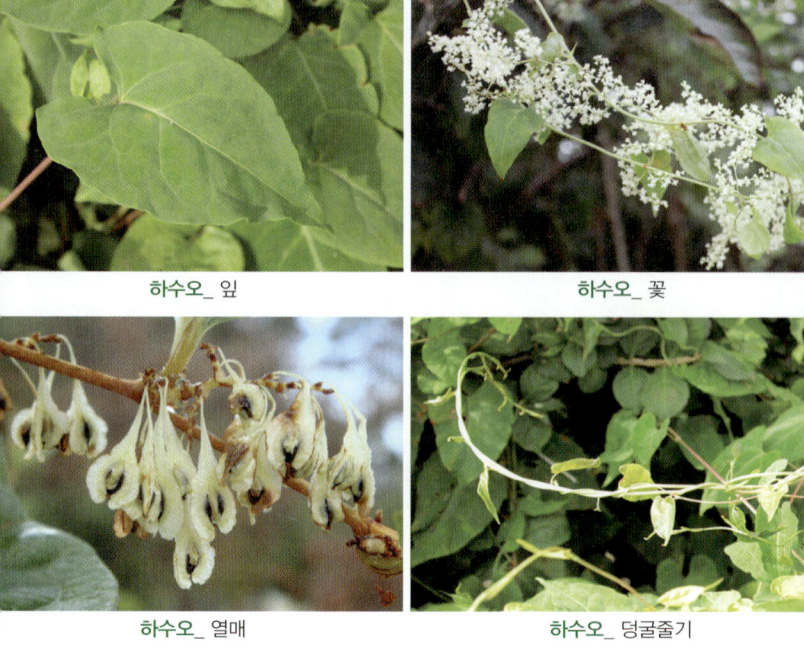

하수오_ 잎

하수오_ 꽃

하수오_ 열매

하수오_ 덩굴줄기

덩굴줄기는 길이 2~3m로 자라며, 가늘고 가지가 갈라지면서 길게 뻗어가고 털이 없다. 줄기 밑동은 목질화한다. 뿌리는 땅속으로 뻗으면서 가늘고 길며 군데군데 비대한 덩이뿌리가 달린다. 덩이뿌리는 겉껍질이 적갈색이고 질은 견실하며 단단하다. 잎은 어긋나고 길이 3~6cm, 너비 2.5~4.5cm에 달걀상 심장 모양으로 끝이 뾰족하고 가장자리가 밋밋하다. 턱잎은 원통형으로 짧고 잎자루 밑부분에 짧은 잎집이 있다. 꽃은 8~9월에 흰색으로 피며, 가지 끝에 원추꽃차례로 작은 꽃이 많이 달린다. 꽃받침은 5장으로 깊게 갈라지고 꽃이 핀 다음에 더 길어진다. 열매는 세모진 달걀 모양의 수과이며, 꽃받침으로 싸여 있고 3개의 날개가 있다. 덩이뿌리를 탈모, 유정, 해독, 자양 강장 등에 약용한다.

사용부위 및 채취시기 덩이뿌리를 가을과 겨울에 잎이 시들었을 때 채취하여, 양 끝을 제거하고 씻어서 큼직하게 덩어리로 썰어 말린다.

작용부위 심장, 간, 신장에 작용한다.

성질과 맛 성질이 약간 따뜻하고, 맛은 쓰고 달며 떫고, 독성이 없다.

약리작용 조혈작용, 혈중지질저하작용, 동맥죽상경화방지작용, 면역증강작용, 항노화작용, 간보호작용, 항균작용

효능 덩이뿌리는 혈(血)을 자양(滋養)하고 음기(陰氣)를 기르며, 장(腸)을 적셔주고 대변을 잘 통하게 하며, 독소를 해독하고 피부에 생긴 옹저를 없애며 학질(말라리아)을 치료하거나 예방하는 효능이 있어, 간과 신의 음기가 훼손된 것을 낫게 하며, 머리가 일찍 희어지는 증상, 어지럼증, 허리와 무릎이 허약하며 근골이 시리고 아픈 증상, 유정, 붕루대하, 오래된 설사 등을 치료한다. 그 밖에도 만성 간염, 옹종(癰腫), 결핵목림프샘염, 치질 등의 치료에 사용한다. 민간요법으로 간과 신 기능

의 허약, 해독, 변비, 불면증, 피부 가려움증, 백일해 등에 쓴다. 덩굴줄기는 혈(血)을 자양(滋養)하여 정신을 안정시키며, 풍사(風邪)를 제거하고 경락을 잘 통하게 하는 효능이 있다.

약용법 말린 덩이뿌리 6~12g을 물 1L에 넣고 끓기 시작하면 불을 약하게 줄여 1/3로 줄 때까지 달여서 하루에 2~3회로 나누어 마신다. 가루 또는 환으로 만들어 복용하기도 하고, 술을 담가 마시기도 한다.

주의사항 윤장통변(潤腸通便) 및 수렴작용이 있으므로 대변당설(大便溏泄) 또는 습담(濕痰: 수습이 한곳에 오래 몰려 있어 생기는 담증)의 경우에는 부적당하고, 철그릇이나 무 씨(내복자)와 함께 사용하지 않는다.

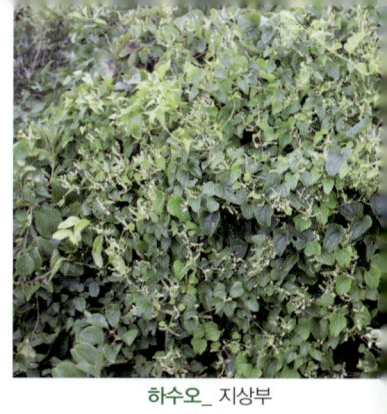

하수오_ 지상부

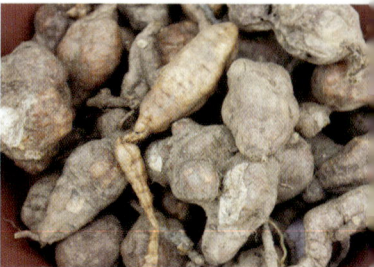

하수오_ 덩이뿌리(채취품)

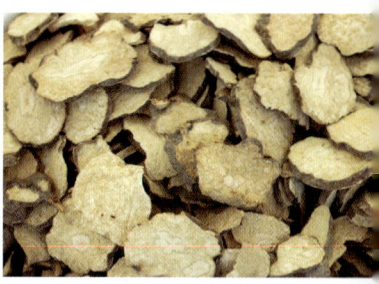

하수오_ 덩이뿌리(약재)

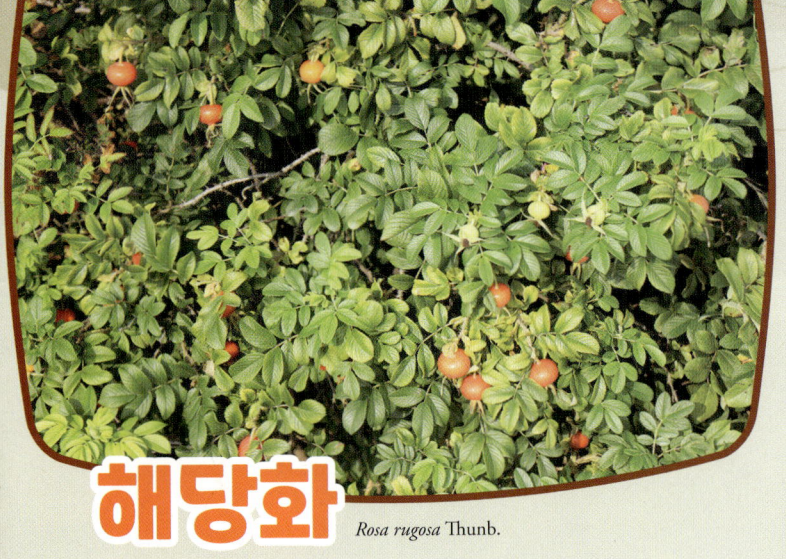

해당화

Rosa rugosa Thunb.

이 명	개해당화, 만첩해당화, 민해당화, 열구, 매괴, 매괴화, 배회화, 생열귀
한약명	매괴화(玫瑰花), 홍매괴(紅玫瑰), 배회화(徘徊花), 자매화(刺玫花)
과 명	장미과(Rosaceae)
식물명 유래	한자 이름 '해당화(海棠花)'에서 유래한 것으로, 바닷가(海)에서 자라는 아가위나무 또는 산사나무(棠)의 꽃(花)이라는 뜻
식품원료 사용 가능 여부	**가능**(열매, 잎, 꽃잎, 꽃봉오리)

생육특성 해당화는 전국 각지에 분포하는 낙엽 활엽 관목으로, 바닷가 모래밭이나 산기슭에서 흔히 자란다. 바닷가 모래사장에서 순비기나무와 혼생하여 잘 자라지만, 내륙 깊숙한 곳에서도 추위와 공해에 잘 견디며 내건성도 강하다. 내륙지역에서는 뜰이나 길가에 관상용으로 심기도 한다. 높이

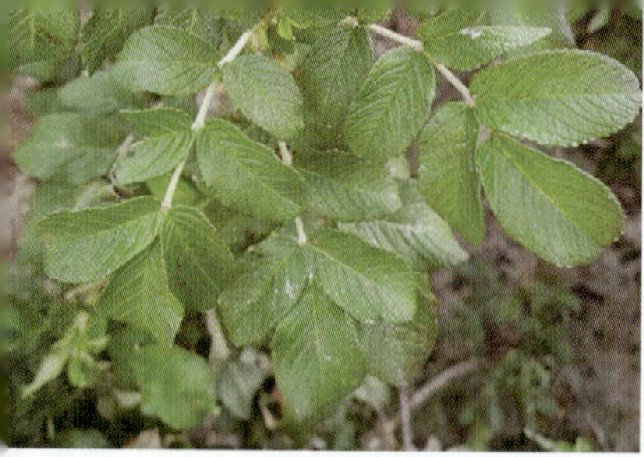

해당화_ 잎

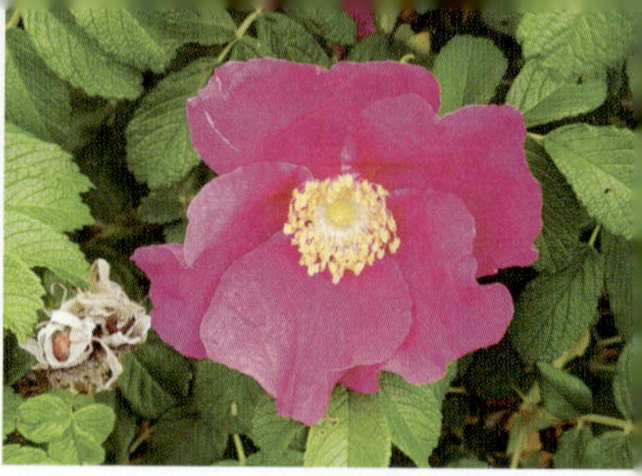

해당화_ 꽃

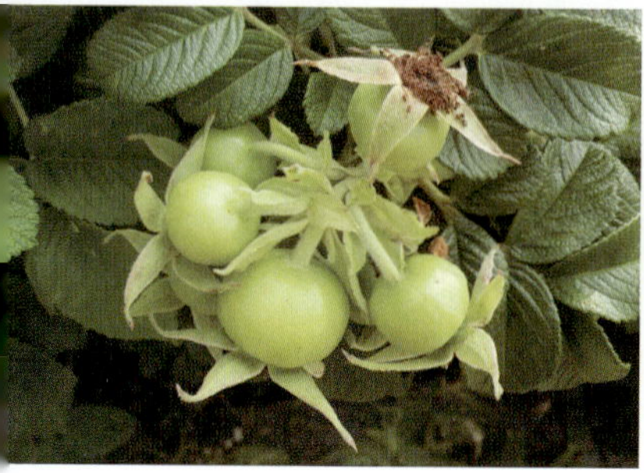

해당화_ 덜 익은 열매

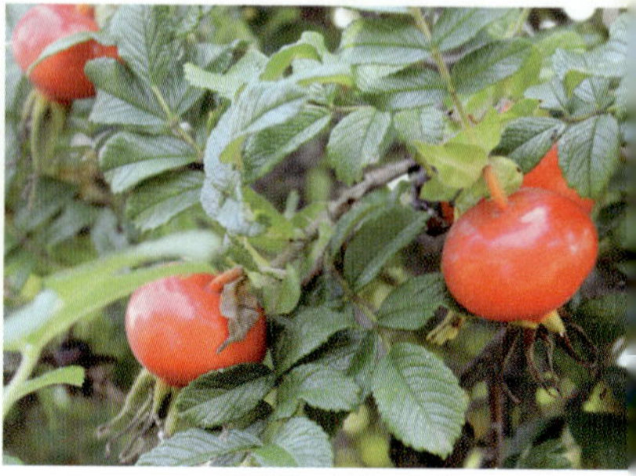

해당화_ 익은 열매

는 1~1.5m이다. 굵고 튼튼한 줄기는 가지를 치고 가시가 있으며, 가시에 작고 가는 털이 나 있다. 뿌리에서 많은 줄기를 내어 대군집을 형성하여 자라며 생장이 빠르다. 잎은 어긋나고 5~9개의 작은잎으로 된 홀수깃꼴겹잎이며, 작은잎은 길이 2~5cm에 타원형 또는 달걀상 타원형으로 두껍고 가장자리에 잔톱니가 있다. 잎의 표면에 주름이 많고 뒷면에는 털이 빽빽이 나 있으며 샘점이 있다. 턱잎은 폭이 넓은 삼각형 모

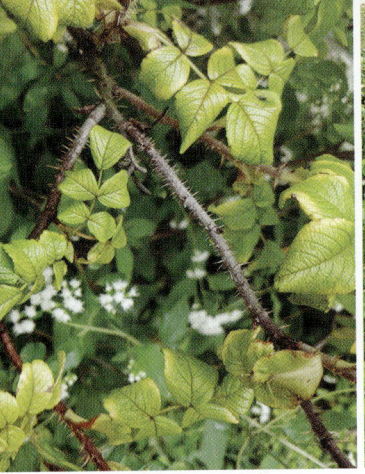

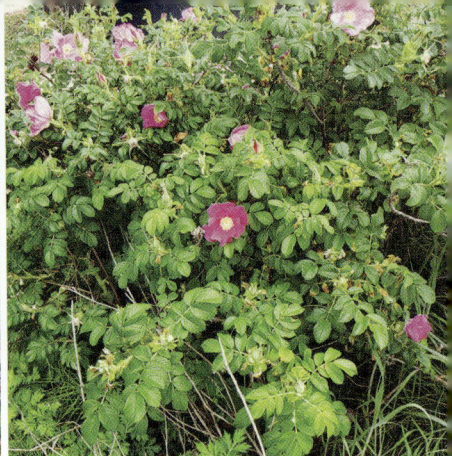

해당화_ 줄기와 가시　　　　해당화_ 나무모양

양이며 잎같이 크다. 꽃은 5~7월에 가지 끝에 1~3개씩 달리고, 진한 홍색 또는 분홍색으로 피며, 새로운 가지 끝에서 원추꽃차례를 이룬다. 꽃은 지름이 6~10cm이고 꽃잎은 5개로 넓은 거꿀심장 모양이며 향기가 강하다. 열매는 지름 2~3cm의 편평한 공 모양 수과이며 7~9월에 붉은색으로 익고, 열매의 끝에 꽃받침이 붙어 있다. 조경용, 관상용으로 식재하며, 어린순과 열매는 식용하고, 꽃은 약용한다.

사용부위 및 채취시기 늦봄부터 초여름까지 꽃이 피려고 할 때 채취하여, 즉시 저온건조한다.

작용부위 간, 비장에 작용한다.

성질과 맛 성질이 따뜻하고, 맛은 달고 약간 쓰며, 독성이 없다.

약리작용 항바이러스작용, 혈당강하작용, 항산화작용, 혈중지질저하작용

효능 꽃봉오리 또는 꽃은 한약명이 매괴화(玫瑰花)이며, 기(氣)를 운행시켜 울결·울체된 것을 풀어주며, 혈(血)의 운행을 조화롭게 하고 통증을 멈추게 하는 효능이 있어, 치통, 관절염, 토혈, 객혈, 월경불순, 적백대하, 이질, 급성유선염, 종독 등을 치료한다. 잎 차는 당뇨의 예방과 치료 및 항산화 효과가 있고, 줄기 추출물은 항암 효과가 뛰어나다는 연구 결과가 있다.

약용법 말린 꽃 4~12g을 물 1L에 넣고 반으로 줄 때까지 달여서 하루 2~3회로 나누어 마신다. 또는 술에 담그거나 졸여서 고(膏)로 만들어 복용한다.

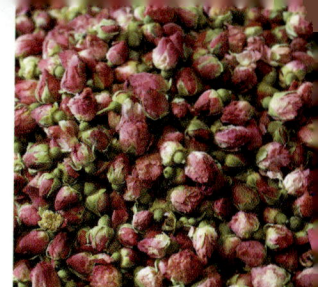

해당화_ 꽃(약재)

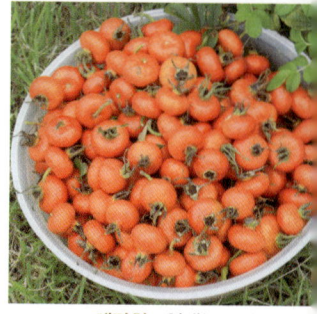

해당화_ 열매(채취품)

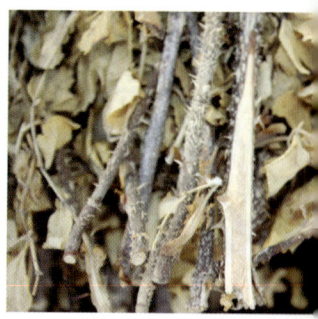

해당화_ 잎과 줄기(채취품)

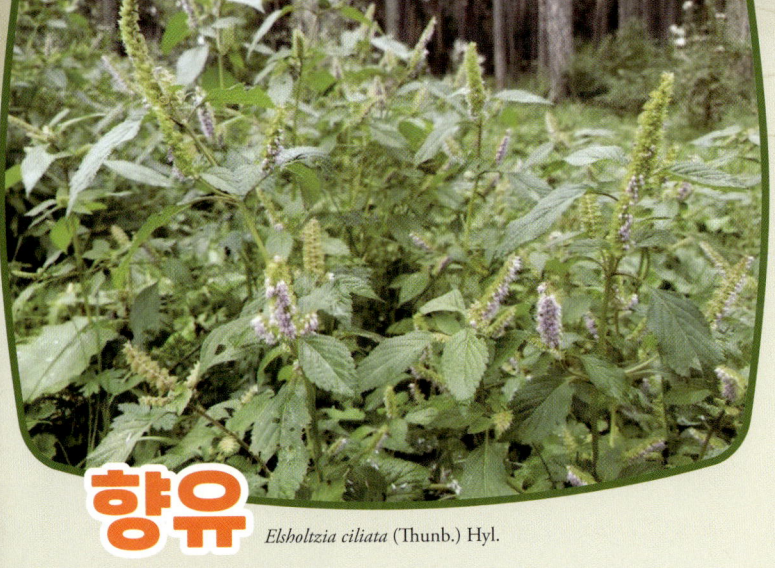

향유

Elsholtzia ciliata (Thunb.) Hyl.

이　명	봄꽃향유, 봄향유, 흰향유, 고요화, 노리자리, 향유초, 노야기
한약명	향유(香薷), 향여(香茹), 진향유(陳香薷), 향유(香菜), 향채(香菜), 향용(香茸)
과　명	꿀풀과(Labiatae)
식물명 유래	한자 이름 '향유(香薷)'에서 유래한 것으로, 향기(香)가 강하고 잎이 여리고 부드럽다(薷, 柔)는 뜻
식품원료 사용 가능 여부	**가능**(순, 잎)

생육특성 향유는 중부 이남에서 자생하는 한해살이풀로, 산지의 숲 가장자리 햇빛이 잘 드는 양지나 반그늘의 습기가 많은 풀숲에서 자란다. 높이는 30~60cm이다. 원줄기는 곧게 서고 네모지며 가지를 많이 치고 잎자루와 더불어 털이 나 있다. 잎은 마주나고, 길이 3~10cm, 너비 1~6cm에 달걀 모양으

로 끝이 뾰족하며 가장자리에 둔한 톱니가 있다. 잎의 양면에 털이 드문드문 있고 뒷면에 샘점이 있어 강한 향기를 낸다. 잎자루는 길이가 0.5~2cm이며, 잎이 연결되는 윗부분에 날개가 있다. 꽃은 8~9월에 붉은빛을 띤 자주색 또는 보라색으로 피는데, 많은 꽃이 줄기 한쪽으로 치우쳐 이삭꽃차례를 이루며 달린다. 열매는 좁은 거꿀달걀 모양의 분과로 물에 젖으면 점성이 있으며, 11월에 노란 갈색으로 꽃이 진 자리에 많이 달린다. 전체적으로 꽃이 둥글게 피는 배초향과 달리, 향유와 꽃향유의 꽃차례는 한쪽으로만 핀다. 꽃향유는 꽃이 크고 진한 자주색인데 반해, 향유는 꽃이 보다 작고 연한 자색이라 구분된다.

<mark>사용부위 및 채취시기</mark> 여름부터 가을에 걸쳐 줄기와 잎이 무성하고 꽃이 만개했을 때 맑은 날을 골라

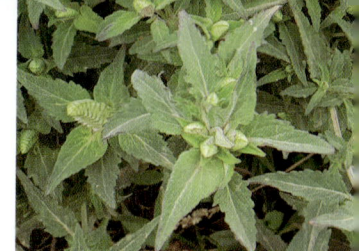

향유_ 잎

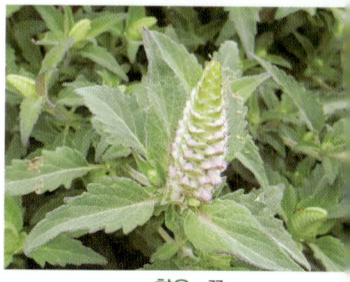

향유_ 꽃

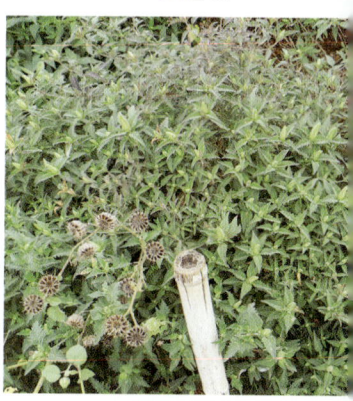

향유_ 지상부

전초를 채취하여, 이물질을 제거하고 그늘에서 말린다.

작용부위 폐, 위에 작용한다.

성질과 맛 성질이 약간 따뜻하고, 맛은 맵다.

약리작용 발한작용, 해열작용, 항진균작용, 이뇨작용

효능 전초는 땀이 나게 하여 표증(表證)을 풀어주며, 상초(上焦)에 있는 습을 제거하고 중초(中焦)의 비위를 조화시키는 효능이 있어, 감기, 오한발열, 두통, 복통, 구토, 설사, 전신부종, 각기, 종기 등을 치료하는 데 쓴다.

약용법 말린 전초 9~15g을 물 1L에 넣고 1/3로 줄 때까지 달여서 하루 2~3회로 나누어 마시거나 가루 내어 복용한다. 외용할 경우에는 짓찧어 환부에 붙이거나, 달인 액으로 환부를 닦아낸다. 여름에 뜨거운 차로 마시면 열병을 낫게 하고 비위(脾胃)를 조절하며 위를 따뜻하게 한다. 또한 즙을 내어 양치질을 하면 입냄새가 없어진다.

향유_ 전초(약재)

주의사항 체표가 허(虛)하여 땀을 많이 흘리는 사람은 복용에 주의한다.

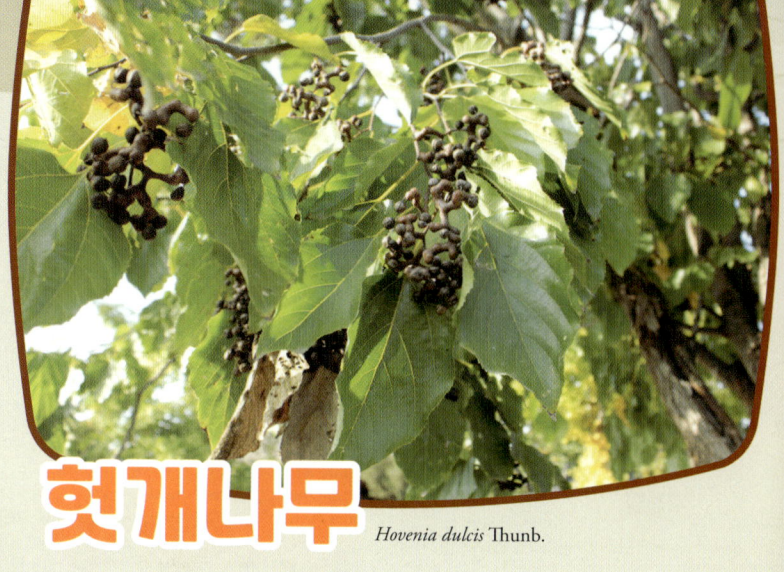

헛개나무

Hovenia dulcis Thunb.

이　명 홋개나무, 호리깨나무, 볼게나무, 고려호리깨나무, 민헛개나무, 호깨나무

한약명 지구자(枳椇子), 지구엽(枳椇葉), 지구근(枳椇根), 지구목피(枳椇木皮), 지구목즙 (枳椇木汁), 목밀(木密)

과　명 갈매나무과(Rhamnaceae)

식물명 유래 옛 이름 '회갓'에서 유래한 것으로, 부풀어 오른 열매자루에 달리는 열매 의 모습이 회갓(소의 간, 처녑, 콩팥 등의 육회)과 비슷한 나무라는 뜻, 벼훑이 기구인 '호리깨나무', '호로깨나무' 발음이 '헛개나무'로 변한 것 또는 술이 헛것이 되는 나 무라는 속설

식품원료 사용 가능 여부 가능(줄기, 잎, 열매)

생육특성　헛개나무는 전국 각지에 분포하는 낙엽 활엽 교목으 로, 산중턱 아래의 숲속에서 자란다. 높이는 10~15m이며, 나무껍질은 흑갈색이고 어린가지는 갈자색으로 작은 껍질눈

이 있다. 겨울눈은 2개의 눈비늘로 싸여 있으며 털이 있다. 잎은 어긋나며, 길이 8~15cm, 너비 6~12cm에 넓은 달걀 모양 또는 타원형으로 3개의 굵은 잎맥이 발달하고 가장자리에는 둔한 톱니가 있다. 꽃은 6~7월에 녹색이 도는 흰색으로 피며, 잎겨드랑이 또는 가지 끝부분에 취산꽃차례로 달린다.

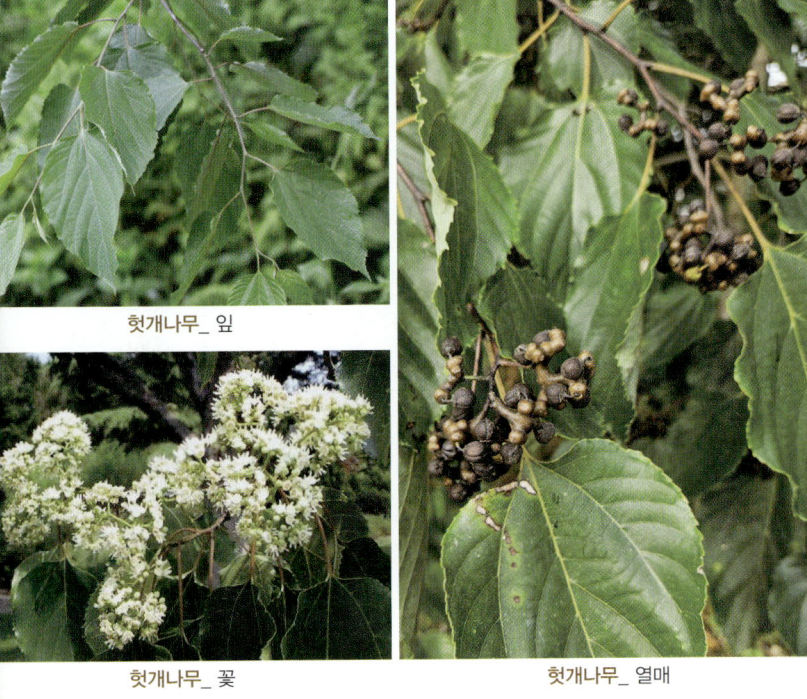

헛개나무_ 잎

헛개나무_ 꽃

헛개나무_ 열매

꽃잎과 꽃받침조각은 각각 5개이고 암술대는 3개로 갈라진다. 열매는 지름 0.8cm로 둥글고 9~10월에 홍갈색으로 익는다. 열매의 3실에 각각 1개의 종자가 들어 있는데, 종자는 편평하고 다갈색으로 윤기가 있다. 열매가 익을 무렵 열매자루가 굵어져서 울퉁불퉁하게 된다. 잎, 줄기, 열매를 차로 만들어 숙취 해소, 황달, 지방간 등 치료에 사용한다. 생장이 빠르고 맹아력이 강하다.

사용부위 및 채취시기 열매는 10월, 뿌리는 9~10월, 나무껍질과 수액(樹液)은 연중 수시로 채취한다.

작용부위 위에 작용한다.

성질과 맛 열매는 성질이 평(平)하고, 맛은 달고, 독성이 없다. 뿌리는 성질이 따뜻하고, 맛은 달고 떫다. 나무껍질은 성질이 따뜻하고, 맛은 달고, 독성이 없다. 수액(樹液)은 성질이 평(平)하고, 맛은 달고, 독성이 없다.

약리작용 중추억제작용, 혈압강하작용, 항지질과산화작용

효능 열매자루가 달린 열매 또는 성숙한 종자(씨)는 한약명이 지구자(枳椇子)이며, 주독(酒毒)과 숙취를 풀어주고, 갈증을 없애고 번조한 것을 제거하며, 대소변이 잘 나오게 하고 구토를 멈추게 하는 효능이 있어, 번열, 구갈, 구토, 류머티즘, 사지마비 등을 치료한다. 헛개나무 열매 추출물은 항염, 간 기능 개선의 효능이 있고 헛개나무 추출물은 비만의 예방 및 치

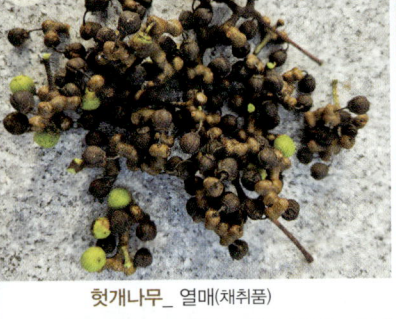

헛개나무_ 열매(채취품)

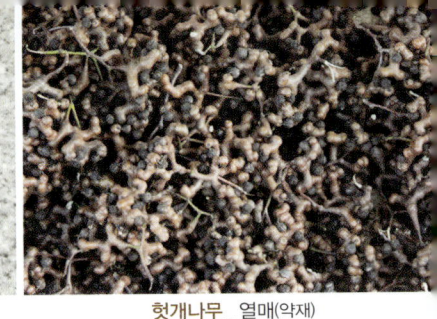

헛개나무_ 열매(약재)

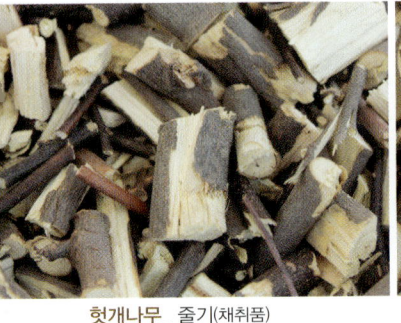

헛개나무_ 줄기(채취품)

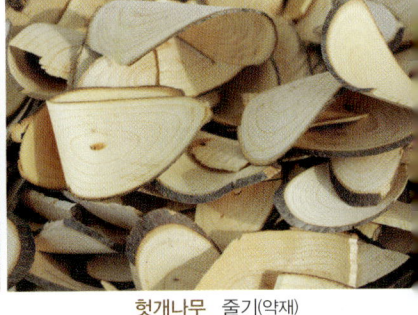

헛개나무_ 줄기(약재)

료에 효과가 있다. 잎은 한약명이 지구엽(枳椇葉)이며, 열을
내리고 열독을 해독하며, 번조한 것을 제거하고 갈증을 없애
는 효능이 있다. 나무껍질은 한약명이 지구목피(枳椇木皮)이
며, 혈액순환을 원활하게 하고 근육을 이완시키며, 음식물을
소화시키고 치질을 치료하는 효능이 있어, 오치(五痔)를 낫게
하고 오장(五臟)을 조화시킨다. 뿌리는 한약명이 지구근(枳椇
根)이며, 풍사(風邪)를 제거하고 경락(經絡)을 소통시키며, 출

혈을 멎게 하고 주독(酒毒)과 숙취를 풀어주는 효능이 있어, 토혈, 관절통, 류머티즘에 의한 근골통, 타박상을 치료한다. 나무 수액은 한약명이 지구목즙(枳椇木汁)이며, 일체의 더러운 것들을 몰아내고 냄새를 없애는 효능이 있어, 액취증을 낫게 한다.

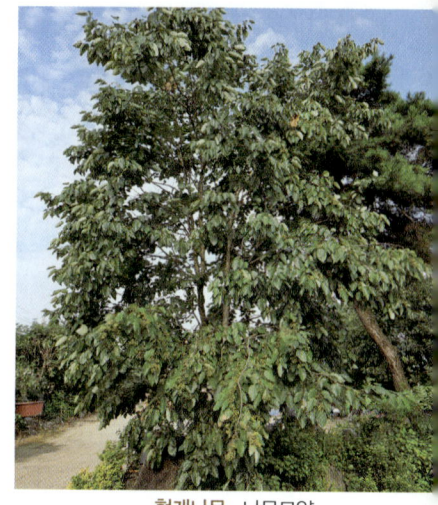
헛개나무_ 나무모양

약용법 말린 열매 40~60g을 물 1L에 넣고 반으로 줄 때까지 달여서 하루 2~3회로 나누어 마신다. 말린 뿌리 150~200g을 물 1L에 넣고 반으로 줄 때까지 달여서 하루 2~3회로 나누어 마신다. 외용할 경우에는 짓찧어 환부에 도포한다. 말린 나무껍질 40~60g을 물 1L에 넣고 반으로 줄 때까지 달여서 하루 2~3회로 나누어 마신다. 외용할 경우에는 달인 액으로 환부를 씻어준다. 헛개나무에 구멍을 뚫고 흘러나오는 수액(樹液)을 받아 환부에 그대로 바르거나 끓여서 뜨거울 때 바르기도 한다.

주의사항 비위가 허약하고 찬 사람은 복용에 주의한다.

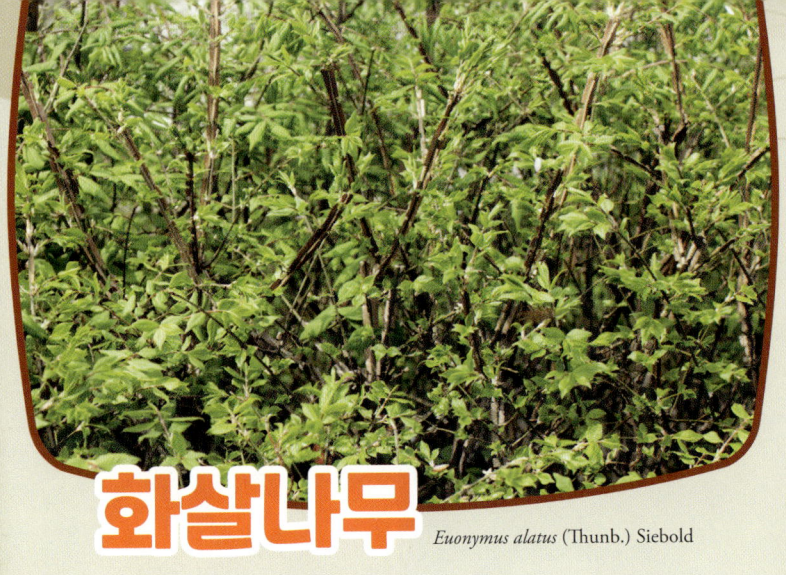

화살나무

Euonymus alatus (Thunb.) Siebold

이 명 삼방화살나무, 삼방회잎나무, 삼방훗잎나무, 훗잎나무, 참빗나무, 참빗살나무, 챔빗나무, 혼립나무, 홀잎나무, 살낭, 족뀌남, 햇님나무

한약명 귀전우(鬼箭羽), 위모(衛矛), 귀전(鬼箭), 사면봉(四面鋒), 사능수(四綾樹)

과 명 노박덩굴과(Celastraceae)

식물명 유래 줄기와 가지에 발달한 코르크질의 날개가 화살 깃과 비슷한 나무라는 뜻

식품원료 사용 가능 여부 가능(잎)

생육특성 화살나무는 전국 각지에 분포하는 낙엽 활엽 관목으로, 산과 들, 암석지, 석회암 지대에서 흔히 자란다. 토심이 깊고 보수력이 있는 비옥한 땅이 좋다. 높이는 1~3m이다. 가지가 많이 갈라지며, 굵은 가지는 납작하고 작은 가지는 보통 네모지며 녹색을 띤다. 줄기와 가지에는 2~4개의 뚜렷한 코

르크질 날개가 붙어 있는데, 너비가 대개 1cm 정도이며 다갈
색이다. 많은 뿌리가 있다. 잎은 마주나고 잎자루가 짧으며,
길이 3~5cm에 타원형 또는 거꿀달걀 모양으로 양 끝이 뽀족
하고 가장자리에 예리한 잔톱니가 있다. 가을이 되면 붉게 물
들어 아름다운 단풍으로 유명하다. 꽃은 5월에 옅은 황록색

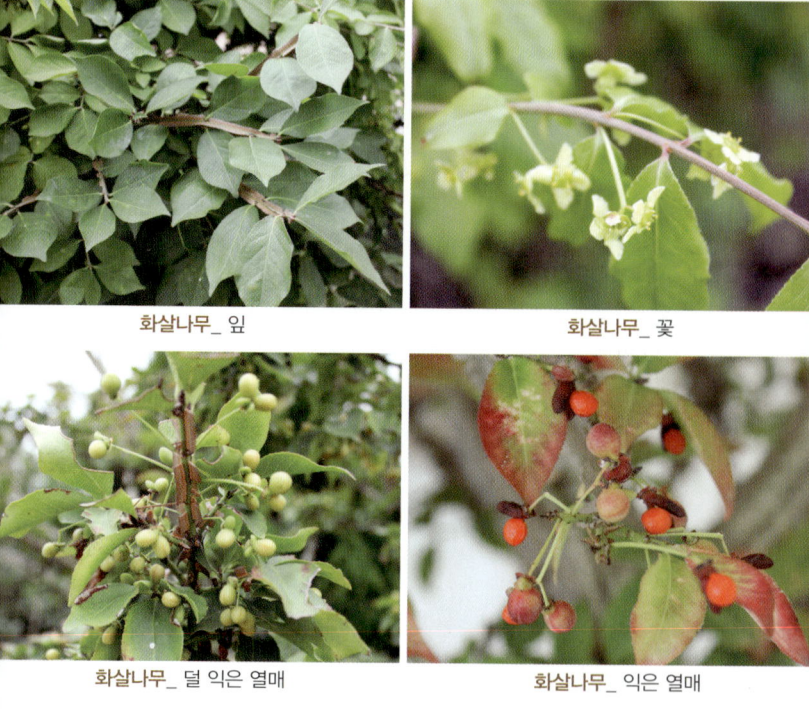

화살나무_ 잎

화살나무_ 꽃

화살나무_ 덜 익은 열매

화살나무_ 익은 열매

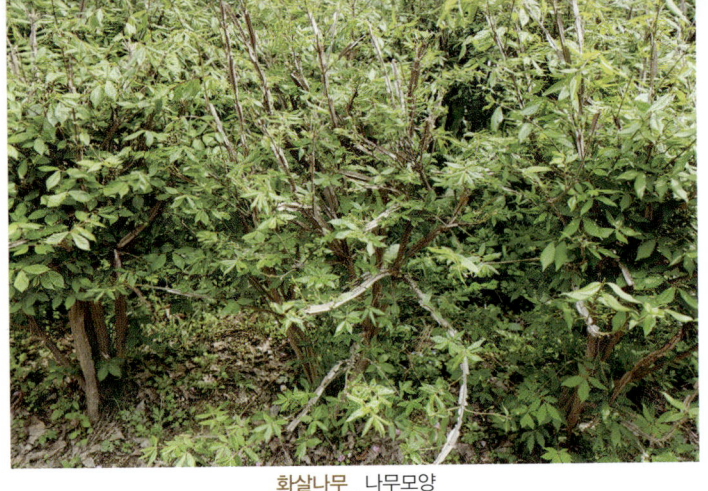

화살나무_ 나무모양

으로 피며, 보통 3개씩 잎겨드랑이에 취산꽃차례로 달린다. 꽃잎과 꽃받침조각은 각각 4장이고 씨방은 1~2실이다. 열매는 타원형의 삭과로, 10월에 붉은색으로 익으며 담갈색 열매껍질이 벌어져 속에서 흰색 종자가 나오며, 12월까지 달려 있다. 줄기에 코르크질의 날개가 있어서 '화살나무'라는 이름이 붙여졌다.

사용부위 및 채취시기 가지에 달린 날개 모양의 코르크만을 연중 아무 때나 채취하여 햇볕에 말린다.

작용부위 간, 비장에 작용한다.

성질과 맛 성질이 차고, 맛은 쓰고 맵다.

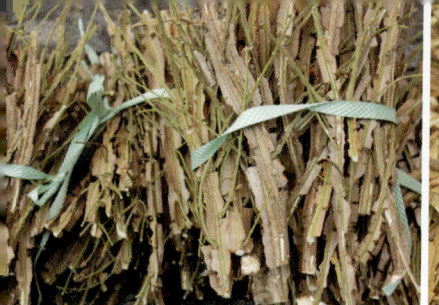
화살나무_ 나무줄기(채취품)

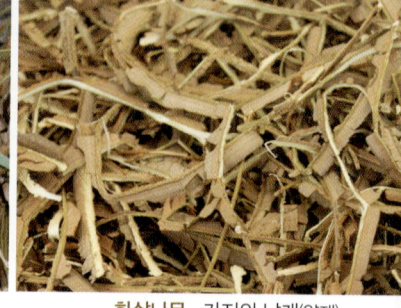
화살나무_ 가지의 날개(약재)

약리작용 혈중지질조절작용, 혈당강하작용, 항산화작용, 항염작용

효능 가지에 달린 날개 모양의 코르크질은 한약명이 귀전우(鬼箭羽)이며, 어혈을 깨트리고 월경 또는 경락을 잘 통하게 하며, 독소를 해독하고 부은 종기나 상처를 없애며 기생충을 제거하는 효능이 있어, 자궁출혈, 산후어혈, 충적복통(蟲積腹痛), 피부병, 대하(帶下), 심통, 당뇨병 등을 치료한다. 화살나무 추출물은 항암 효과가 있어 항암 보조제로 쓴다.

약용법 말린 가지의 날개 4~9g을 물 1L에 넣고 반으로 줄 때까지 달여서 하루 2~3회로 나누어 마신다. 외용할 경우에는 짓찧어 참기름과 혼합하여 환부에 도포한다.

주의사항 임산부나 기허(氣虛)로 인해 붕루(자궁출혈)가 있는 사람은 복용에 주의한다.

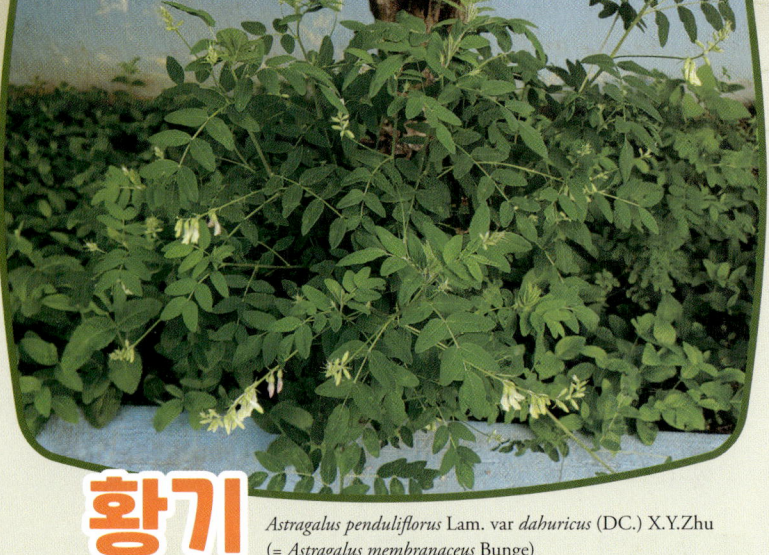

황기

Astragalus penduliflorus Lam. var *dahuricus* (DC.) X.Y.Zhu
(= *Astragalus membranaceus* Bunge)

이 명	단너삼, 노랑황기, 도미황기, 흰황기, 산황기
한약명	황기(黃芪/黃耆), 면황기(綿黃芪), 촉지(蜀脂), 백본(百本)
과 명	콩과(Leguminosae)
식물명 유래	한자 이름 '황기(黃芪)' 또는 '황기(黃耆)'에서 유래한 것으로, 약재로 사용하는 뿌리가 노랗고 길다는 뜻 또는 황기의 색은 노랗고 오래 복용하면 장수할 수 있다는 뜻
식품원료 사용 가능 여부	**가능**(뿌리, 잎, 싹)

생육특성 황기는 함경도와 경상북도, 강원도의 높은 산지 풀밭이나 숲속에서 자생하는 여러해살이풀로, 현재는 전국 각지에서 약용 식물로 재배하는데 강원도 정선과 충청북도 제천

황기 **407**

등이 주산지이다. 높이는 80~100cm이고 줄기는 갈라진 가지
가 모여나서 곧게 자라며, 전체에 흰색의 부드러운 잔털이 나
있다. 약재로 쓰이는 뿌리는 길이 30~90cm, 지름 1~3.5cm
에 둥근 기둥 모양으로 드문드문 잔뿌리가 붙어 있으며, 머리
부분에는 줄기의 잔기가 남아 있다. 잎은 어긋나고 잎자루가
짧으며, 6~11쌍의 작은잎으로 된 홀수깃꼴겹잎이다. 작은잎
은 길이 1~2cm에 달걀상 타원형으로 끝이 둥글고 가장자리
는 밋밋하다. 턱잎은 피침 모양으로 끝이 길게 뾰족해진다.
꽃은 7~8월에 옅은 황색 또는 담자색으로 피며, 줄기 끝이나
잎겨드랑이에 5~10개의 꽃이 총상꽃차례로 달린다. 열매는

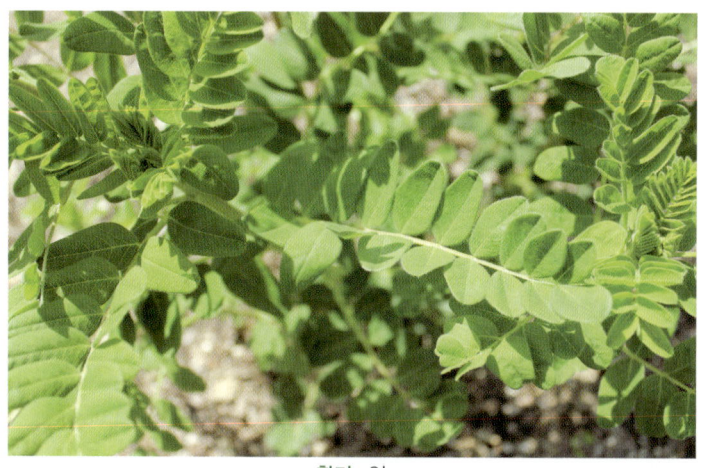

황기_ 잎

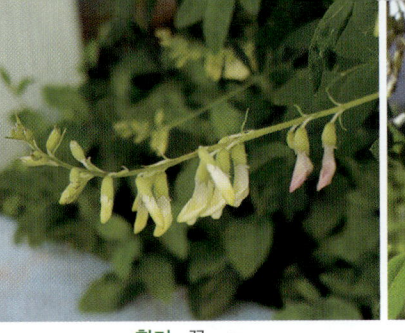
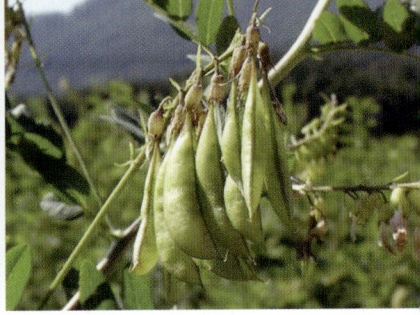

황기_ 꽃   황기_ 열매

길이 2~3cm의 긴 타원형 협과로 양 끝이 뾰족하고 5~7개의 종자가 들어 있으며, 10월에 익는다.

사용부위 및 채취시기 뿌리를 9~10월 또는 이른 봄에 채취하여, 수염뿌리와 뿌리꼭지를 제거하고 햇볕에 말린다.

작용부위 폐, 비장에 작용한다.

성질과 맛 성질이 따뜻하고, 맛은 달고, 독성이 없다.

약리작용 면역증강작용, 항노화작용, 항산화작용, 유기체대사 촉진작용, 항바이러스작용, 항암작용, 이뇨작용, 혈압강하작용, 간보호작용

효능 뿌리는 기운을 더하여 주고 양기(陽氣)를 끌어올리며, 체표를 견고하게 하여 땀을 그치게 하며, 소변이 잘 나오게 하여 부종을 없애며, 몸 안의 독소를 밖으로 밀어내 고름을 배출시키며, 상처를 수렴하여 아물게 하고 새살을 돋게 하는 등

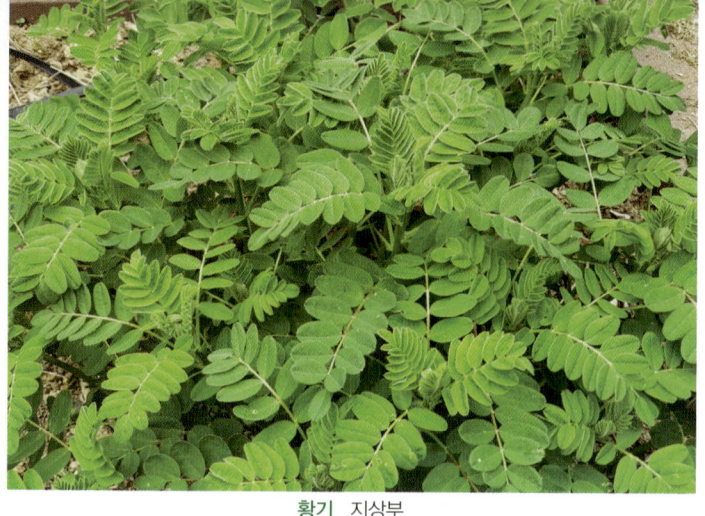

황기_ 지상부

의 효능이 있어, 신체허약, 피로, 권태, 기혈허탈(氣血虛脫),
식은땀, 부종, 옹종, 탈항(脫肛), 자궁하수, 말초신경 장애 등
에 처방한다.

약용법 말린 뿌리 4~16g을 사용하는데, 대제(大劑)에는
40~80g까지 사용할 수 있다. 위의 기운을 북돋우는 데는 생
용하고, 기를 보하고 양기를 끌어올리는 데는 밀자(蜜炙: 약
재에 꿀물을 흡수시킨 다음 약한 불에서 천천히 볶아내는 것)하여
사용한다. 민간에서는 산후증이나 식은땀, 어지럼증에 황기
를 애용해왔다. 산후증에는 말린 황기 20~30g을 물 1L에 넣
고 끓기 시작하면 불을 약하게 줄여 1/3로 줄 때까지 달여서

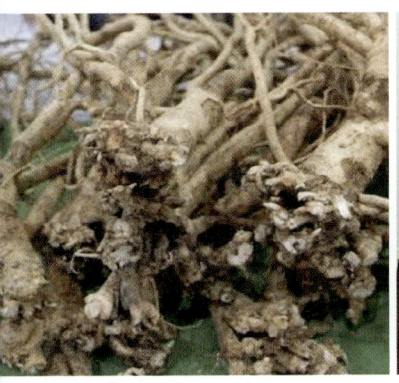

황기_ 뿌리(채취품)

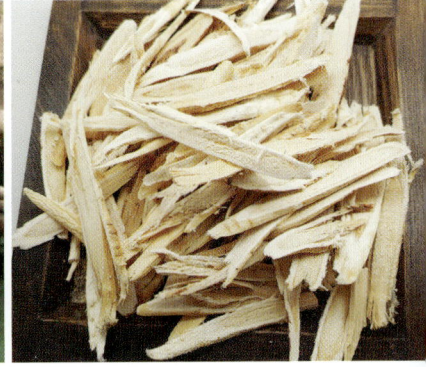

황기_ 뿌리(약재)

하루 2~3회로 나누어 마신다. 식은땀에는 말린 황기 10g을 물 1L에 넣고 끓기 시작하면 불을 약하게 줄여 1/3로 줄 때까지 달여서 하루 2~3회로 나누어 마신다. 빈혈이나 심한 어지럼증에는 닭 한 마리를 잡아 내장을 꺼내고 속에 말린 황기 30~50g을 넣은 다음 중탕으로 푹 고아서 닭고기와 물을 하루 2~3회로 나누어 먹는다.

주의사항 성질이 따뜻하고 화기(火氣)를 올리거나 도와주어 정기를 증진시키는 약재이므로 모든 실증(實症), 양증(陽症) 또는 음허양항(陰虛陽亢: 진액이 부족한 상태에서 양기가 심하게 항진됨)의 경우에는 사용하면 안 된다.

황기 **411**

참고문헌

| 서 적 |

- 대한민국약전 제12개정, 식품의약품안전처, 2019, 의약품품질연구재단
- 본초감별도감, 한국한의학연구원, 2014, 한국한의학연구원
- 본초실습서, 본초학 교재 편찬위원회, 2020, 의방출판사
- 본초학 한약기초와 임상응용, 권동렬·부영민·서부일·오명숙·최호영, 2020, 영림사
- 원색 대한식물도감 상·하, 이창복, 2003, 향문사
- 중화본초 1-10, 국가중의약관리국, 2005, 상해과학기술출판사
- 중화인민공화국약전, 국가약전위원회, 2020, 중국의약과기출판사
- 한국 식물 이름의 유래, 조민제·최동기·최성호·심미영·지용주·이응, 2021, 심플라이프
- 한약명의 유래, 서부일·최호영, 2003, 벧엘기획

| 사이트 |

- 국립수목원 국가표준식물목록, http://www.nature.go.kr/kpni/SubIndex.do
- 한국한의학연구원 한약기원사전, https://oasis.kiom.re.kr/herblib/hminfo/hbmcod/hbmcodList.do
- 식품의약품안전처 한약(생약)DB, https://www.nifds.go.kr/herb/m_442/list.do
- 식품의약품안전처 식품원료목록, http://www.foodsafetykorea.go.kr/portal/safefoodlife/foodMeterial/foodMeterialDB.do?menu_no=2968&menu_grp=MENU_NEW04
- 한국과학기술정보연구원 민속식물DB, http://minsok.ndsl.kr/
- 한국과학기술정보연구원 scienceon, https://scienceon.kisti.re.kr/main/mainForm.do
- Pubmed, https://pubmed.ncbi.nlm.nih.gov/